S. Nennstiel

BASICS Allgemeine Pathologie

Simon Nennstiel
unter Mitarbeit von Dr. Nina Hägele

BASICS

Allgemeine Pathologie

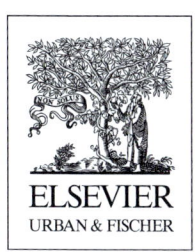

URBAN & FISCHER

München · Jena

Zuschriften und Kritik bitte an:

Elsevier GmbH, Urban & Fischer Verlag, Lektorat Medizinstudium, Karlstraße 45, 80333 München, medizinstudium@elsevier.de

Wichtiger Hinweis für den Benutzer

Die Erkenntnisse in der Medizin unterliegen laufendem Wandel durch Forschung und klinische Erfahrungen. Herausgeber und Autoren dieses Werkes haben große Sorgfalt darauf verwendet, dass die in diesem Werk gemachten therapeutischen Angaben (insbesondere hinsichtlich Indikation, Dosierung und unerwünschter Wirkungen) dem derzeitigen Wissensstand entsprechen. Das entbindet den Nutzer dieses Werkes aber nicht von der Verpflichtung, anhand der Beipackzettel zu verschreibender Präparate zu überprüfen, ob die dort gemachten Angaben von denen in diesem Buch abweichen, und seine Verordnung in eigener Verantwortung zu treffen.

Bibliografische Information der Deutschen Nationalbibliothek

Die Deutsche Nationalbibliothek verzeichnet diese Publikation in der Deutschen Nationalbibliografie; detaillierte bibliografische Daten sind im Internet unter http://dnb.ddb.de abrufbar.

Programmleitung: Dr. Dorothea Hennessen
Planung: Christina Nussbaum
Lektorat: Inga Dopatka
Redaktion + Register: Dr. Nikola Schmidt, Berlin
Herstellung: Christine Jehl, Rainald Schwarz
Satz: Kösel, Krugzell
Druck und Bindung: MKT Print d. d., Ljubljana
Umschlaggestaltung: SpieszDesign, Neu-Ulm
Titelfotografie: © DigitalVision/GettyImages, München
Gedruckt auf 100 g Eurobulk 1,1 f. Vol.

Printed in Slovenia
ISBN 978-3-437-42556-1

U-Bahn-Station Königsplatz, München. Polizisten schirmen streng einen Tatort ab. Die Kamera schwenkt über zu einem leblosen Körper. Das kriminologische Team ist damit beschäftigt, Beweise zu sichern und Zeugen zu vernehmen. Da betritt Dr. med. Patrick Hologie die Szene. Geschmeidig auf seinem Sandwich kauend schiebt er sich durch die polizeiliche Absperrung und läuft wiegenden Schritts zum Opfer. Dort geht er in die Knie, wirft einen kurzen Blick auf die Leiche, fährt mit der Hand über die Haare des Toten. Dann winkt er den leitenden Mordermittler zu sich: „Der Tote liegt seit 43 min und 12 s hier. Er starb vermutlich an seinen schweren Kopfverletzungen, die ihm der Täter mit einer etwa 5,6 cm durchmessenden schweren Kupferstange zugefügt haben muss! Die Hautreste des Täters unter den Fingernägeln des Opfers habe ich bereits mit meinem geschulten Blick analysiert! Sie stammen von …"

Liebe Studentinnen und Studenten,

Dieses von den Medien vermittelte Bild eines Pathologen hat nicht viel mit der Realität zu tun. Vielmehr trifft man Pathologen in kleinen verdunkelten Räumen, fernab von Polizeiermittlungen und Blitzlichtgewittern.

Der Reiz der Pathologie besteht in der Diagnosefindung bzw. in der Abgrenzung von Differentialdiagnosen zu einem histologischen/zytologischen Präparat. Gewebe- und Zellproben, die Ärzte aus anderen Fachgebieten u. a. durch Punktionen oder Operationen, gewonnen haben, werden vom Pathologen befunden und bewertet. Damit weiß der Pathologe vor allen anderen Ärzten über die Diagnose des Patienten Bescheid und liefert damit die Grundlage für die weitere Behandlungsstrategie des Patienten.

Dabei ist die Pathologie auch ein sehr abwechslungsreiches Fach, denn neben den histologischen Präparaten, welche aus sämtlichen Körperregionen eines Menschen stammen und damit mannigfaltige Zell- und Gewebearten umfassen, ist u. a. auch die Obduktion Teil dieses spannenden Themengebiets. Den Irrglauben, dass Pathologen in Akkordarbeit Leichen obduzieren würden, muss ich an dieser Stelle aber leider zerstören. Obduktionen stellen eher eine seltene Abwechslung dar.

Die allgemeine Pathologie stellt die Grundlagen für einen guten Pathologen und ist essentielle Vorraussetzung für die spezielle, organbezogene Pathologie. Die allgemeine Pathologie liefert dabei die Basics zu Gewebeveränderungen, Krankheitsursachen und -entstehung. Sie bildet fächerübergreifend die Grundlage zum Verständnis sämtlicher Erkrankungen und sollte deshalb von jedem praktisch arbeitenden Arzt beherrscht werden.

Als weiterführende Literatur möchte ich an dieser Stelle auch auf das Buch „Spezielle Pathologie" aus der BASICS-Reihe aufmerksam machen. Durch enge Zusammenarbeit mit der Autorin dieses Buches, Johanna Margraf, stellt es die perfekte Ergänzung und Überleitung in das klinische Fach der speziellen Pathologie dar.

Ich bedanke mich bei allen, die mich beim Schreiben dieses Buches unterstützt haben. Ganz besonders danke ich Julia, meinen Eltern, Johanna, Frau Haegele und natürlich allen Mitarbeitern vom Elsevier-Verlag. Ich hoffe, dass dieses Buch die Grundlagen der allgemeinen Pathologie ansehnlich vermittelt und weiteres Interesse in Ihnen, liebe Leser, wecken kann.

Ich wünsche viel Spaß und Wissensgewinn beim Lesen!!!

München, im Herbst 2008
Simon Nennstiel

Inhalt

Abkürzungsverzeichnis

®	Handelsname (bei Arznei- und Pflegemitteln)	d. h.	das heißt
A	Adenin	d. F.	der Fälle
A.	Arteria	DHS-System	Unterteilung der für den Menschen pathogenen Pilze
AA	Amyloidprotein A (Akute-Phase-Protein)	DIG	disseminierte intravasale Gerinnung
Abb.	Abbildung	DNA	Desoxyribonukleinsäue
Aβ	seniles Amyloid	EBV	Epstein-Barr-Virus
Aβ$_2$	Hämodialyse-Amyloid	E. coli	Escherichia coli
ABL	Abelson murine leucaemia virus (Onkogen)	EEG	Elektroenzephalogramm
ACTH	adrenokortikotropes Hormon	EGF	Epidermal Growth Factor (Wachstumsfaktor)
ADH	antidiuretisches Hormon	EHEC	enterohämorrhagischer Escherichia-coli-Stamm
AE	endokrines Amyloid	EIEC	enteroinvasiver Escherichia-coli-Stamm
AFP	Alpha-Fetoprotein (Tumormarker)	EKG	Elektrokardiogramm
AG	Antigen	EPEC	enteropathogener Escherichia-coli-Stamm
AIDS	Acquired Immune Deficiency Syndrome (erworbenes Immunschwächesyndrom)	ER	endoplasmatisches Retikulum
AK	Antikörper	etc.	et cetera
AL	Amyloidprotein L (Immunglobulin-Leichtketten-Amyloid)	ETEC	enterotoxischer Escherichia-coli-Stamm
		evtl.	eventuell
ALL	akute lymphatische Leukämie	Fab	Antigenbindungsstelle eines Antikörpers
ALS	amyotrophe Lateralsklerose	FAP	familiäre adenomatöse Polyposis
ANA	antinukleäre Antikörper	Fas	fibroblast-associated (hormonähnlicher Faktor bei der Apoptose)
ANCA	Anti-Neutrophilen-Zytoplasma-Antikörper		
ANP	atriales natriuretisches Peptid	Fc	Schwanzregion eines Antikörpers
APC	Adenopolyposis coli (-Gen)	FGF	Fibroblast Growth Factor (Wachstumsfaktor)
ARC	AIDS-related-Komplex (Symptomenkomplex bei symptomatischer HIV-Infektion)	FSME	Frühsommermeningoenzephalitis
		G	Guanin oder Grading
		G$_0$-Phase	Phase des Zellzyklus, in der die Zellen ruhen
ARDS	Acute Respiratory Distress Syndrome (deutsch: Schocklunge)	G$_1$-Phase	Phase des Zellzyklus, in der die DNA-Synthese vorbereitet wird
AT	Antithrombin		
ATP	Adenosintriphosphat	G$_2$-Phase	Phase des Zellzyklus, in der die Mitose vorbereitet wird
ATTR	Amyloidproteinvorläufer Transthyretin		
Bax Gen	exprimiert Coprotein für p53	GI	Gastrointestinal (-Trakt)
BCL	B-Zell-Lymphom/Leukämie (Onkogen)	gp120	Hüllprotein des Humanen-Immundefizienz-Virus
BCR	B-Zell-Rezeptor oder Break Point Cluster Region (Fusionsgen)	GTP	Guanosin-Triphosphat
		GvH	Graft-versus-Host-Reaktion
BER	Basenexzisionsreparatur	G-Zellen	Gastrin-produzierende Zellen in der Magenschleimhaut
BG	Bindegewebe		
BPH	benigne Prostatahyperplasie	h	Stunde
BRCA	Breast Carcinoma Gene (Onkogen oder Suppressorgen)	H.	Helicobacter
		HBV	Hepatitis-B-Virus
BSE	bovine spongiforme Enzephalopathie	HCG	humanes Choriongonadotropin
BSG	Blutsenkungsgeschwindigkeit	HDL	High-Density-Lipoprotein
BWS	Brustwirbelsäule	HE	Hämatoxylin-Eosin (Färbung)
B-Zelle	B-Lymphozyt	HHV	humanes Herpesvirus
bzw.	beziehungsweise	H. influenza	Haemophilus influenza
C	Cytosin	HIV	humanes Immundefizienzvirus
ca.	zirka (ungefähr)	HLA	humanes Leukozytenantigen
Ca	Karzinom	HNPCC	hereditäres nicht-polypöses Kolonkarzinomsyndrom
Ca^{2+}	Kalzium		
CD4/8	Korezeptoren	H.p.	Helicobacter pylori
CD95	„Todesrezeptor" in Körperzellmembran	HPV	humanes Papillomavirus
CDK	zyklinabhängige Kinase	HST	Fibroblasten-Wachstumsfaktor
CEA	karzinoembryonales Antigen	HSV	Herpes-simplex-Virus
cm	Zentimeter	HTLV	humanes T-Zell-Leukämie-Virus
CML	chronisch myeloische Leukämie	HvG	Host-versus-Graft-Reaktion
CMV	Zytomegalievirus	HZV	Herzzeitvolumen/-minutenvolumen
COPD	Chronic Obstructive Pulmonary Disease (chronisch obstruktive Lungenerkrankung)	Ig	Immunglobulin
		IL	Interleukin
		IN	intraepitheliale Neoplasie
COWDRY	intrazelluläre Einschlusskörperchen bei Herpes-simplex-Infektion	insb.	insbesondere
		ITP	idiopathische thrombozytopenische Purpura
CRP	C-reaktives Protein (Akute-Phase-Protein)	JC-Virus	Polyomavirus (nach den Initialen des ersten betroffenen Patienten benannt)
CVI	Common Variable Immunodeficiency (B-Lymphozyten-Defekt)		
		KHK	koronare Herzkrankheit
C-Zellen	Calcitonin-produzierende Zellen der Schilddrüse	KM	Knochenmark

LAS	Lymphadenopathiesyndrom	RER	raues endoplasmatisches Retikulum
LDL	Low-Density-Lipoprotein	RES	retikuloendotheliales System
LE	Lupus erythematodes	RNA	Ribonukleinsäure
LK	Lymphknoten	RSV	Respiratory Syncytial Virus
LWS	Lendenwirbelsäule	S.	Seite
M.	Morbus, Musculus	SCID	Severe Combined Immune Deficiency
MALT	Mukosa-assoziiertes lymphatisches Gewebe	SHT	Schädel-Hirn-Trauma
mgl.	möglich	SIRS	Systemic Inflammatory Response Syndrome
MHC	Major Histocompatibility Complex;	SLE	systemischer Lupus erythematodes
	Hauptkomplex im HLA-System des Menschen	S-Phase	Phase des Zellzyklus, in der die DNA repliziert wird
MLH	MutL Homologue (Gen); bei hereditärem	SER	glattes endoplasmatisches Retikulum
	nicht-polypösem Kolonkarzinomsyndrom	Staph.	Staphylococcus
mm	Millimeter	Strept.	Streptococcus
mmHg	Millimeter Quecksilbersäule (Druck)	Syn.	Synonym
MMR	Mismatch-Reparatur	T	Thymin
M-Phase	Mitosephase des Zellzyklus	Tab.	Tabelle
mRNA	Messenger-Ribonukleinsäure	Tbc	Tuberkulose
MS	multiple Sklerose	TCR	T-Zell-Antigen-Rezeptor
MSH	MutS Homologue (Gen); bei hereditärem	TH1	Entzündungs-T-Zelle
	nicht-polypösem Kolonkarzinomsyndrom	TH2	T-Helfer-Zelle
MYC	Avian myelocytomatosis virus (Onkogen)	TIA	transitorisch-ischämische Attacke
NER	Nucleotidexzisionsreparatur	TGF	Transforming Growth Factor (Wachstumsfaktor)
NF	Neurofibromatose (-Gen)	TNF	Tumor-Nekrose-Faktor
NHL	Non-Hodgkin-Lymphom	TNM	TNM-System: Tumorgröße (T),
NK-Zellen	natürliche Killerzellen		Lymphknotenmetastasen (N), Fernmetastasen (M)
o. Ä.	oder Ähnliches	TSH	Thyreotropin
OP	Operation	T-Zelle	T-Lymphozyt
p53	Tumorsuppressorgen, „Wächter des Zellzyklus"	u. a.	unter anderem
PAF	Plättchenaktivierungsfaktor	usw.	und so weiter
PAS	Perjodsäure-Schiff-Reaktion (Färbung)	u. U.	unter Umständen
Pat.	Patient	UV	ultraviolett (Strahlung)
pAVK	periphere arterielle Verschlusskrankheit	u. v. m.	und viele mehr
PAX-Gen	Regulatorgen	V.	Vena
PBC	primäre biliäre Leberzirrhose	VEGF	Vascular Endothelial Growth Factor
PCR	Polymerase Chain Reaction		(Wachstumsfaktor)
PDGF	Platelet Derived Growth Factor (Wachstumsfaktor)	VZV	Varicella-Zoster-Virus
PG	Prostaglandin	WHO	Weltgesundheitsorganisation
pH	„pondus hydrogenii", negativer dekadischer	WS	Wirbelsäule
	Logarithmus der H_3O^+-Ionen-Konzentration	WT	Wilms-Tumor (Gen)
PNET	primitiver neuroektodermaler Tumor	X.-chrom.-rez.	X-chromosomal-rezessiv (Erbgang)
PNS	peripheres Nervensystem	z. B.	zum Beispiel
PRIND	prolongiertes inhibitorisches neurologisches Defizit	Z-Linie	Übergang des ösophagealen Plattenepithels
PSA	prostataspezifisches Antigen		in das kardiale Zylinderepithel
pTNM	postoperative histologische Ergänzung des	ZMV	Zytomegalievirus
	TNM-Systems	ZNS	Zentralnervensystem
PVC	Polyvinylchlorid	Z. n.	Zustand nach
RAS	rat sarcoma (Onkogen)	z. T.	zum Teil
Rb	Retinoblastom	zzt.	zurzeit

A Allgemeiner Teil

Einführung

Definition

Die allgemeine **Pathologie** („pathos" = Leid) beschäftigt sich mit Krankheitsursachen, Krankheitsentstehung und Morphologie von Krankheiten. Die spezielle Pathologie beschreibt die jeweils organspezifischen Vorgänge.

Krankheit

Krankheitsursachen

Definition

Die **Ätiologie** ist die Lehre von den Ursachen von Krankheiten (▌ Tab. 1). Krankheiten können zum einen von äußeren Einflüssen (z.B. Umweltverschmutzung), zum anderen von inneren Einflüssen (z.B. angeborene oder erworbene Genomschäden) hervorgerufen werden.

Krankheitsentstehung

Definition
Pathogenese

Die Pathogenese untersucht den Zusammenhang von Ursache, Wirkung und Krankheitsentstehung (▌ Tab. 1). Sie lässt sich in eine kausale und eine formale Pathogenese unterteilen. Die **kausale Pathogenese** beschreibt dabei, wie eine Krankheitsursache zur Krankheitsentstehung im Organismus führt. Sie beschreibt also, **warum** es zur Krankheit kommt.

Die **formale Pathogenese** beschreibt die Vorgänge und Reaktionen eines Organismus, welche schließlich zu den krankheitsspezifischen Schäden führen. Die formale Pathogenese beschreibt damit, **wie** es zur Krankheit kommt.

Disposition

Der Begriff der Disposition (Krankheitsbereitschaft, ▌ Tab. 1) beschreibt, wie empfänglich ein Organismus für eine Krankheit ist. Die Krankheitsbereitschaft hängt dabei von vielen verschiedenen Faktoren ab:

▶ Gene
▶ Geschlecht
▶ Alter
▶ Konstitution
▶ Rasse
▶ Abwehrlage.

Beispielsweise haben Patienten mit einem angeborenen DNA-Reparatur-Defekt (z.B. Xeroderma pigmentosum) eine erhöhte Disposition für Hauttumoren. Alte Menschen haben eine schlechtere Abwehrlage und somit eine gesteigerte Disposition für Infektionskrankheiten.

Resistenz

Wichtig ist auch der Begriff der **Resistenz.** Je resistenter ein Organismus ist, desto niedriger ist die Gefahr für ihn, krank zu werden. Die **unspezifische** Resistenz ist angeboren und gegen keinen bestimmten Erreger gerichtet. Die **spezifische** Resistenz **(Immunität)** ist erworben und gegen bestimmte Erreger gerichtet (z.B. Antigen-Antikörper-Mechanismus).

Krankheitsverlauf

Ist der Krankheitsverlauf kurzweilig (Tage bis Wochen), so spricht man von einer **akuten Krankheit. Chronische Krankheiten** dauern im Gegensatz dazu lange (Monate bis Jahre). Krankheiten, welche sich rasant entwickeln und meist zum Tod führen, haben einen **fulminanten** Verlauf.

Krankheitsfolgen

Ist eine Krankheit überstanden, kann der betroffene Organismus/das betroffene Gewebe wieder ganz ausheilen und vollständig wiederhergestellt werden **(Restitutio ad integrum).**
Wenn bei einer Krankheit die Symptome verschwinden, nach einer gewissen Zeit aber wieder auftreten, so spricht man von einer **Remission.**

> Ein Rezidiv besteht dann, wenn eine Krankheit, nachdem sie überstanden wurde, wieder auftritt. Dies ist häufig bei malignen Tumoren der Fall.

Bei der Defektheilung **(Reparatio,** ▌ Abb. 1) ist der Krankheitsprozess abgeschlossen, es bleibt aber funktionsunfähiges Material zurück (Leiden), z.B. kann bei einer akuten Pankreatitis eine sogenannte Pseudozyste zurückbleiben (s. S. 47).
Adaptation (strukturelle Anpassung an veränderte Umstände) und **Kompensation** (funktionelle Anpassung an veränderte Umstände) spielen bei den Krankheitsfolgen ebenso eine Rolle wie die **Dekompensation** (funktionelle Anpassung versagt, Organstörung tritt in Form von Symptomen zu Tage). Die schlimmste und terminale Krankheitsfolge ist der **Tod.**

Tod

> Der Tod tritt ein, wenn eines der drei lebenswichtigen Systeme versagt: Kreislauf, Atmung, Zentralnervensystem.

Der Eintritt des Todes verläuft in drei Phasen. Die erste Phase bezeichnet den **klinischen Tod.** Hier besteht bei Versagen eines der drei lebenswichtigen Systeme die Möglichkeit zur Reanimation. Die zweite Phase bezeichnet man als **Vita reducta.** Lebenswichtige Vorgänge bestehen nur noch in reduzierter Form. Die Dezerebration (fehlende kognitive Funktion bei erhaltener vegetativer Funktion) ist beispielsweise ein Zeichen der Vita reducta.

Ätiologie	Disposition	Pathogenese	Krankheit
Mycobacterium tuberculosis	Schlechte Abwehrlage	Entzündliche Reaktion des Organismus, der die säurefesten Stäbchen nur eindämmen kann: Primärkomplex (Tuberkulosegranulom) → Reaktivierung	Lungentuberkulose
Helicobacter pylori	Lebensalter	Entzündliche Reaktion der Magenschleimhaut, verringerte Säureproduktion, Schädigung von Becherzellen und Schleimhautepithel	Magenulkus

▌ Tab. 1: Erläuterung von Disposition, Pathogenese und Krankheit an zwei Beispielen.

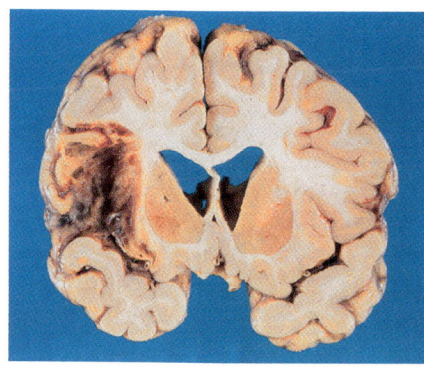

■ Abb. 1: Zustand nach einem Hirninfarkt im Stromgebiet der rechten A. cerebri media. Der Defekt ist scharf begrenzt und hat einen Hohlraum zurückgelassen. [1]

Die dritte Phase ist der **biologische Tod.** Hierbei ist der vollständige Hirntod eingetreten.

Kriterien des Hirntods
Bei Kombination von Bewusstlosigkeit, Fehlen von Spontanatmung, Fehlen von Reflexen, Kreislaufstillstand und Fehlen jedweder hirnelektrischer Aktivität (isoelektrisches 24-h-EEG) sind die Kriterien für den Hirntod erfüllt.

Unsichere Zeichen des Tods
Fehlen von Kreislaufaktivität, ein kalter Körper (Totenkälte = Algor mortis), Totenblässe, Erweichung der Augäpfel und eine Trübung (Austrocknung) der Hornhaut sind als unsichere Zeichen des Tods zu werten.

Sichere Zeichen des Tods
Totenflecken (Livores) stellen sichere Zeichen des Todes dar. Sie entstehen an den tief gelegenen Körperteilen durch Ansammlung von Blut. Sie erscheinen ca. 30–60 min nach Eintritt des Todes. Die Totenflecken laufen nach ca. 2 h ineinander (konfluieren). Nach 11–18 h sind sie nicht mehr umlagerbar, d. h., wenn der Körper gedreht wird, bleiben sie trotzdem an der ursprünglichen Stelle. Anfangs sind Totenflecken noch mit dem Finger wegdrückbar.

Wenn beim Auffinden einer Leiche die Totenflecken nicht an den abhängigen Körperpartien zu finden sind, so muss sie 11–18 h nach dem Tod umgelagert worden sein.

Die **Totenstarre (Rigor mortis)** beginnt am Kopf und zieht bis zu den Füßen. Nach ca. 5 h ist sie dann voll ausgebildet. Sie löst sich wieder nach ca. 48–60 h von den Füßen her in Richtung Kopf. Die Totenstarre entsteht durch einen ATP-Mangel in der Muskulatur, sodass sich Muskelkontraktionen nicht mehr lösen können.

Neben den Totenflecken und der Totenstarre ist auch der Gewebezerfall durch **Autolyse** (Selbstverdauung) und **Fäulnis** (Abbau durch Bakterien) ein sicheres Zeichen des Todes.

Bei einer Obduktion lassen sich Blutgerinnsel, sogenannte **Leichengerinnsel** (Kruor-, Speckhautgerinnsel), als sichere Zeichen des Todes ausmachen.

Es sollte nie passieren, dass der Tod eines Patienten erst bei der Obduktion durch den Nachweis von Leichengerinnseln festgestellt wird.

Statistik

Die Statistik spielt in der Pathologie wie auch in sämtlichen anderen medizinischen Fachgebieten eine große Rolle.

▶ Die **Epidemiologie** beschreibt den Verlauf und das Vorkommen von Erkrankungen.

▶ Die **Inzidenz** beschreibt die Neuerkrankungen pro 100 000 Personen pro Jahr.

▶ Die **Prävalenz** bezeichnet die Anzahl der an einer bestimmten Krankheit Erkrankten pro 100 000 Personen/Jahr.

▶ Die **Morbidität** gibt die Zahl der an einer Krankheit erkrankten Personen pro 100 000 Menschen dieser Bevölkerungsgruppe an.

▶ Unter **Mortalität** versteht man die an einer Erkrankung verstorbenen Patienten pro 100 000 Personen pro Jahr.

▶ Die **Letalität** zeigt das Prozentverhältnis von an einer bestimmten Krankheit gestorbenen Patienten zu an dieser Krankheit erkrankten Menschen.

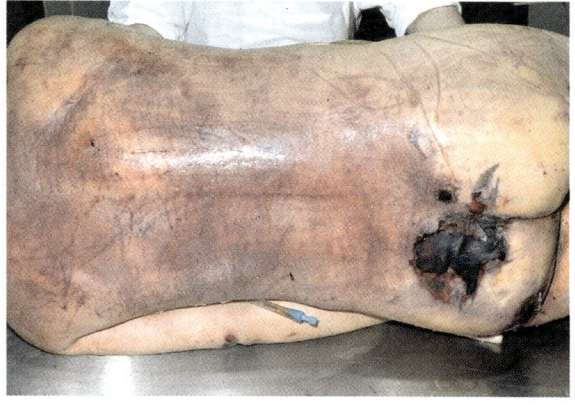

■ Abb. 2: Totenflecken, zusätzlicher Dekubitus am Steiß. [2]

Zusammenfassung

✖ Die Pathologie beschäftigt sich mit Krankheitsursachen, -entstehung und der -morphologie.

✖ Die **Ätiologie** beschreibt die Ursache von Krankheiten, während die **Pathogenese** die Gesamtheit des Ursache-Wirkung-Gefüges beschreibt.

✖ Die **Disposition** beschreibt die Krankheitsbereitschaft eines Organismus.

✖ Die Krankheitsfolgen können u. a. die **Restitutio ad integrum**, die **Defektheilung** oder der **Tod** sein.

✖ Sichere Zeichen des Todes sind die **Totenflecken, Totenstarre, Autolyse/ Fäulnis** und die **Leichengerinnsel.**

Zellen

Zellen bilden die Gewebe und Organe des menschlichen Organismus und sind somit Grundlage des Lebens. **Eukaryonte Zellen** (▐ Abb. 1) haben eine Zellmembran, welche den Zellkern und anderen Zellorganellen umgibt.
Ein Mensch verfügt über viele verschiedene Zelltypen, welche in ihrer Funktion erhebliche Differenzen zeigen. Der funktionelle Unterschied zwischen den verschiedenen Zelltypen macht sich dabei auch durch einen unterschiedlichen Aufbau der Zellen bemerkbar. Hierbei ist zu beachten, dass die jeweilige Ausprägung der Zellorganellen von Zelltyp zu Zelltyp erheblich variieren kann.

> Die Bestandteile einer Zelle lassen sich am besten unter dem Elektronenmikroskop beurteilen.

Schäden an jeder einzelnen der folgenden Zellstrukturen können zu schweren strukturellen und/oder funktionellen Störungen führen, die evtl. den Zelltod nach sich ziehen.

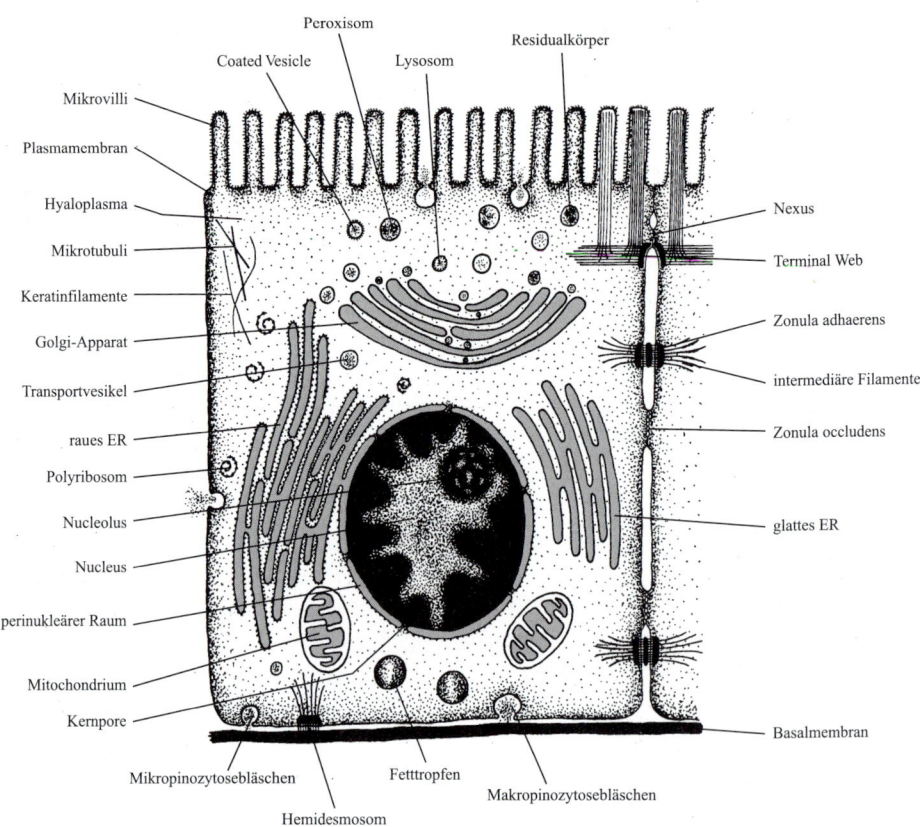

▐ Abb. 1: Grundbauplan einer Zelle. [3]

Zellmembran

Die Zellmembran umgibt die Zelle und besteht aus einer **Phospholipid-Doppelschicht** der zusätzlich Proteine und Zucker eingelagert bzw. aufgelagert sind. Die Zellmembran bildet eine Barriere zwischen dem Zellinneren und dem Extrazellularraum, sie kann aber auch Substanzen aus dem Extrazellularraum über Endozytose aufnehmen bzw. Substanzen aus dem Inneren in den Extrazellularraum abgeben. Integrierte **Membranproteine** dienen u. a. als Transporter, Pumpen, Adhäsionsmoleküle oder Rezeptoren. Die **Membransaccharide** bilden die Glykokalyx, schützen damit die Zelle und dienen der Adhäsion sowie der Interaktion mit anderen Zellen. Zusätzlich finden sich bei spezialisierten Zellen Fortsätze an der Zelloberfläche, welche zur Fortbewegung **(Kinozilien)**, zur Oberflächenvergrößerung **(Mikrovilli)** oder zur Sinneswahrnehmung **(Stereozilien)** herangezogen werden. Zellmembranen können auch Einfaltungen, vor allem bei vermehrtem Transport von Wasser oder Ionen z. B. in den Tubuluszellen der Niere, aufweisen.

Zellkern

Der Zellkern ist in seiner Form sehr variabel, bleibt aber innerhalb eines Zelltyps gleich.
Der Kern besteht aus einer Kernhülle, die das Kernchromatin und den Nukleolus umgibt. Die **Kernhülle** entstammt dem rauen endoplasmatischen Retikulum und ist von Poren durchzogen, die einen Stoffaustausch ermöglichen.
Im Chromatin ist die DNA zusammen mit Proteinen (u. a. Histonproteine) organisiert. Das **Euchromatin** erscheint dabei hell. Aus ihm erfolgt die RNA-Synthese und schließlich die Synthese von Proteinen. Die DNA des dunkleren **Heterochromatins** wird nicht umgewandelt und liegt sozusagen im Ruhezustand.
Im **Nukleolus** (Kernkörperchen) erfolgt die Fertigung der ribosomalen Untereinheiten, die sich aber erst extranukleär zu den Ribosomen zusammensetzen.

> Je aktiver (Proteinsynthese ↑) eine Zelle ist, desto größer ist auch der Nukleolus.

Zytosol

Das Zytosol ist ein flüssiges Medium, welches das Innere einer Zelle ausfüllt. Im Zytosol schwimmen Zellkern und Zellorganellen.
Zytosol besteht aus Wasser, in welchem u. a. Ionen, Proteine, Zucker und Lipide gelöst sind.

> Zytoplasma = Zytosol + Zytoskelett + Zellorganellen, von Zellmembran umgeben.

Zellorganellen

Die Zellorganellen erfüllen wichtige Stoffwechsel- und Syntheseleistungen einer Zelle.
Mit Ausnahme der Ribosomen sind die Zellorganellen von einer eigenständigen Membran umgeben.

Mitochondrien

Mitochondrien bestehen aus der mitochondrialen Matrix, welche von einer Membran umgeben ist (innere Membran). Diese Membran wird wiederum von einer Membran (äußere Membran) umfasst. Die innere Membran ist meist zu Leisten (Cristae) angeordnet, kann aber auch glatt sein.

Die Mitochondrien produzieren die Energie für die Zelle in Form von ATP. Die dafür wichtigen Enzyme der Atmungskette sind in der inneren Mitochondrienmembran gelegen. Mitochondrien weisen eine eigene, ringförmige DNA auf, wobei die meisten mitochondrialen Proteine aber von Zellkern-DNA kodiert werden.

> Die Mitochondrien-DNA wird immer von der Mutter (Eizelle) zum Kind weitervererbt.

Besonders reich an Mitochondrien sind Zellen mit hohem Energieumsatz, so u. a. Tubulusepithelzellen der Niere, Nervenzellen, Muskelzellen und säureproduzierende Belegzellen des Magens.

Endoplasmatisches Retikulum (ER)

Das ER ist zu Zisternen oder auch tubulär angeordnet und wird von einer Membran umgeben.

Das endoplasmatische Retikulum erscheint als **raues endoplasmatisches Retikulum** (RER), wenn die Membran mit Ribosomen besetzt ist. Beim **glatten endoplasmatischen Retikulum** (SER) fehlen diese Ribosomen.

Das ER ist für die Synthese von Proteinen und Lipiden verantwortlich. Das SER übernimmt zusätzlich noch Funktionen eines Kalziumspeichers (in Muskelzellen) oder entschärft toxische Substanzen (Entgiftung, z. B. in der Leber). Das RER findet man besonders ausgeprägt in exokrinen Zellen. In Nervenzellen erscheint eine Schichtung des RER als sogenannte Nissl-Substanz. Das RER färbt sich basophil.

Golgi-Apparat

Der Golgi-Apparat besteht aus geschichteten Membranzisternen. Er hat die Aufgabe, Proteine aus dem RER entgegenzunehmen, sie zu modifizieren und schließlich an den richtigen Empfänger weiterzuleiten. Beispielsweise werden sekretorische Proteine aus dem RER im Golgi-Apparat in Vesikel verpackt, um dann schließlich an die Zelloberfläche zu gelangen. Auch lysosomale Enzyme werden über den Golgi-Apparat verschickt.

Entsprechend seiner Funktion, ist der Golgi-Apparat besonders in Drüsenzellen sehr prominent.

Lysosomen

Lysosomen enthalten Enzyme, die andere Makromoleküle abbauen können. Durch ihren hohen Gehalt an sauren Hydrolasen weisen die Lysosomen einen sauren pH-Wert auf. In Lysosomen werden endozytisch aufgenommene Materialien, aber auch zugrunde gegangene zelleigene Materialien abgebaut. Makrophagen, neutrophile Granulozyten und Dünndarmepithelzellen sind reich an Lysosomen.

Sonstige Organellen

Ribosomen

Ribosomen bestehen aus zwei Untereinheiten und besitzen keine Membran. Ribosomen sind die Fertigungsmaschinen für Proteine. Dabei produzieren die Ribosome der RER-Membran Proteine, welche für die Sekretion, für die Lysosomen oder für die Zellmembran bestimmt sind. Freie im Zytosol befindliche Ribosomen produzieren hingegen Proteine, welche im Zellplasma verbleiben oder für den Zellkern bestimmt sind.

Proteasom

Ein Proteasom besitzt keine Membran. Mit seinen Proteasen spaltet es Proteine und baut sie ab.

Peroxisomen

Peroxisomen sind kugelförmig und von einer Membran abgegrenzt. Sie enthalten Oxidasen, mit denen sie Oxidationsprozesse (z. B. Fettsäureoxidation) durchführen oder mit denen sie für die Neutralisierung toxischer Substanzen sorgen.

Besonders viele Peroxisomen kann man u. a. in der Leber beobachten.

Zellskelett

Das Zytoskelett ist der Stützapparat einer Zelle und sorgt für deren dreidimensionale Organisation. Es ist ferner an der Bewegung einer Zelle sowie an zytoplasmatischen Transportvorgängen beteiligt.

Das Zytoskelett ist aus Proteinen aufgebaut, welche zu fadenförmigen Ketten (**Filamenten**) angeordnet sind. Hauptbestandteile sind Mikrotubuli, Aktinfilamente und Intermediärfilamente. Das Zytoskelett unterliegt einem ständigen Umbau.

> Die diversen Filamente lassen sich durch immunhistochemische färberische Methoden auch mit dem Lichtmikroskop nachweisen.

Zusammenfassung

✖ Menschliche, eukaryotische Zellen haben einen Zellkern und diverse Zellorganellen, welche im Zytosol schwimmen und von einer Membran umgeben sind.

✖ Je nach Funktionalität einer Zelle weist diese eine unterschiedliche Konstellation an Organellen auf; so sind beispielsweise Belegzellen des Magens reich an Mitochondrien und Nervenzellen reich an RER.

✖ Das Zytoskelett sorgt für eine räumliche Struktur, Bewegung und Transportvorgänge einer Zelle.

Gewebe

Gewebe setzt sich aus Zellen und umgebendem extrazellulärem Material zusammen. Die unterschiedlichen Gewebe weisen dabei eine verschiedene Gewebsstruktur auf, welche für die Funktion des jeweiligen Organs von essentieller Bedeutung ist.

Epithelien

Epithelzellen sind die Parenchymzellen eines Organs, d. h., sie erfüllen die jeweiligen Organfunktionen.

Aufbau

Epithelien bestehen aus Zellen, welche über Zellkontakte schichtweise angeordnet sind. Hierdurch ist der interzelluläre Raum/die extrazelluläre Substanz nur sehr geringfügig ausgeprägt. Epithelien sind in Drüsen oder bedeckenden Oberflächen zu finden bzw. bilden die Innenflächen von Organen/Strukturen. Gefäße sind beispielsweise von einem Epithel, dem Endothel (einschichtig), ausgekleidet, und auch die oberste Schicht der Haut des Menschen stellt ein Epithel (mehrschichtig) dar.
Der Aufbau von Epithelien ist so gestaltet, dass die apikale Seite an der angrenzenden Oberfläche (z. B. Gefäßlumen, Ganglumen etc.) liegt, während die basale Seite der **Basalmembran** aufliegt. Diese Basalmembran, aufgebaut aus Kollagen und diversen Proteinen, bildet eine Barriere zwischen dem Epithel und dem darunterliegenden Gewebe. Der Basalmembran folgt meist ein Bindegewebe.
Oberflächenepithelien können aus einer (einschichtig) oder mehreren Schichten (mehrschichtig) von Epithelzellen bestehen, wobei die Epithelzellen wiederum flach (Plattenepithel), quadratisch (kubische Epithelien) oder prismatisch (prismatisches Epithel) imponieren können.
Epithelien sind einem ständigen Zellverlust ausgesetzt. Dieser wird durch die Neubildung von Epithelzellen aus basalen Stammzellen ausgeglichen, die nahe der Basalmembran liegen. Drüsenepithelzellen liegen dem Lumen eines Drüsenendstücks/Drüsengangs an. In Drüsen findet man häufig auch sogenannte Myoepithelzellen, welche zum Auspressen des Drüsenprodukts dienen.

Funktion

Die Hauptaufgabe von **Plattenepithelien** ist die Barrierefunktion, d. h., sie grenzen das darunterliegende Gewebe gegenüber Einflüssen der Oberfläche ab. **Prismatische Epithelien** dienen dem Transport von Stoffen von der Oberfläche in die Tiefe (z. B. Schleimhäute des GI-Trakts → einschichtig). Dies geschieht durch Endozytose, Diffusion oder verschiedene in ihre Zellmembran integrierte Transportproteine.
Kubische Epithelien haben die Hauptaufgabe, Substanzen zu bilden und zu sezernieren (z. B. in der Schilddrüse). **Drüsenepithelzellen** (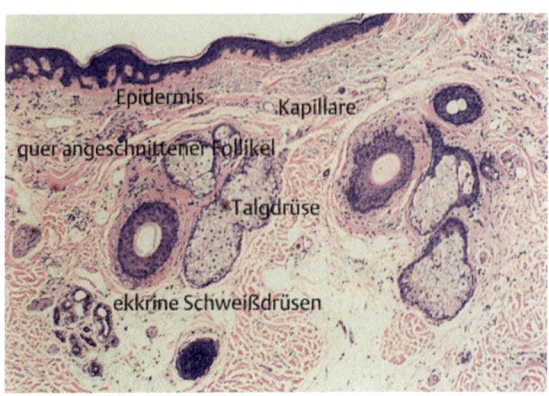 Abb. 1) können die von ihnen gebildeten Substanzen entweder an die Oberfläche, z. B. in den Darm, abgeben (exokrine Drüsen) oder in das Blut leiten (endokrine Drüsen). Je nach Beschaffenheit des Drüsensekrets lassen sich die Drüsenepithelzellen dann in **serös** (proteinreich) oder **mukös** (schleimreich) bzw. je nach Sekretionsmodus in **holokrin** (Sekretion durch Untergang der Zelle), **apokrin** (Sekretion durch Abschnürung einer „Sekretkugel" + Exozytose) oder **ekkrin** (Sekretion durch Exozytose) einteilen.

Die meisten Drüsen sind ekkrine Drüsen. Typisches Beispiel für apokrine Drüsen sind Duftdrüsen der Haut, Beispiel für holokrine Drüsen sind Talgdrüsen der Haut.

Fortsätze an spezialisierten Epithelzellen führen zu besonderen Fähigkeiten. So dienen Stereozilien (z. B. Geschmacksepithel) zur Sinneswahrnehmung, Mikrovilli (z. B. Darmepithel) zu einer verbesserten Stoffaufnahme, und mithilfe des Flimmerepithels (z. B. respiratorisches Epithel) können Partikel auf der Oberfläche von Epithelien abtransportiert werden.

Organparenchym

Die Epithelzellen bilden die Funktionsgrundlage der Organe. Dies sei hier an einem Beispiel näher verdeutlicht.
In der **Leber** (Abb. 2) werden die Epithelzellen als Hepatozyten bezeichnet. Diese liegen in nur einer Schicht zwischen zwei Lebersinusoiden (Blutkapillaren), sodass zwei Seiten an eine Oberfläche grenzen. Die produzierte Galle wird in interzellulären Lücken abgeleitet. Eine Basalmembran fehlt. Die Hepatozyten bilden zusammen mit den Blutgefäßen und den Gallekanälchen eine läppchenartige Struktur, wobei die Läppchen untereinander durch Bindegewebe abgeteilt sind.
Die Hepatozyten erfüllen neben der Galleproduktion auch sämtliche andere Stoffwechselaufgaben der Leber.

Bindegewebe

Folgende Gewebe werden zum Bindegewebe gezählt:

▶ lockeres/straffes/retikuläres/gallertiges Bindegewebe
▶ Fettgewebe
▶ Knorpelgewebe
▶ Knochengewebe.

Abb. 1: Übersichtsaufnahme eines Hautschnitts mit Talg- (Verbände aus hellen Zellen) und Schweißdrüsen (links unten). [4]

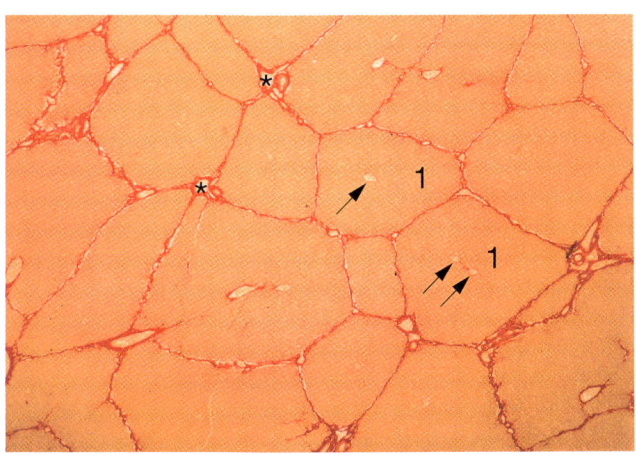

Abb. 2: Normalstruktur der Leber in Leberläppchen (1). Die Galle fließt von zentral in Richtung Periportalfeld ab, Blut fließt vom Periportalfeld in Richtung Zentralvene ab. [5]
* = Periportalfelder (Vene, Arterie, Lymphgefäß, Gallekanal).
→ = Zentralvene.

Aufbau

Bindegewebe besteht aus vereinzelten Zellen und großen Mengen extrazellulärer Substanz, wobei diese Substanz über Art und Beschaffenheit des Bindegewebes entscheidet.

Grundsätzlich lassen sich verschiedene Zelltypen im Bindegewebe beobachten. Hierzu gehören die **Fibrozyten,** welche die extrazelluläre Substanz bilden, Fettgewebszellen und auch bewegliche Zellen wie Makrophagen oder Granulozyten.

Mesenchymale Zellen liegen im Knorpelgewebe als Chondrozyten, im Knochengewebe als Osteozyten vor.

Die extrazelluläre Substanz des Bindegewebes besteht in unterschiedlicher Ausprägung aus der amorphen Grundsubstanz (Hyaluron, Proteoglykane und Glykoproteine, die Wasser binden), Kollagenfasern, elastischen Fasern und kristallinen Einlagerungen.

Funktion   Stroma = Gerüst

Bindegewebe dient in Organen als Gefäßeinbettung, strukturelle Unterteilung sowie als Stabilitätskomponente und wird als **Stroma** bezeichnet. Neben dieser strukturellen Funktion ist das Bindegewebe auch an Speicherprozessen (z. B. Fett in Fettgewebszellen), an Abwehrprozessen des Immunsystems sowie evtl. an der Ernährung von Organparenchymzellen beteiligt.

Muskelgewebe

Muskelgewebe ist aus Muskelzellen aufgebaut, deren Hauptaufgabe es ist, sich mechanisch zu kontrahieren und wieder zu entspannen. Für die Kontraktion von Muskelzellen sind Aktin- und Myosinfilamente verantwortlich, die in der quergestreiften Muskulatur zu sogenannten Fibrillen angeordnet sind.

Glatte Muskulatur findet sich u. a. in der Wand der Blutgefäße, des GI-Trakts, aber auch in den ableitenden Harnwegen oder in den Geschlechtsorganen. Die glatten Muskelzellen sind faserförmig zu Bündeln organisiert. Die glatte Muskulatur vermittelt langsame, kraftvolle Kontraktionen, wobei sie nur langsam ermüdet. Die Innervation erfolgt u. a. durch das vegetative Nervensystem.

Die großen Muskeln des menschlichen Bewegungsapparates werden von der **quergestreiften Muskulatur** aufgebaut. Diese besteht aus quergestreiften, vielkernigen Muskelzellen. Gruppen dieser Muskelfasern kontrahieren sich immer gleichzeitig (motorische Einheit), wobei sie relativ rasch ermüden.

Die **Herzmuskulatur** ist auch aus quergestreifter Muskulatur aufgebaut, welche jedoch besondere Merkmale aufweist. So besitzen die Herzmuskelzellen nur einen Kern und weisen histologisch einen sogenannten Glanzstreifen (Gap junction) auf. Während die quergestreifte Skelettmuskulatur zu filigran erscheinenden Myofibrillen angeordnet ist, erscheinen die Myofibrillen der Herzmuskulatur eher plump.

Die kleinste Einheit der Skelett- und der Herzmuskulatur stellt das Sarkomer dar. Im Sarkomer sind Aktin- und Myosinfilamente zu kontraktilen Einheiten angeordnet.

Nervengewebe

Nervengewebe besteht aus Nervenzellen (Neurone) und Stützzellen (Gliazellen). Die Neuronen bestehen aus einem Zellkörper, von dem Zellfortsätze ausgehen. Bei diesen Fortsätzen unterscheidet man zwischen Dendriten, die Signale aufnehmen, und dem Axon, durch welches Signale abgegeben werden. Die Fortsätze besitzen Synapsen zu den Fortsätzen anderer Neurone, um mit ihnen zu kommunizieren.

Gliazellen sorgen u. a. für die Ernährung der Neuronen und bilden die Myelinscheide. Zu den Gliazellen des ZNS gehören Astrozyten, Oligodendrozyten und Mikrogliazellen. Schwann-Zellen und Satellitenzellen sind Gliazellen des PNS.

Zusammenfassung

✖ **Epithelien** bilden das Organparenchym, sind Hauptbestandteil von Drüsen und bedecken Körperoberflächen. Der Zellumsatz in Epithelien ist hoch.

✖ **Bindegewebe** bildet das Organstroma und hat in erster Linie strukturelle Stützfunktion.

✖ Die Aufgabe von **Muskelgewebe** ist vor allem die mechanische Bewegung. Man unterscheidet zwischen glatter und quergestreifter Muskulatur.

✖ **Nervengewebe** ist aus Gliazellen und Neuronen aufgebaut.

Erbinformation, Proliferation, Embryogenese I

Erbinformation

Aufbau der DNA

Die Erbinformation eines Menschen befindet sich auf der **DNA** in Form von Genen. Die DNA ist aus vier verschiedenen Basen (bzw. Nukleotiden) aufgebaut [Adenin (A), Thymin (T), Guanin (G), Cytosin (C)] und strukturell zu einer Doppelhelix organisiert.

Die DNA kann während der Metaphase der Zellteilung in Form der Chromosomen sichtbar gemacht werden. Jeder menschliche Zellkern enthält einen doppelten Chromosomensatz von 23 Chromosomen, inklusive eines Geschlechtschromosoms. Insgesamt kommt der Zellkern einer menschlichen Zelle damit auf 46 Chromosomen. Die jeweils zwei gleichen (homologen) Chromosomen in einer menschlichen Zelle haben an einer bestimmten Lokalisation Gene, welche prinzipiell die gleiche Aufgabe haben, sich phänotypisch aber unterschiedlich ausprägen können **(Allele).**

Chromatiden sind einfache DNA-Stränge, welche die Chromosomen aufbauen. Zwei solcher Chromatide sind dabei durch ein Zentromer verbunden und bilden ein Chromosom.

Gene sind definiert als DNA-Abschnitte, welche die Information zur Synthese bestimmter Genprodukte (Proteine bzw. Peptide) liefern.

Als Genom bezeichnet man die Gesamtheit der Erbinformationen, also neben den Genabschnitten auch diejenigen Abschnitte der DNA, welche keine Genprodukte liefern.

Ein Defekt innerhalb der genetischen Information führt zu Störungen innerhalb des Organismus.

Replikation und Genexpression

Die DNA wird mit diversen Enzymen in der Zelle bearbeitet. Erhält die Zelle ein Signal zur Proliferation (Zellteilung, -vermehrung), muss die Erbinformation mittels DNA-Polymerasen vermehrt werden. Man spricht bei diesem Vorgang auch von der DNA-**Replikation** (s. u. „Proliferation").

In der Zelle werden u. a. für den Stoffwechsel ständig Proteine und Enzyme gebildet. Die Information für diese Moleküle erhält die Zelle aus der DNA. Die Moleküle werden jedoch nicht direkt aus dem DNA-Strang, sondern aus einer Kopie, dem RNA-Strang, gefertigt. Diese RNA-Kopie wird mit Hilfe der RNA-Polymerasen erstellt (**Transkription,** ▌ Abb. 1). Hierbei sind nur die kodierenden Genabschnitte auf der DNA für die Proteinsynthese von Bedeutung. Strukturen auf der DNA (**Promotoren,** andere regulatorische Elemente) sorgen dabei für das regelrechte Ansetzen der RNA-Polymerase, welche dann RNA-Kopien der Genabschnitte erstellt. Das Ende der Transkription (Termination) erfolgt ebenfalls durch spezielle DNA-Strukturen.

Die Proteinsynthese (**Translation**) erfolgt schließlich anhand der RNA. Diese wird an den Ribosomen abgelesen, wobei immer drei Basen der RNA (Triplett) für eine Aminosäure kodieren. Enzyme sorgen dann für die Assemblierung und korrekte Faltung der Proteine.

Die so produzierten Proteine sind unerlässlich für Struktur und Funktionalität einer Zelle.

> Die Transkription und die folgende Translation werden auch mit dem Begriff der Genexpression zusammengefasst.

DNA-Reparatur

Schäden, die in der DNA bei Replikation, durch Strahlen oder sonstige Noxen entstanden sind, können durch zelleigene Reparaturmechanismen korrigiert werden (▌ Tab. 1).

Die Reparatur während der **Replika-**

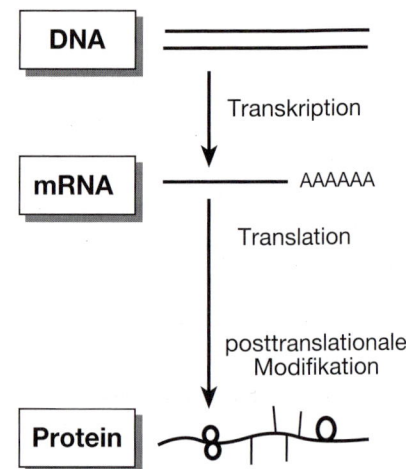

▌ Abb. 1: Transkription und Translation. [6]

tion erfolgt per Mismatch-Reparatur mit Hilfe der DNA-Polymerase. Schäden an der DNA durch mutagene Substanzen werden durch die Basenexzisionsreparatur (mit Hilfe von DNA-Glykosylasen und Endonukleasen) oder die Nukleotidexzisionsreparatur (mit Hilfe von Endonukleasen) behoben.

> Mutagene Substanzen sind Stoffe, die eine Veränderung an der DNA (Mutation) hervorrufen können.

Proliferation

Der Begriff der Proliferation beschreibt den Vorgang der Zellteilung und damit der Zellvermehrung. **Keimzellen** weisen hierbei einen anderen Teilungsmechanismus als somatische Körperzellen auf.

Reparaturmechanismus	DNA-Schaden	Vorgang
Basenexzisionsreparatur (BER)	Basenmodifikation, Basenverlust	Entfernung einer fehlerhaften Base, Einsetzen der korrekten Base
Nukleotidexzisionsreparatur (NER)	Thymindimere (UV-induziert), fehlerhafte Stellen in einem Strang	Entfernung fehlerhaftes Nukleotid, Ersatz durch korrektes Nukleotid
Mismatch-Reparatur (MMR)	Deletionen, Insertionen	Heraustrennen des fehlerhaften Fragments und Neusynthese
Direkte Reparatur	Einzelstrangbrüche	Zusammenflicken der Einzelstrangbrüche
Rekombinations-, Transpositions-, Retrotranspositionsreparatur	Ausgeprägte Doppelstrangbrüche	Übertragen der fehlenden Information von Schwesterchromosomen

▌ Tab. 1: Übersicht über die verschiedenen DNA-Reparaturmechanismen beim Menschen.

Meiose

Die Zellteilung von **Keimzellen** (Samenzellen bzw. Eizellen) erfolgt mit Hilfe der Meiose. Hierbei entstehen Zellen mit einfachem (haploidem) Chromosomensatz.

Die Meiose erfolgt aus den sogenannten Urkeimzellen (Frau = Oogonien, Mann = Spermatogonien). Diese haben einen doppelten (diploiden) Chromosomensatz. In der Folge von zwei meiotischen Teilungen entstehen Zellen mit einfachem (haploidem) Chromosomensatz. Beim Mann resultieren vier haploide Spermien, bei der Frau eine haploide Eizelle.

Während der Meiose kommt es zu einem Austausch von Chromosomenanteilen (Crossing-over) zwischen den beiden haploiden Chromosomen. Damit kann genetisches Material zwischen mütterlichen und väterlichen Chromosomen ausgetauscht werden.

> Bei einem fehlerhaften Crossing-over können Schäden (z. B. Deletionen, Duplikationen) an der DNA entstehen (s. S. 30/31).

Mitose

Die Mitose bezeichnet die Zellteilung **somatischer (= Körper-) Zellen.** Die Körperzellen durchlaufen dabei einen Zellzyklus (■ Abb. 2), in dessen Endphase sie in die Mitose eintreten.

Der Zellzyklus
G_1-Phase
In dieser Phase wird die DNA-Synthese vorbereitet.

S-Phase
In der Synthesephase wird die DNA der Zelle repliziert, sodass die Chromatiden nun doppelt als sogenannte Schwesterchromatiden vorliegen. Mögliche Fehler bei der Replikation können gleich korrigiert werden (s. o. „DNA-Reparatur").

G_2-Phase
In der G_2-Phase wird die Mitosephase vorbereitet und Fehler, die bei der Replikation entstanden sind, ausgebessert.

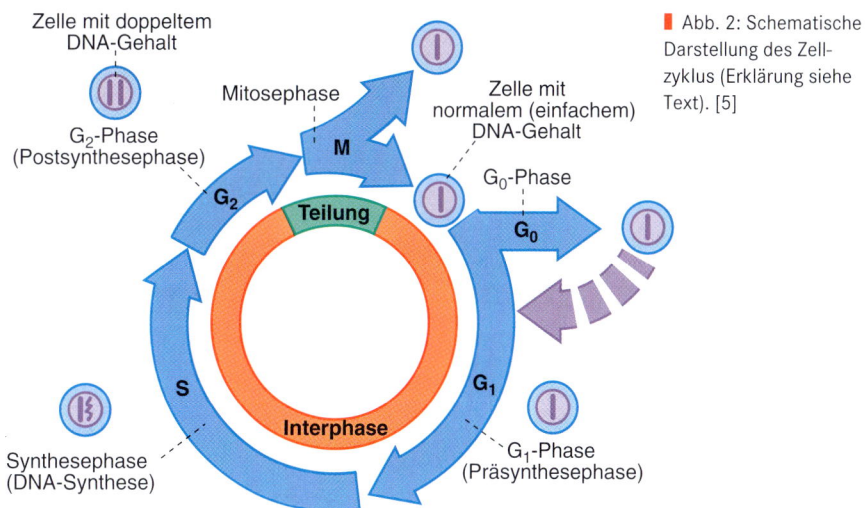

Zelle mit doppeltem DNA-Gehalt

Mitosephase

Zelle mit normalem (einfachem) DNA-Gehalt

G_2-Phase (Postsynthesephase)

M

G_0-Phase

G_2

Teilung

G_0

S

G_1

Interphase

Synthesephase (DNA-Synthese)

G_1-Phase (Präsynthesephase)

■ Abb. 2: Schematische Darstellung des Zellzyklus (Erklärung siehe Text). [5]

M-Phase
Die **Mitosephase** (■ Abb. 3) lässt sich in Prophase, Prometaphase, Metaphase, Anaphase und Telophase einteilen und hat die Zellteilung (Zytokinese) zur Folge.

> Die Teilung somatischer Körperzellen wird allgemein mit dem Begriff „Mitose" bezeichnet.

G_0-Phase
Nach der M-Phase können Zellen entweder wieder in die G_1-Phase eintreten und sich so erneut teilen, oder sie gehen in die stabile G_0-Phase über. Diese Phase stellt einen stabilen Arbeitszustand der Zelle dar. Zellen können aus der G_0-Phase aber auch wieder in die G_1-Phase übergehen.

Zum einen gibt es Zellen, die sich schnell teilen **(labile Zellen).** Diese Zellen finden sich in Wechselgeweben z. B. in Schleimhautepithel (s. S. 10/11, „Stammzellen"). Zellen, die sich in der stabilen G_0-Phase befinden, sind **stabile Zellen.** Hierzu gehören die meisten Organepithelzellen. Sie können in G_1 übergehen und befinden sich in sogenannten stabilen Geweben. Nerven- oder Herzmuskelzellen sind **permanente Zellen.** Sie können nicht mehr aus G_0 in den aktiven Zellzyklus übertreten. Sie bauen die permanenten Gewebe auf (s. S. 50/51).

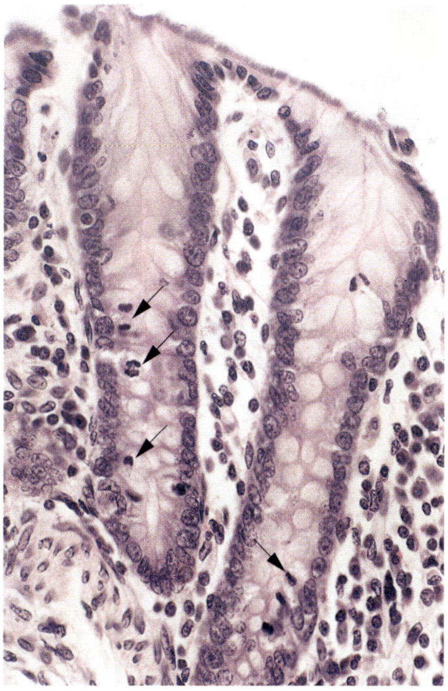

■ Abb. 3: Mitosefiguren, hier in Kolonkrypten vom Menschen. [5]

Erbinformation, Proliferation, Embryogenese II

Proliferation

Mitose

Kontrollmechanismen im Zellzyklus

Im Zellzyklus gibt es zwei wichtige Kontrollstationen. Hier kontrolliert die Zelle, ob die letzte Zyklusphase schon abgeschlossen ist und ob genug Edukte (Enzyme, Nukleotide) vorhanden sind, um die nächste Phase zu beginnen. Die Regulation an den Kontrollpunkten erfolgt durch Zykline, das p53-Protein, Retinoblastom (Rb)-Protein, Proteinkinasen (cdKs), aber auch über extrazelluläre Faktoren (Wachstumsfaktoren, Protoonkogene).

Das **p53-Protein** sowie das **Rb-Protein** haben den größten Einfluss am Kontrollpunkt der **G_1- zur S-Phase**. Das p53 („Wächter des Zellzyklus") bestimmt dabei über Reparatur der DNA oder Apoptose der Zelle, das Rb hemmt bzw. fördert den Beginn der S-Phase.

Der Komplex aus **Zyklin** B und **cdk**2 (zyklinabhängige Proteinkinase) bestimmt die Regulierung am Übergang der **G_2- zur M-Phase**. Wird dieser Komplex aktiviert, fördert er die Mitose.

> An den Kontrollpunkten kann der Zellzyklus in der jeweiligen Phase angehalten werden. Es kann eine Reparatur der DNA induziert werden, es kann eine Apoptose ausgelöst werden, oder der Zellzyklus läuft ganz normal weiter, wenn alles korrekt ist.

Stammzellen

Stammzellen sind undifferenzierte Zellen, die sich ständig im aktiven Zellzyklus befinden, sich also ständig teilen. Ihre Teilung erfolgt mit Hilfe der **asymmetrischen Zellteilung,** die es ihnen ermöglicht, eine differenzierte Tochterzelle zu bilden und dabei die eigene Stammzellfunktion zu erhalten. **Embryonale Stammzellen** haben ein beinahe uneingeschränktes Differenzierungsspektrum, d. h., sie können sich zu praktisch jeder anderen Zellart entwickeln. **Pluripotente Stammzellen** sind Stammzellen mit begrenzten Differenzierungsmöglichkeiten, d. h., sie können sich nur zu bestimmten Zellen weiterentwickeln.

> Die hämatopoetischen Stammzellen des adulten Menschen sind pluripotente Stammzellen.

Adulte Stammzellen haben ein auf weniger Zellarten begrenztes Differenzierungsspektrum. Aus ihnen erfolgt die Regeneration von Zellen, d. h., neue Zellen werden gebildet, um verlorengegangene zu ersetzen.

Regulation der Proliferation

Die regelrechte Zellteilung wird vor allem durch Protoonkogene und Tumorsuppressorgene reguliert.
Im physiologischen Zustand herrscht ein Gleichgewicht zwischen Zelluntergang und Zellneubildung.

Apophse   Negenese

Protoonkogene/Onkogene

Protoonkogene (s. S. 87 ▌ Tab. 2) kodieren für Proteine, die auf physiologische Weise Teilung, Wachstum und Differenzierung der Zelle kontrollieren. Eine Mutation der Protoonkogene führt zur Dysfunktion der entstehenden Proteine und damit zur Störung der Zellregulation. Man spricht dann von **Onkogenen** und deren Produkten, den **Onkoproteinen.** Durch die resultierende Störung kommt es entweder zum Zelltod, oder aber die Zelle ist Ausgangspunkt für malignes Tumorwachstum.

Tumorsuppressorgene

Wie Protoonkogene sind auch die **Tumorsuppressorgene** (s. S. 87 ▌ Tab. 3) physiologische Gene einer Zelle. Ihre Produkte dienen als Bremse für die Zellvermehrung. Ihre Inaktivierung führt zu ungehinderter Zellteilung.

Embryogenese

Die Embryogenese beschreibt die Entwicklung der Eizelle nach Befruchtung durch ein Spermium.
Bei der Befruchtung gelangt der haploide Kern des Spermiums in die haploide Eizelle. Die so befruchtete Eizelle nennt man auch Zygote. Die Zygote teilt sich nun mitotisch und bildet einen Zellhaufen aus embryonalen Stammzellen **(Morula).** Der Zellhaufen entwickelt sich schließlich zur sogenannten Blastozyste weiter. Diese präsentiert sich als umwandelter Hohlraum, dem randständig eine Zellmasse anliegt (Embryoblast). Die Blastozyste lagert sich in die Uterusschleimhaut ein (Implantation). Die Wand der Blastozyste

Keimblatt	Entstehende Strukturen
Entoderm	▶ GI-Trakt, Pankreas und Leber ▶ Atmungstrakt, Lunge ▶ Ableitende Harnwege ▶ Thymus, Schilddrüse.
Ektoderm	▶ Haut ▶ Nervensystem, Sinnesorgane ▶ Knochen-, Bindegewebe.
Mesoderm	▶ Stützapparat ▶ Binde-, Muskelgewebe ▶ Kardiovaskuläres System, Lymphsystem ▶ Nieren, Milz ▶ Reproduktionssystem.

▌ Tab. 2: Gewebeentwicklung aus den Keimblättern.

(Trophoblast) entwickelt sich dann zusammen mit dem lokalen mütterlichen Endometrium zur Plazenta weiter.

Aus dem Embryoblasten entstehen schließlich drei Zellschichten (Keimblätter): das **Entoderm,** das **Ektoderm** und das **Mesoderm.** Neben diesen Keimblättern entsteht auch die Fruchtblase (Amnionhöhle, Dottersack), welche den Embryoblasten umschließt.

In verschiedenen Schritten der Furchung und Differenzierung entwickeln sich aus den drei Keimblättern die Strukturen des Embryos (█ Tab. 2). Aus dem Ektoderm beispielsweise entsteht schließlich die Neuralplatte, welche sich zum Neuralrohr schließt. Aus dem Neuralrohr entsteht das Nervensystem.

> Mesoderm und zu (geringeren Anteilen) Ektoderm bilden das sogenannte embryonale Bindegewebe (Mesenchym). Aus diesem Gewebe entstehen Bindegewebe und Organe.

Die Zeit von der Befruchtung bis zur Geburt wird in drei große Phasen eingeteilt:

▶ Blastulaphase: 1.–7. Tag nach Befruchtung
▶ Embryonalphase: 2.–8. Woche nach Befruchtung
▶ Fetalphase: 9. Woche nach Befruchtung bis zur Geburt.

Regulation der Embryogenese

Die Embryogenese erfordert eine genaue Regulation der Entwicklungsschritte, da es sonst zu einem Absterben der Frucht bzw. zu schweren Fehlbildungen des Kinds kommt. Für die regelrechte Entwicklung sorgen sogenannte **regulatorische Gene** (z. B. PAX-Gene, Homöbox-Gene, Zinkfinger-Gene). Diese Gene werden von extrazellulären Signalen (z. B. Wachstumsfaktoren oder Hormone), von intrazellulären Signalen (z. B. Signaltransduktionsmoleküle) sowie von interzellulären Signalen (Zelladhäsion, z. B. Gap junctions) aktiviert bzw. deaktiviert.

Die regulatorischen Gene kodieren für **Transkriptionsfaktoren.** Diese Faktoren initiieren die Genexpression jeweils spezifischer Gene, können sie aber auch stoppen. Die Aktivierung der regulatorischen Gene führt damit zu einer „kontrollierten" Proliferation, Differenzierung und damit Entwicklung des Embryos.

Die Proliferation und Differenzierung in labilen/stabilen adulten Geweben wird ebenfalls über diese regulatorischen Transkriptionsfaktoren gesteuert.

> Eine fehlende oder überschießende Aktivierung der regulatorischen Gene führt zu einer gestörten Aktivierung der von ihnen regulierten Gene.

Zusammenfassung

✖ Die **Erbinformation** des Menschen befindet sich auf der DNA in Form von Genen.

✖ Die **Genexpression** erfolgt durch Transkription und anschließende Translation der RNA.

✖ DNA-Schäden können durch zelleigene **Reparaturmechanismen** behoben werden.

✖ Die Zellteilung von Keimzellen erfolgt durch die **Meiose**, die der somatischen Zellen durch die **Mitose**.

✖ Der **Zellzyklus** ist strengen Kontrollen unterworfen. Um eine fehlerlose Zellteilung zu gewährleisten, kann p53 den Zyklus anhalten, um die DNA reparieren zu lassen bzw. den Zelltod hervorzurufen.

✖ **Protoonkogene** und **Tumorsuppressorgene** sind physiologische Gene, die aber durch Mutation zu einer gestörten Zellregulation führen.

✖ Bei der Embryogenese entsteht der Embryo aus drei **Keimlättern.**

✖ Bei der **Embryogenese** bedarf es einer geregelten Genaktivierung durch Transkriptionsfaktoren.

Immunabwehr I

Mit Hilfe der Immunabwehr werden schädliche Einflüsse der Umwelt im menschlichen Körper bekämpft. Das Immunsystem setzt sich zusammen aus einer **unspezifischen** und einer **spezifischen** Immunabwehr. Dabei gibt es zwei grundlegende Systeme: die **zelluläre** sowie die **humorale Abwehr.** Die Zellen des Immunsystems entstehen im Knochenmark aus der hämatopoetischen Stammzelle.

Unspezifisches Immunsystem

> Die unspezifische Immunabwehr ist angeboren, erkennt Noxen direkt und führt zu einer schnellen (ersten) Reaktion vor allem gegen bakterielle Erreger.

Zunächst einmal muss ein Erreger Haut und Schleimhäute sowie deren natürliche Barrieren (Hornschicht, Glykokalyx, mukoziliäre Clearance etc.) überwinden, um in den Körper einzudringen. Anschließend stellen sich ihm im subendothelialen Raum das **Komplementsystem**, Enzyme, **Zytokine, Akute-Phase-Proteine** und Lysozym in den Weg. Überlebt der Erreger diese Phalanx, wird er von **Makrophagen/ Monozyten, neutrophilen/eosinophilen Granulozyten** und **natürlichen Killerzellen (NK-Zellen)** angegriffen.

Humorale Komponente

Komplementsystem

Das Komplementsystem besteht aus ca. zwanzig Plasmaproteinen (C1–C9, B und D). Diese erkennen Krankheitserreger und binden an deren Oberfläche. Dort zerstören sie den Erreger entweder direkt, indem sie einen **Membranattackierungskomplex** bilden, welcher zu einer Porenbildung in der Erregermembran führt, oder sie erleichtern den Makrophagen/neutrophilen Granulozyten die Phagozytose (**Opsonierung**).
Die Komplementaktivierung erfolgt auf verschiedenen Wegen. Beim klassischen Weg binden Komplementfaktoren an Antikörper-Antigen-Komplexe. Der alternative Weg der Aktivierung erfolg direkt über bakterielle Faktoren (z. B. Membran).

Zytokine	Beispiele	Wirkung
Interleukine	Interleukin-1, -2, -3 etc.	Proinflammatorisch: IL-1, TNF-α Antiinflammatorisch: IL-4, -10 Pro- und antiinflammatorisch: IL-6, IL-11
Interferone	Interferon-α, -β	Antiviral, wachstumshemmend, fördert Apoptose
Chemokine	IL-8 etc.	Fördert Chemotaxis, Migration von Entzündungszellen
Wachstumsfaktoren	HST-1	Fibroblasten-Wachstums-Faktor

Tab. 1: Zytokine und ihre Wirkung.

Zytokine

Zytokine führen dazu, dass Granulozyten zum Krankheitsgeschehen angelockt **(Chemotaxis)**, die Durchblutung lokal gesteigert, die Durchlässigkeit der Kapillaren erhöht und Makrophagen sowie Lymphozyten aktiviert werden. Zu den Zytokinen gehören die **Wachstumsfaktoren, Interleukine, Interferone** und **Chemokine** (▮ Tab. 1).

> Zytokine führen zu den Entzündungsreaktionen.

Zytokine wirken proinflammatorisch (entzündungsfördernd), indem sie eine Aktivierung von Zellen des Immunsystems bewirken. Antiinflammatorisch, also der Entzündung entgegen, wirken sie, wenn sie beispielsweise die Ausschüttung von proinflammatorischen Zytokinen behindern.

Akute-Phase-Proteine

Die Akute-Phase-Proteine werden als Reaktion auf Zytokine (IL-1, IL-6), welche von geschädigten Gewebeteilen freigesetzt werden, von der Leber produziert. Der bekannteste Vertreter der

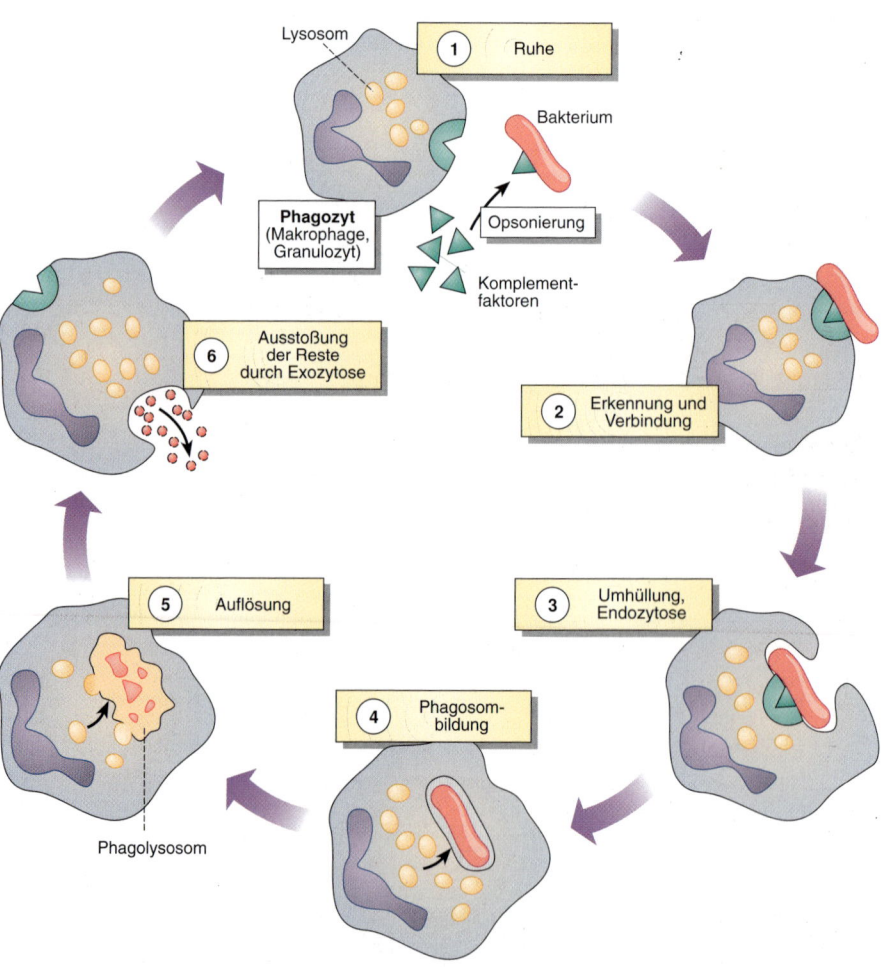

Abb. 1: Schematische Darstellung der Phagozytose. [7]

Akute-Phase-Proteine ist das **C-Reaktive-Protein (CRP)**. Die Akute-Phase-Proteine führen neben der Initiierung einer systemischen Abwehrreaktion (Fieber etc.) zu einer Komplementaktivierung und unterstützen die Opsonierung.

> Die erhöhte BSG (Blutsenkungsgeschwindigkeit) ist Ausdruck einer Akute-Phase-Reaktion.

Zelluläre Komponente

Makrophagen/Monozyten

Makrophagen sind sehr langlebige, große Zellen. Sie phagozytieren (∎ Abb. 1) sowohl abgestorbenes körpereigenes Material als auch in den Körper eingedrungene Erreger. Makrophagen aktivieren das spezifische Immunsystem, indem sie Fremdantigene auf ihren MHC-II-Proteinen präsentieren oder aber **Zytokine** ausschütten.

> Die MHC-Proteine (Major Histocompatibility Complex, auch HLA = Histokompatibilitätsantigene) sind zelluläre Bestandteile, welche die Zelle zur Präsentation von Antigenen nach außen benutzt.

Neutrophile Granulozyten

Neutrophile Granulozyten haben einen segmentierten Kern (∎ Abb. 2), den man leicht unter dem Mikroskop erkennen kann. Sie bewegen sich per Chemotaxis in Richtung des Krankheitsherds, wo neutrophile Granulozyten, ebenso wie Makrophagen, Krankheitserreger (hauptsächlich Bakterien, evtl. auch Viren) phagozytieren können.

Eosinophile Granulozyten

Eosinophile Granulozyten besitzen einen zweigelappten Kern und viele eosinophile Granula. Sie übernehmen die **Parasitenabwehr** (Würmer, Protozoen etc.), indem sie die in ihren Granula gespeicherten Enzyme zu deren Vernichtung einsetzen. Eosinophile besitzen auch die Fähigkeit zur Phagozytose.

Basophile Granulozyten

Dieser Typus besitzt Granula mit z. B. Histamin, Heparin oder IL-4. Ihre genaue Funktion ist noch unbekannt.

Natürliche Killerzellen (NK-Zellen)

Natürliche Killerzellen sind mikroskopisch an ihren großen Granula erkennbar, welche fast die gesamte Zelle ausfüllen und sich azurophil anfärben lassen.
NK-Zellen besitzen keine Fähigkeit zur Phagozytose. Sie eliminieren virusinfizierte, tumoröse oder aber transplantierte Zellen, indem sie direkt an die Zielzelle binden und diese mit dem zytotoxischen Inhalt ihrer Granulae abtöten.

> Das unspezifische und das spezifische Immunsystem arbeiten Hand in Hand. Sie helfen sich gegenseitig und können sich gegenseitig aktivieren.

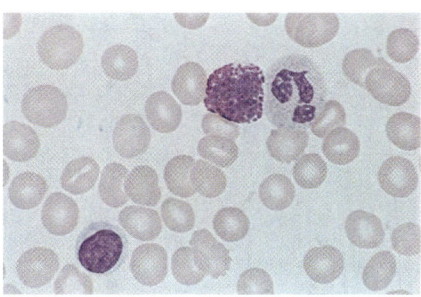

∎ Abb. 2: Mittig mit vielen Granula angefüllter basophiler Granulozyt. Rechts davon ein neutrophiler Granulozyt, erkennbar am segmentierten Kern. Unten links ein T- oder B-Lymphozyt, die im Blutausstrich nicht zu unterscheiden sind. [8]

Spezifisches Immunsystem

> Das spezifische „erworbene" Immunsystem setzt sich zusammen aus T-Lymphozyten sowie B-Lymphozyten (∎ Abb. 3) und deren Antikörper.

Die spezifische Immunabwehr kommt zum Einsatz, wenn sich Erreger an der unspezifischen Immunabwehr „vorbeigemogelt" haben. Das spezifische Immunsystem hat ein Gedächtnis, d. h., Zellen des spezifischen Immunsystems reagieren als sogenannte **Gedächtniszellen** bei Reexposition gegenüber einem spezifischen Antigen schneller auf den Erreger.

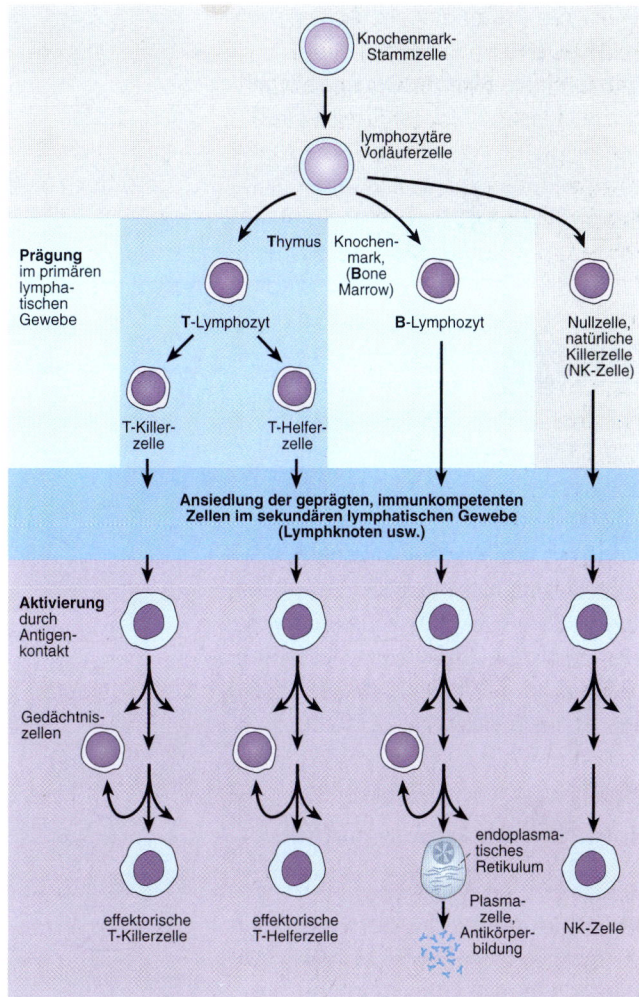

∎ Abb. 3: Entwicklung und Differenzierung von Lymphozyten. [7]

Immunabwehr II

Spezifisches Immunsystem

Zelluläre Komponente des spezifischen Immunsystems

T-Lymphozyten

T-Lymphozyten besitzen einen **T-Zell-Antigenrezeptor** (TCR), der aus zwei Polypeptidketten besteht. Diese beiden Ketten besitzen einen konstanten und einen variablen Anteil. Der variable Anteil bindet Antigene, welche von **antigenpräsentierenden Zellen** dargeboten werden. Dies führt zur Aktivierung des T-Lymphozyts.

Es gibt zwei verschiedene Arten von T-Lymphozyten. Sie lassen sich anhand ihres Co-Rezeptors zum TCR unterscheiden (❚ Tab. 1)

B-Lymphozyten

B-Zellen wandeln sich **(klonale Expansion)** zu **Plasmazellen,** wenn sie aktiviert werden, und bilden dann Antikörper. Sie besitzen einen **B-Zell-Rezeptor** (BCR), der den Antikörper darstellt, den die Plasmazelle produziert.

Durch direkte Bindung des spezifischen Antigens an den BCR (eine Antigenpräsentation durch spezielle Zellen ist nicht nötig) wird das Antigen aufgenommen, verarbeitet und schließlich der T-Helferzelle an HLA-II präsentiert. Diese stimuliert den B-Lymphozyten mittels Zytokinen zur Proliferation (B-Lymphozyt → Zentrozyt). Durch erneuten Antigenkontakt der Zentrozyten entstehen die Plasmazellen bzw. Gedächtniszellen.

Da ein BCR immer nur ein bestimmtes Antigen binden kann, muss eine **Antikörpervielfalt** sichergestellt sein. Dies wird über **somatisches Rearrangement** (Genumlagerung während der Reifung im Knochenmark) und **somatische Mutation** (Punktmutationen in den hypervariablen Regionen der Polypeptidketten nach Antigenkontakt) erreicht.

Humorale Komponente des spezifischen Immunsystems

Antikörper (Immunglobuline)

Antikörper (❚ Abb. 1) werden von den Plasmazellen gebildet. Sie bestehen aus zwei **schweren** (Aminosäure-)**Ketten** und zwei **leichten** (Aminosäure-)**Ket**ten, die jeweils über Disulfidbrücken zusammengehalten werden (❚ Abb. 1). Die beiden verschiedenen Ketten besitzen variable sowie konstante Regionen, wobei die variablen Regionen beider Ketten die Antigenbindungsstelle **(Fab)** und die konstante Region der schweren Kette die Schwanzregion **(Fc)** bilden. Die Schwanzregion (Fc) dient als Bindungsstelle für Makrophagen, Komplement oder als Verankerung in B-Lymphozyten im Falle eine B-Zell-Rezeptors. Die variablen Regionen der Antikörper weisen hypervariable und konstante Regionen auf. Die hypervariablen Regionen bilden die Antigenbindungsstelle. Die leichten Ketten umfassen insgesamt zwei verschiedene Typen (Lambda, Kappa), während die schweren Ketten, nach denen die Antikörper in die verschiedenen Klassen eingeteilt werden, fünf verschiedene Typen umfassen (❚ Tab. 2).

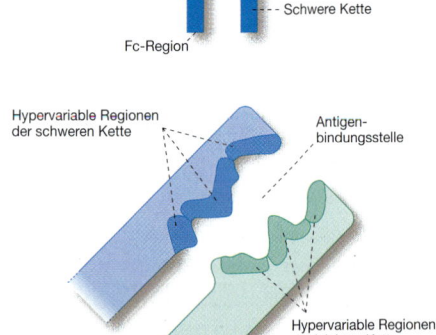

❚ Abb. 1: Schematischer Aufbau eines Antikörpers. [5]

> IgM wird als Erstes nach Primärkontakt mit einem Erreger gebildet und ist somit bei einer Erstinfektion im Serum stark erhöht. IgG wird erst später gebildet.

Durch die Bindung des Antikörpers an einen Krankheitserreger kann dessen Oberfläche so weit verändert werden, dass dieser nicht mehr in Zellen eintreten/aufgenommen werden kann **(Neutralisierung).** Ebenso wie das Komplementsystem können auch Antikörper zu einer **Opsonierung** des Erregers führen. Die Phagozytose wird dabei über den Fc-Teil des Antikörpers vermittelt. Eine Zelle kann, mit Hilfe eines Antikörpers, durch Bindung von T-Lymphozyten und Makrophagen an den Fc-Teil direkt getötet werden **(antikörperabhängige zelluläre Zytotoxizität).** Der Antikörper-Antigen-Komplex kann das Komplementsystem aktivieren.

Co-Rezeptor	Erkennen Antigene, die präsentiert werden an:	T-Lymphozyt	Wirkung von aktivem Lymphozyt
CD4	HLA-II	T$_H$1 („Entzündungs-T-Zelle")	Aktiviert Makrophagen mit Hilfe von Zytokinen
		T$_H$2 („T-Helfer-Zelle")	Aktiviert B-Lymphozyten und CD-8-positive T-Lymphozyten mit Hilfe von Zytokinen
CD8	HLA-I	Zytotoxischer T-Lymphozyt („T-Killerzelle")	Tötet infizierte Zellen direkt

❚ Tab. 1: Überblick über die verschiedenen T-Lymphozyten.

Antikörper	Schwere Kette	Struktur	Vorkommen, Funktion
IgA	Alpha	Dimer	Kommt in Körpersekreten (Schweiß, Speichel etc.) vor und sorgt hier für einen Schutz der Schleimhautoberflächen
IgD	Sigma	Monomer	In nur sehr geringer Konzentration in Blutplasma, Funktion unbekannt
IgE	Epsilon	Monomer	Im Blut, gegen Parasiten, insb. Würmer, pathophysiologische Bedeutung bei Allergien
IgG	Gamma	Monomer	Im Blut, neutralisiert Toxine, bindet Krankheitserreger für erleichterte Phagozytose
IgM	My	Pentamer	Im Blut, Abwehr gegen Krankheiterreger

❚ Tab. 2: Übersicht über die verschiedenen Antikörperklassen und ihre Funktion.

Antigene

Als Antigene dienen Proteine, aber auch Nukleinsäuren oder Lipide. Sie führen zu einer Reaktion des Immunsystems. Aminosäuresequenzen von Proteinen dienen dabei als Bindungsort **(Epitop)** für Antikörper oder Lymphozyten.

Antigenrepräsentierende Zellen

Dendritische Zellen, Makrophagen und B-Lymphozyten sind in der Lage, Krankheitserreger zu phagozytieren (s. S. 12 ▌ Abb. 1) und deren Antigene an ihren MHC-II-Proteinen zu präsentieren. Dendritische Zellen sind im gesamten menschlichen Körper zu finden. Sie nehmen ein Antigen auf, wandern in die Lymphknoten und präsentieren dort das Antigen den T-Lymphozyten. Zusätzlich zur Antigenpräsentation geben die antigenpräsentierenden Zellen auch kostimulatorische Signale ab, um die Lymphozyten zu aktivieren.

> HLA-I-(oder MHC-I-)Proteine finden sich auf allen kernhaltigen Zellen. HLA-II-(oder MHC-II-)Proteine sind nur auf Makrophagen, dendritischen Zellen und B-Lymphozyten zu finden.

Körperzellen präsentieren auf ihren HLA-I-Proteinen intrazellulär-synthetisierte Proteine (Antigene). Sie präsentieren also normalerweise zelleigene Materialien. Werden virale Fremdantigene präsentiert, so wird die Zelle durch zytotoxische T-Lymphozyten zerstört. Zur Unterstützung dieses Prozesses gibt die Körperzelle Mediatoren (kostimulatorische Signale) ab.

Lymphatische Organe

Siehe ▌ Tabelle 3 und ▌ Abbildung 2.

> Unter Reifung versteht man die Entwicklung von Vorläuferstufen zu reifen Zellen. Vermittelt wird diese u. a. über Wachstumsfaktoren. Während der Reifung werden fehlerhafte Lymphozyten durch Apoptose eliminiert.

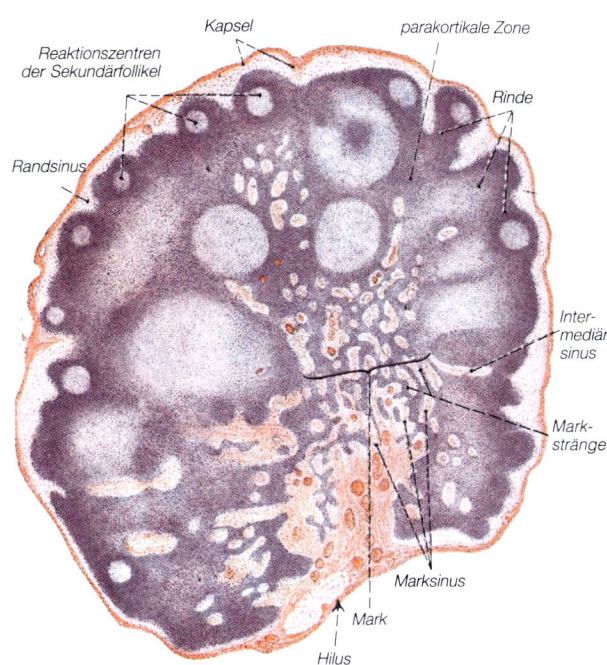

▌ Abb. 2: Lymphknoten, 18-fach vergrößert, HE-Färbung. [8]

Reaktionszentren der Sekundärfollikel · Kapsel · parakortikale Zone · Randsinus · Rinde · Intermediärsinus · Markstränge · Marksinus · Mark · Hilus

Primäre lymphatische Organe		
Knochenmark		▸ Hier entstehen alle Immunzellen. B-Lymphozyten und die Zellen des unspez. Immunsystems reifen hier. Plasmazellen produzieren hier ihre Antikörper.
Thymus		▸ Hier reifen die T-Lymphozyten (bilden den TCR, erlernen den Unterschied zwischen körpereigen und körperfremd).
Sekundäre lymphatische Organe		
Milz		▸ In der weißen Pulpa des Milzmarks befinden sich T- und B-Lymphozyten. Hier findet der Antigenkontakt statt.
Lymphknoten (LK)	Sinus	▸ System, in dem die Lymphe den LK durchläuft
	Kortex (Rinde)	▸ **Lymphfollikel:** B-Lymphozyten, die noch nicht antigenstimuliert sind, liegen in den Primärfollikeln, antigenstimulierte B-Lymphozyten finden sich in den **Keimzentren** der **Sekundärfollikel** neben T-Lymphozyten und Makrophagen. ▸ **Parakortikale Zone:** Hier sind die T-Lymphozyten sowie dendritische Zellen zu finden.
	Mark	▸ Hier verlaufen Gefäße, Marksinus sowie sog. Markstränge, welche Lymphozyten und Makrophagen enthalten.
MALT (**M**ukosa-**a**ssoziiertes **l**ymphatisches Gewebe [**T**issue])		▸ **Tonsillen:** besitzen Krypten mit Lymphfollikeln (B-Lymphozyten) und parafollikulärem Gewebe (T-Lymphozyten) ▸ **Peyer-Plaques:** liegen im Darm, bestehen aus Lymphfollikeln und parafollikulärem Gewebe ▸ B- und T-Lymphozyten in Schleimhäuten.

▌ Tab. 3: Überblick über primäre und sekundäre lymphatische Organe.

Zusammenfassung

✖ Man unterscheidet zwischen dem angeborenen, **unspezifischen Immunsystem** und dem erworbenen, **spezifischen Immunsystem.** Beide arbeiten eng zusammen, und zwar mit **humoralen** sowie **zellulären** Komponenten.

✖ Das spezifische Immunsystem ist in der Lage, ein Gedächtnis zu bilden.

✖ Man unterscheidet T-Helferzellen von zytotoxischen **T-Zellen.**

✖ Die **Differenzierung** und Reifung von Zellen des Immunsystems geschieht in den primären lymphatischen Organen. Antigenkontakt findet dann in den sekundär lymphatischen Organen statt.

Erreger von Infektionskrankheiten

Bakterien

Eigenschaften von Bakterien

Bakterien sind Prokaryonten, d. h., sie besitzen anders als Eukaryonten keinen Zellkern. Ihre DNA liegt frei im Zytosol (**Nukleoid**). Zusätzlich können Bakterien sogenannte **Plasmide** enthalten. Dies sind DNA-Stänge, die für die Kodierung von bakteriellen **Virulenzfaktoren** zuständig sind. Bakterien besitzen außerdem viele der für Eukaryonten typischen Zellorganellen, wie Mitochondrien, endoplasmatisches Retikulum und Golgi-Apparat, nicht.

Grundsätzlich kann man Bakterien anhand ihrer Form einteilen. Es gibt kugelförmige Bakterien (**Kokken**), stabförmige Bakterien (**Bazillen**) und schraubenförmige Bakterien (**Spirochäten**). Bakterien lassen sich aber auch anhand der **Gram-Färbung**, welche die Zellwand von Bakterien einfärbt, einteilen. Besteht die Zellwand aus einer dicken Mureinschicht (Peptidoglykane), so färbt sie sich blau an und ist **grampositiv**. Liegt nur eine dünne Mureinschicht vor, mit zusätzlichen Proteinen, Phospholipiden und Lipopolysacchariden, so färbt sie sich rot und ist **gramnegativ**. Des Weiteren unterscheidet man zwischen Bakterien, welche Sauerstoff benötigen (**Aerobier**), Bakterien, die bei der Anwesenheit von Sauerstoff nicht leben können (**obligate Anaerobier**), und Bakterien, welche sowohl mit als auch ohne Sauerstoff zurechtkommen (**fakultative Anaerobier**).

Tragen Kokken die Vorsilbe **Staphylo-** (z. B. Staphylococcus aureus), sind sie traubenförmig angeordnet. Lautet die Vorsilbe **Strepto-** (z. B. Streptococcus pneumoniae), so sind sie zu Ketten zusammengesetzt.

Bakterien können zusätzlich andere Oberflächenmerkmale aufweisen, z. B. **Kapseln** aus Polysacchariden als Schutz vor dem menschlichen Immunsystem, **Flagellen** für Mobilität und **Fimbrien** zum Anheften an Zelloberflächen.

Virulenzfaktoren

Die Chancen, einen Menschen krank zu machen, steigen für ein Bakterium, je potenter seine „krank machenden Faktoren" sind (**Virulenz**, ▌Tab. 2). Diese Potenz steigt,

▌ je mehr Bakterien in den menschlichen Organismus eintreten (**Infektionsdosis**).
▌ je besser ein Bakterium in den menschlichen Körper eindringt (**Invasion**).
▌ je besser sich ein Bakterium an eine Körperzelle anheftet (**Adhäsion**).
▌ je besser sich das Bakterium gegen das menschliche Immunsystem zur Wehr setzen kann.
▌ je stärker die Toxine des Bakteriums sind (**Toxizität**).
▌ je widerstandsfähiger ein Bakterium gegen äußere Einflüsse (Temperatur etc.) ist (**Tenazität**).
▌ je höher die Ansteckungsfähigkeit eines Bakteriums ist (**Kontagiosität**).

Bakterielle **Endotoxine** sind Antigene, die aus der Zellwand gramnegativer Bakterien stammen. Durch ihren Antigencharakter führen sie zu einer Reaktion des menschlichen Immunsystems. So werden Abwehrzellen aktiviert, das Komplementsystem aktiviert, und die neutrophilen Granulozyten setzen ihre lysosomalen Enzyme frei.

Bakterielle **Exotoxine** werden, vor allem von grampositiven Bakterien, aktiv gebildet und auf die menschlichen Zellen „losgelassen". Exotoxine sind Proteine, die zu einer aktiven Schädigung des Gewebes führen. Sie können auch als **Superantigen** wirken und zu einem toxischen Schock führen.

Viren

Aufbau von Viren

Viren bestehen aus einer Proteinhülle (**Viruskapsid**), welche das Virusgenom (DNA oder RNA) umgibt. Zusätzlich können Viren von einer Lipidmembran umhüllt sein (▌Abb. 1).

Pilze

Pilze wachsen entweder in Fäden (**Hyphen**) oder einem Geflecht dieser Fäden (**Myzel**). Sie können aber auch wachsen, indem sie eine Nachkommen-Pilzzelle aus ihrer Zellwand absprossen (**Zellsprossung**). Ist die Nachkommenzelle dabei länglich, entsteht der Eindruck eines Pilzfadens (**Pseudomyzel**). Pilze vermehren sich durch **Sporen**, die oft auch die schwierigsten Lebensbedingungen überdauern können.

Das **DHS-System** (Dermatophyten-Hefen-Schimmelpilze) nach Ried unterteilt die für den Menschen pathogenen Pilze in drei Obergruppen (▌Tab. 3).

Helminthen

Helminthen sind Würmer und lassen sich in **Rundwürmer, Bandwürmer**

Ort	Besiedelung
Rachen, obere Atemwege	Aerobier-Anaerobier-Mischflora, z. B. vergrünende γ-hämolysierende Streptokokken
Magen	Keine Bakterien
Dünndarm	Keine Bakterien
Kolon	Größtenteils obligate Anaerobier, Enterobakterien
Urogenital	Keine Bakterien
Haut	Staph. epidermidis, Staph. aureus, grampositive Mischflora

▌ Tab. 1: Beispiele für physiologische Bakterienbesiedlung.

Funktion	Virulenzfaktoren
Adhäsion	Adhäsine, Kapsel, Fimbrien
Invasion	Invasine, Bestandteile der Zellwand
Antiphagozytäre Faktoren	Kapsel, diverse Enzyme (z. B. Koagulase, Hämolysin)
Toxine	Endotoxine, Exotoxine
Resistenz gegen Immunsystem	Komplementresistenz-Faktoren Phagozytenresistenz-Faktoren

▌ Tab. 2: Beispiele für bakterielle Virulenzfaktoren.

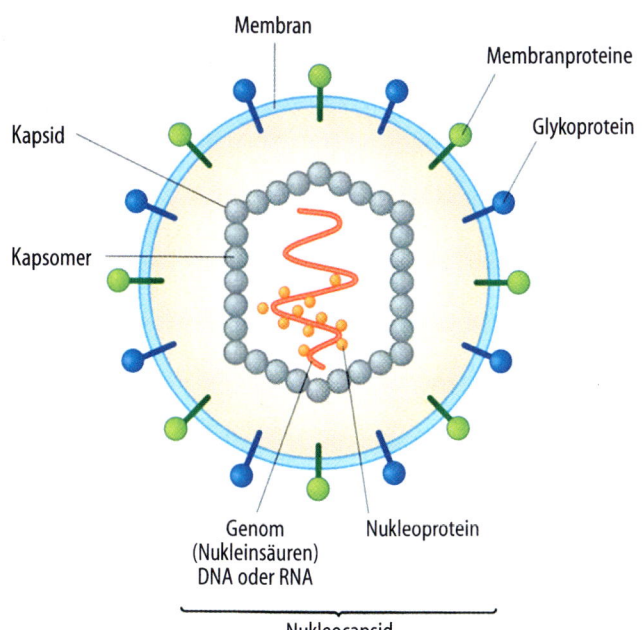

Membran

Membranproteine

Kapsid

Glykoprotein

Kapsomer

Genom
(Nukleinsäuren)
DNA oder RNA

Nukleoprotein

Nukleocapsid

Abb. 1: Aufbau eines Virus mit Lipidmembranhülle. [9]

Obergruppe	Dermatophyten	Hefen	Schimmelpilze
Beispiele	Trichophyton Microsporum Keratinomyces	Candida Cryptococcus	Aspergillus
Wachstum	Hyphen	Zellsprossung	Hyphen, Myzel

Tab. 3: Auswahl pathogener Pilze (DHS-System nach Rieth).

Nosokomiale Infektionen

Unter einer nosokomialen Infektion versteht man Infektionen, welche in einem Krankenhaus erworben wurden und etwa 48 h nach Krankenhausaufenthalt auftreten. Eine nosokomiale Pneumonie wird oftmals durch Darmbakterien wie E. coli oder Pseudomonas ausgelöst, während außerhalb des Krankenhauses erworbene Pneumonien meist durch Pneumokokken, Haemophilus influenzae oder Viren ausgelöst werden (s. u.).

Ambulante Infektionen

Als ambulante Infektionen bezeichnet man Infektionen, die zu Hause erworben wurden. Es lassen sich bei diesen Infektionen Altersunterschiede bezüglich des verursachenden Erregers feststellen (❚ Tab. 4).
Von einer **opportunistischen** Infektion spricht man, wenn Erreger nur bei immunsupprimierten Patienten die Erkrankung hervorrufen können, also beim normalen Menschen nicht zur Erkrankung führen.

Patientenalter	Erreger der Pneumonie
Älter als 65 Jahre	Pneumokokken, H. influenzae, Chlamydien, Legionellen, Influenzaviren A/B, Klebsiellen, E. coli
Unter 65 Jahre	Pneumokokken, H. influenzae, Chlamydien, Legionellen, Influenzaviren A/B
Säugling/Kleinkind	Pneumokokken, H. influenzae, Staph. aureus, Chlamydien, RSV-Viren

Tab. 4: Je nach Altersklasse können unterschiedliche Erreger für das Auftreten der Pneumonie verantwortlich sein.

und **Saugwürmer** unterteilen. Sie leben als Parasit in Geweben, wobei sie im Menschen meist in Form von Larven vorkommen.
Würmer besitzen Saugorgane, mit denen sie sich von Stoffwechselprodukten bzw. menschlichem Gewebe ernähren.

Protozoen

Protozoen sind einzellige Eukaryonten. Sie vermehren sich in Insekten und werden durch diese übertragen. Eine Infektion kann auch auf fäkal-oralem Weg stattfinden.
Protozoen leben im menschlichen Organismus als Parasit.

Pathologie von Erregern

Sind Erreger **fakultativ pathogen,** führen sie normalerweise nicht zu einer Erkrankung, es kann jedoch bei Immunschwäche eines Patienten zu einer Erkrankung durch diese fakultativen Erreger kommen.
Obligat pathogene Erreger hingegen führen immer zu einer Erkrankung.

Ablauf von Infektionen

Unter Infektion versteht man das Eindringen eines Erregers in den menschlichen Organismus. Kommt es dadurch zu Symptomen, besteht eine Infektionskrankheit.

Zusammenfassung

✖ **Bakterien** sind Prokaryonten und unterscheiden sich damit im Aufbau von menschlichen Körperzellen.
Sie lassen sich anhand von Form, Gramfärbung und Sauerstoffbedarf unterscheiden. Virulenzfaktoren sind die „Lebensversicherung" von Bakterien.

✖ **Viren** sind vom Kapsid umgeben und enthalten DNA bzw. RNA.

✖ **Pilze** lassen sich am besten nach dem DHS-System unterteilen. Sie weisen verschiedene Wachstumsformen auf.

✖ **Würmer** lassen sich in Rundwürmer, Bandwürmer und Saugwürmer unterteilen.

✖ **Protozoen** sind Parasiten im menschlichen Körper.

✖ Verschiedene Erreger können zur gleichen Infektion führen. Die Art des Erregers hängt oft davon ab, wo er erworben wurde (ambulant/nosokomial) oder wer betroffen ist (Alter des Patienten).

Kreislauf

Aufbau der Arterien

Die Gefäßwand von Arterien ist in den Grundzügen aus drei großen Schichten aufgebaut:

▸ **Intima:** besteht aus Endothelzellen, welche direkt an das Gefäßlumen grenzen, darauf folgt die Basalmembran und eine Schicht aus Bindegewebe mit vereinzelten Muskelzellen und einer elastischen Faserschicht (Elastica interna) an der Grenze zur Media.
▸ **Media:** besteht aus glatten Muskelzellen und Kollagenfasern/Proteoglykanen sowie einer Elastica externa an der Grenze zur Adventitia.
▸ **Adventitia:** besteht aus Bindegewebe, elastischen Fasern sowie Fibroblasten.

Ferner lassen sich bei Arterien verschiedene „Subtypen" einteilen, die unterschiedliche Ausprägungen des oben erläuterten Wandaufbaus aufweisen (▌ Tab. 1).
Die elastischen Eigenschaften der großen Arterien (▌ Abb. 1) sind elementar für einen kontinuierlichen Blutstrom. Diese auch als **Windkesselfunktion** bezeichnete Fähigkeit führt dazu, dass die großen Arterien durch in der Systole ausgeworfenes Blut gedehnt werden, also ein größeres Blutvolumen aufnehmen können. Dieses Mehr an Blutvolumen wird dann während der Herzdiastole wieder abgegeben.

Arterientyp	Beispiele	Wandaufbau
Elastischer Typ	Große Arterien: Aorta, A. iliaca etc. (▌ Abb. 1)	▸ **Intima:** relativ dick ▸ **Media:** sehr dick, enthält viele elastische Fasern und Lamellen ▸ **Adventitia:** schmal
Muskulärer Typ	Arterien, die großen Arterien nachgeschaltet sind	▸ **Intima:** dünner als beim elastischen Typ ▸ **Media:** viele Schichten glatter Muskelzellen, kaum elastische Fasern ▸ **Adventitia:** breit, evtl. dicker als Media
Arteriolen	Arterien des Endstromgebiets, leiten Blut in die Kapillaren	▸ **Intima:** schmal, Endothel-BG-Elastica interna ▸ **Media:** ein bis drei Schichten Muskelzellen ▸ **Adventitia:** schmal

▌ Tab. 1: Wandaufbau der verschiedenen Arterientypen.

Aufbau der Venen

Gefäßwände von venösen Gefäßen sind ebenso wie Arterien aus einer **Intima,** einer **Media** sowie einer **Adventitia** aufgebaut. Hierbei ist jedoch zu beachten, dass Venen wesentlich dünnere Wände als Arterien besitzen (▌ Abb. 2). Die Gefäßwand von Venen ist arm an Muskulatur und elastischen Elementen, dafür reich an Bindegewebe. Bei großen Venen findet man oft die Adventitia als prominenteste Schicht vor. Diese besitzt dann relativ viele Muskelzellen mit einer bindegewebigen sowie einer elastischen Komponente.

Aufbau der Herzwand

Die Herzwand ist aus folgenden Schichten aufgebaut (von innen nach außen):

▸ **Endokard:** Es besteht aus einem Endothel, gefolgt von einer bindegewebigen, muskelzellhaltigen Schicht sowie einer gefäß- und nervenreichen Schicht.
▸ **Myokard:** Es besteht aus komplex angeordneten Herzmuskelzellen und deren Myofilamenten.
▸ **Epikard:** Es besteht aus Bindegewebe und einem abschließenden einschichtigen serösen Epithel (viszerales Blatt des Perikards).
▸ **Perikard:** Das Perikard (Herzbeutel) besteht außen aus einer festen Bindegewebsschicht und innen aus einem einschichtigen serösen Epithel (parietales Blatt des Perikards).

> Viszerales und parietales Blatt des Herzbeutels bilden eine durch Flüssigkeit gegeneinander verschiebbare Fläche (seröse Haut).

Das Herzskelett, bestehend aus straffem Bindegewebe, bildet die natürliche Grenze zwischen Vorhöfen und Herzkammern. An den Aussparungen in diesem Skelett (Anuli fibrosi) entspringen die Herzklappen. Diese Herzklappen selbst bestehen aus Endothel, Kollagenfasern und elastischen Fasern. Sie besitzen keine Muskulatur, und ihre Nährstoffversorgung erfolgt über Diffusion.

Blutdruckregulation

Die Regulation des arteriellen Blutdrucks erfolgt zum einen über den peripheren **Gefäßwiderstand,** zum anderen über das **Blutvolumen** (Herz-Minuten-Volumen).

> Blutdruck = Herz-Minuten-Volumen × Gefäßwiderstand

Kontrolliert wird der Blutdruck durch Barorezeptoren im Karotissinus, Dehnungssensoren im Herzvorhof sowie Chemosensoren (CO_2-Partialdruck). Die Regulation des Blutdrucks erfolgt über die Kreislaufzentren des ZNS durch Modulation von Sympathikus und Parasympathikus, Katecholamine, Volumenverschiebungen, die Niere und verschiedene hormonelle Systeme wie das Renin-Angiotensin-Aldosteron-System, atriales natriuretisches Peptid (ANP) oder antidiuretisches Hormon (ADH).

Renin-Angiotensin-Aldosteron-System

Durch eine verminderte Durchblutung oder Druckabfall in den Nierengefäßen wird die Bildung von Renin stimuliert.

▌ Abb. 1: Elastica-Färbung der Aorta. Die elastischen Lamellen in der Media erscheinen schwarz. [5]

Inhibitoren: Antithrombin, Heparin, Thrombomodulin
Protein C + Pr. s → aktives A. C
Hemmung: Va u. VIIIa

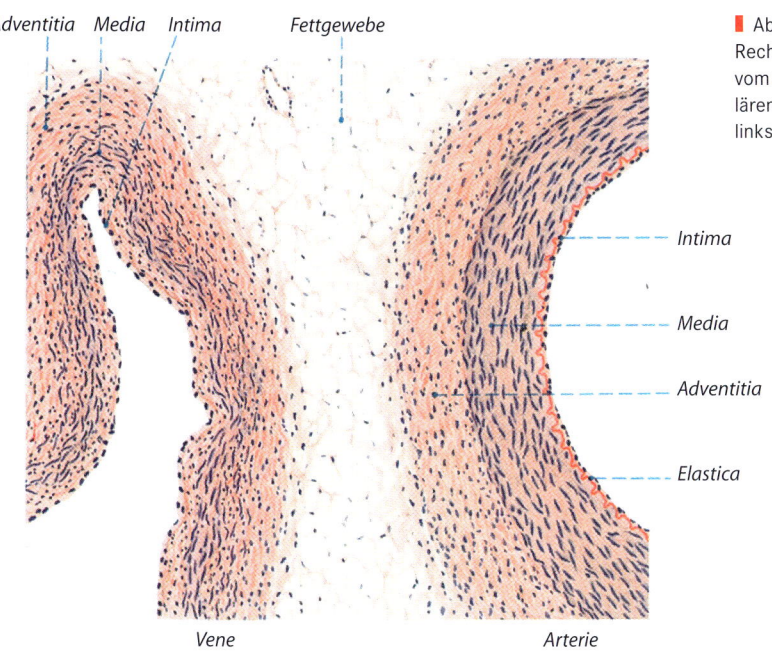

Adventitia Media Intima   Fettgewebe

Intima

Media

Adventitia

Elastica

Vene   Arterie

■ Abb. 2: Rechts Arterie vom muskulären Typ, links Vene. [8]

Dieses führt in einer Kaskade zur Aktivierung von Angiotensin II und damit zu einer Vasokonstriktion (Blutdruck↑) sowie zur Ausschüttung von Aldosteron aus der Nebenniere. Letzteres sorgt über eine Steigerung des Blutvolumens für einen Blutdruckanstieg.

Strömung in Gefäßen

Der ideale Strömungszustand, der weitestgehend in einem Gefäß herrscht, ist die **laminare Strömung.** Hierbei ist die Geschwindigkeit des Blutes in der Mitte des Gefäßes am größten, da die äußeren Anteile des Blutes durch Reibung an der Gefäßwand gebremst werden. Eine **turbulente Strömung** kann im arteriellen System beispielsweise durch Arteriosklerose, Aneurysmen, eine erniedrigte Blutviskosität oder Gefäßaufzweigungen entstehen. Hierbei kommt es zu Verwirbelungen im Blutstrom. Diese Verwirbelungen führen zu einem erhöhten Strömungswiderstand, und es kommt damit zu einer Strömungsverlangsamung. Diese Strömungsverlangsamung ist wichtig für die Genese von Thrombosen.

Blutgerinnung (Hämostase)

Bei Verletzung eines Gefäßes kontrahiert dieses zunächst und versucht so, einen größeren Blutverlust zu vermei-

den. Diesem Prozess folgt der eigentliche Vorgang der Hämostase.
Die **primäre Hämostase** erfolgt durch Thrombozyten. Diese werden vom von-Willebrand-Faktor, welcher bei Gefäßverletzungen aus dem Endothel abgegeben wird, aktiviert. Die Aktivierung führt zu einer Adhäsion der Thrombozyten an die Gefäßwand. Hier aggregieren die Thrombozyten **(weißer Thrombus)** und setzen vasoaktive Substanzen frei, die zu einer Gefäßkontraktion führen. Durch die primäre Hämostase wird somit innerhalb weniger Minuten eine Blutung gestillt.
Die **sekundäre Hämostase** sorgt für

die terminale Blutstillung. Auslöser der sekundären Blutgerinnung sind Substanzen aus Thrombozyten und Gefäßendothel (exogenes System) bzw. „gefäßfremde" Strukturen wie Kollagenfasern, die bei Gewebsverletzung mit Blut in Berührung kommen (endogenes System). Diese führen zur Aktivierung einer regelrechten Gerinnungskaskade (über ca. 13 verschiedene Faktoren, welche alle im Plasma enthalten sind). In dieser Kaskade stellen Aktivierung von Prothrombin zu Thrombin und jene von Fibrinogen zu Fibrin die wichtigsten Schritte dar. Das Thrombin führt zur irreversiblen Zusammenlagerung der Thrombozyten und zur Aktivierung des Fibrinogens. Das entstehende Fibrin lagert sich zu regelrechten Netzwerken zwischen den Thrombozyten zusammen. Dadurch entsteht ein Thrombus **(roter Thrombus),** der das Gefäß wie eine Art Korken abdichtet.
Damit dieser Thrombus nicht das gesamte Gefäßlumen verschließt, besitzt der Körper Mechanismen zum Eindämmen der Gerinnungsreaktion. Hierzu werden Stoffe wie Antithrombin III, Heparin oder diverse Fibrinolytika vor allem vom Gefäßendothel sezerniert. Das Plasmaprotein Plasminogen wird von Gewebefaktoren zu Plasmin aktiviert und führt dann zu einer Fibrinolyse.
Nach vollzogener Blutgerinnung wird der entstandene Schaden repariert und der Thrombus wieder abgeräumt.

Plättchen die Zusammenballung

Zusammenfassung

✖ Die Wand von Gefäßen ist aus einer **Intima,** einer **Media** und einer **Adventitia** aufgebaut. **Arterien** und **Venen** lassen sich u. a. hinsichtlich der Dicke ihrer Wand unterscheiden.

✖ Die **Herzwand** besteht aus Endokard, Myokard, Epikard und Perikard.

✖ Der **Blutdruck** wird über das Blutvolumen und den peripheren Gefäßwiderstand reguliert.

✖ Die turbulente **Strömung in Gefäßen** ist ein wichtiger Faktor in der Thromboseentstehung.

✖ Die **Hämostase** setzt sich aus einer primären Komponente (Thrombozyten) und einer sekundären Komponente (Plasmafaktoren des Gerinnungssystems) zusammen und führt zur Bildung eines Thrombus.

fehlen Faktoren VIII u. IX → Hämophilie (A, B)
beschleunigt Pr. → Komplex   Bluter (hereditär)

Pathologische Diagnostik

Die Diagnostik in der Pathologie umfasst Untersuchungen sowohl am lebenden als auch am verstorbenen Patienten.

Untersuchung am lebenden Patienten

Histopathologische Diagnostik

Die Diagnostik am lebenden Patienten besteht für den Pathologen in der Begutachtung von Gewebebiopsien (Gewebeproben), die dem Patienten entnommen werden. Biopsien werden typischerweise durch gezielte Organpunktionen (Punktion/Stanze), bei Operationen oder endoskopisch (Darmspiegelung) gewonnen. Aufgabe des Pathologen ist es, diese Biopsien zu begutachten. Bei der **Schnellschnittdiagnostik** werden Gewebeproben direkt aus dem Operationssaal an den Pathologen geschickt. Dieser muss beurteilen, ob beispielsweise ein maligner Tumor schon komplett reseziert wurde (keine Tumorzellen an Absetzungsrändern) oder ob der Tumor wirklich maligne ist. Während der Pathologe den Schnellschnitt beurteilt, steht die Operation oftmals still. Der Chirurg richtet sein weiteres Vorgehen nach dem Urteil des Pathologen.

Zytopathologische Diagnostik

Bei der zytopathologischen Untersuchung beurteilt der Pathologe kein Gewebe, sondern nur einzelne Zellen. Diese Zellen werden durch Abstriche am Patienten **(Exfoliativzytologie)**, aus Körperflüssigkeiten oder durch Ansaugung aus einem größeren Zellverband gewonnen **(Punktionszytologie).**

Technische Aspekte der histo-/ zytopathologischen Diagnostik
Um Gewebe oder Zellen unter dem Mikroskop betrachten zu können, sind zunächst einige Vorbereitungen nötig (▮ Abb. 1). Der erste Schritt nach Erhalt eines Präparats besteht zunächst in der Haltbarmachung **(Fixation).** Hierzu wird Äthylalkohol oder Formalin verwendet.

> Bei der Schnellschnittdiagnostik erfolgt keine Fixation des Präparats. Die technische Vorbereitung des Schnellschnittpräparats erfolgt mittels Gefrierschnitttechnik.

Im zweiten Schritt wird die Probe mit Paraffin umgossen. Dabei entstehen regelrechte Blöcke aus Präparat, umgeben mit Paraffin. Von diesen Blöcken werden nun dünne Scheiben abgeschnitten (3 – 6 μm) und auf Glas-Objektträger platziert.
Für die mikroskopische Untersuchung stehen dem Pathologen diverse Färbemethoden zur Verfügung, die nach Entfernung des Paraffins durchgeführt werden können. Die Hämatoxylin-Eosin-Färbung (HE-Färbung, ▮ Tab. 1 und ▮ Abb. 2) stellt die Standardfärbemethode dar.

Was beurteilt der Pathologe?

Der Pathologe beurteilt vor allen Dingen die Morphologie (Aussehen) von Zellen und Geweben. Man unterteilt die Morphologie in Makroskopie und in Mikroskopie. **Makroskopisch,** also mit bloßem Auge, kann man bei einem Präparat u. a. Farbe, Form und Konsistenz beschreiben.
Unter einem Mikroskop lässt sich ein Präparat dann **mikroskopisch** darstellen. Hier kann man Zellart, -form, -zahl, -differenzierung, färberische Eigenschaften und vieles mehr beurteilen.

> Bei der Untersuchung sucht der Pathologe nach krankheitstypischen Veränderungen in dem Präparat. Er hat also die Aufgaben, Krankheiten zu erkennen und zu klassifizieren. Er stellt dabei meist eine Diagnose bzw. Differentialdiagnose und liefert den behandelnden Ärzten damit die Entscheidungsbasis für eine Therapie.

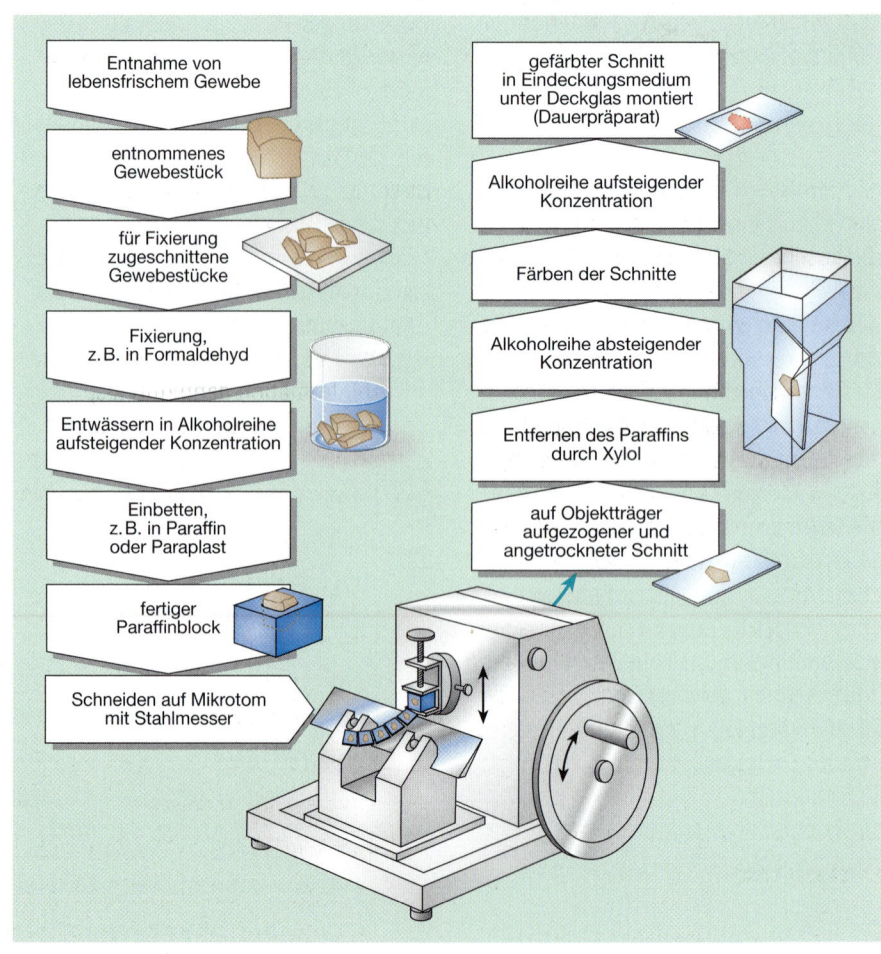

▮ Abb. 1: Schematische Darstellung der „Zubereitung" eines Präparats für die mikroskopische Diagnostik. [5]

Färbemethode	Färbung
HE-Färbung	Färbt basische Strukturen (Zellkerne, ER, Ribosomen) blau und saure Strukturen (zelluläre/extrazelluläre Proteine) rot
Van-Gieson-Färbung	Färbt Kollagenfasern rot
Goldner-Färbung	Färbt Kollagenfasern grün
PAS-Färbung	Färbt Schleim, Glykogen und Basalmembran durch Bindung an Glykolgruppen
Giemsa-Färbung	Bestehend aus mehreren Farbstoffen. Zelluläre Strukturen färben sich dabei unterschiedlich.
Kongorot-Färbung	Färbt Amyloid (pathologische Ablagerung von strukturell veränderten Proteinen, s. S. 44/45) rot an, bei Polarisation → apfelgrün
Berliner-Blau-Färbung	Färbt Hämosiderin (Pigment aus Hämoglobin, das in phagozytierenden Zellen entsteht, s. S. 54/55) blau an

Tab. 1: Auswahl an Färbemethoden.

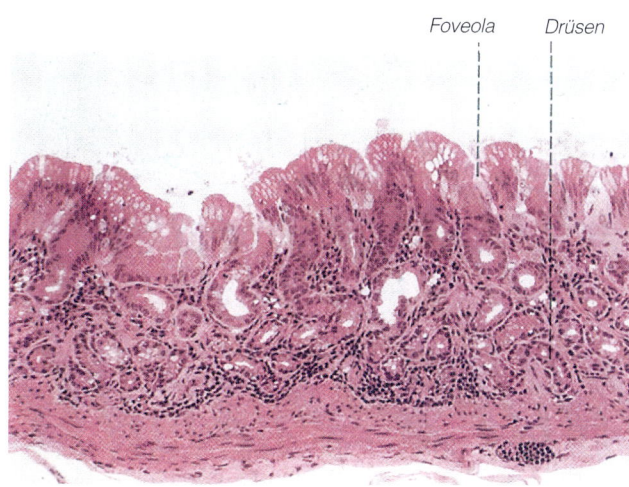

Foveola   Drüsen

Abb. 2: HE-Färbung der Magenschleimhaut in der Kardiaregion des Magens. [8]

Histochemie/Immunhistochemie

Die Histochemie umfasst im Prinzip die färberischen Methoden, welche über die HE-Färbung hinausgehen. Es lassen sich so unterschiedliche Strukturen darstellen.

Bei der **Immunhistochemie** bedient man sich monoklonaler Antikörper, welche gezielt für spezielle Antigene angefertigt sind. Der Nachweis erfolgt dann über einen zweiten, an einen Marker gekoppelten Antikörper, welcher an den ersten bindet. Die Immunhistochemie dient u.a. dazu, neoplastische Zellen einem Ursprungsgewebe zuzuordnen oder aber spezielle Strukturen (Rezeptoren, Onkogene etc.) von Tumorgewebe nachzuweisen.

Molekularpathologische Diagnostik

Die molekularpathologische Diagnostik zielt darauf ab, DNA und RNA zu analysieren und beurteilen zu können. Dies ist vor allem wichtig für die Diagnostik von vererbten oder tumorösen Gendefekten. Methode der Molekularpathologie ist zunächst die PCR (Polymerase Chain Reaction), um das genetische Material zu vermehren. Anschließend wird die Erbinformation dann durch spezielle Nukleasen zu definierten Fragmenten gespalten. Per Hybridisierung (bekannte Nukleotidsequenzen binden an die Fragmente) können diese Frequenzen dann charakterisiert werden.

Untersuchung am toten Patienten

Die Kennzeichen des Todes wurden bereits auf Seite 2/3 erläutert. Die Diagnostik nach dem Tod besteht in einer Obduktion. Diese ist bei unklarer oder unnatürlicher Todesursache Pflicht. Bei Tod durch eine Straftat kommt es zu einer gerichtlichen Obduktion, welche von Rechtsmedizinern durchgeführt wird. Der Klinikpathologe hat hauptsächlich mit der **klinischen Obduktion** zu tun, bei der im Krankenhaus verstorbene Patienten zur Klärung der Todesursache (Zusammenhang mit Grundkrankheit?) eröffnet werden. Gleichzeitig können klinische Diagnose und Behandlung überprüft werden. Somit stellt eine Obduktion ein wichtiges Instrument zur Qualitätssicherung der klinischen Behandlung dar.

> Für eine Obduktion braucht der Pathologe grundsätzlich das Einverständnis des Patienten bzw. der Angehörigen.

Bei einer Obduktion werden die einzelnen Organe entnommen, gewogen und zunächst makroskopisch beurteilt. Dies umfasst auch die Eröffnung der Organe und deren Gefäße (besonders am Herzen) zum Ausschluss von Thrombosen oder Ähnlichem. Suspektes Gewebe wird auch mikroskopisch beurteilt. Sämtliche Befunde müssen bei einer Obduktion genauestens dokumentiert werden.

Zusammenfassung

✖ Pathologische **Diagnostik** befasst sich vor allem mit der Beurteilung von Geweben und deren Zellen/Strukturen.

✖ Die **Morphologie** von Geweben lässt sich **makroskopisch** und **mikroskopisch** beschreiben.

✖ Zu einer genauen Analyse bedient man sich spezieller **färberischer** oder **immunhistochemischer Methoden.**

✖ Die **molekularpathologische Diagnostik** dient der Analyse von DNA- und/oder RNA-Sequenzen.

Organdiagnose I

Für einen Pathologen ist es sehr wichtig, die physiologisch-histologischen Strukturen des menschlichen Körpers zu kennen, um pathologische Prozesse abgrenzen zu können. Ferner muss der Pathologe bei fehlender/falscher Präparatbeschriftung zur richtigen Organdiagnose finden.

ZNS

Gehirn

Das Gehirn wird in Rinde (Zellkörper, graue Substanz) und Mark (Fortsätze der Neuronen, weiße Substanz) unterteilt (Abb. 1).

> Aufgrund der lipidreichen Myelinscheide von Nervenfasern erscheint die Markregion weiß.

Die Hirnrinde ist aus mehreren Neuronenschichten aufgebaut. Ventrikelräume sind von Ependymzellen ausgekleidet.

Hirnhäute

Die Hirnhäute sind folgendermaßen (von außen nach innen) angeordnet:
Dura mater: aus straffem kollagenem Bindegewebe
Arachnoidea: aus mehreren Lagen flacher Meningozyten

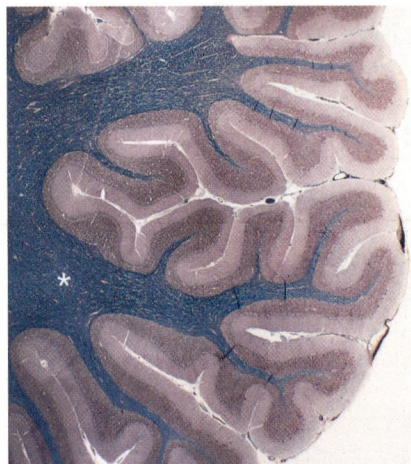

Abb. 1: Hirnaufbau am Beispiel des Kleinhirns (* = Mark). Aufgrund der verschiedenen Zellschichten stellt die Rinde sich in verschiedenen Violetttönen dar. Der Rinde anliegend sind noch Überbleibsel der Hirnhäute zu erkennen. [5]

Pia mater: aus Meningozyten, Kollagenfasern und elastischen Fasern, reich an Blutgefäßen.

Rückenmark

Beim Rückenmark findet man zentral einen Kanal. Diesen Kanal umschließt die graue Substanz (zellreich), welche wiederum von der weißen Substanz (faserreich) umgeben ist. Die graue Substanz lässt sich mit der Form eines Schmetterlings vergleichen, wobei die ventralen „Flügelanteile" dieses Schmetterlings als Vorderhörner, die dorsalen als Hinterhörner bezeichnet werden. Der Zentralkanal ist durch Ependym ausgekleidet und enthält Liquor.

Schilddrüse

Die Schilddrüse besteht aus Hohlräumen (Follikeln), welche von einem Epithel (Follikelepithel) ausgekleidet sind und gespeichertes Schilddrüsenhormon (Kolloid) enthalten (s. S. 64 Abb. 1). Calcitonin-produzierende Zellen der Schilddrüse (C-Zellen) lassen sich nur mit immunhistochemischen Methoden nachweisen.

Atemwege

Die Wand der Atemwege weist ein respiratorisches Epithel (prismatisch, mehrreihig, Flimmerhaare, Becherzellen) auf. Diesem Epithel folgt eine Binde- und Muskelgewebsschicht. Subepithelial lassen sich Drüsen erkennen. In der Wand von Trachea und Bronchien finden sich zusätzlich Knorpelspangen.

> In den peripheren Anteilen der Luftwege (Bronchiolen, Bronchioli respiratorii) finden sich keine Knorpelspangen. Das respiratorische Epithel ist nur einschichtig.

Zur Abwehr von Erregern enthält die Wand der Luftwege häufig Lymphfollikel.

Lunge

Das histologische Bild der Lunge ist durch die Lungenbläschen (Alveolen) geprägt. Deren Wand ist sehr dünn und aus Pneumozyten sowie Kapillaren und vereinzelten Fibroblasten aufgebaut. Die Lungenbläschen erinnern strukturell an eine Bienenwabe (s. S. 65, Abb. 3).

Das Alveolargewebe ist gegenüber der Thoraxhöhle mit einer Bindegewebs- und Epithelschicht abgegrenzt (Pleura visceralis). Das Rippenfell (parietale Pleura) kleidet die thoraxseitige Wand der serösen Pleurahöhle aus.

Gastrointestinaltrakt

Wandaufbau

Als innerste Schicht, dem Lumen anliegend, besitzt der GI-Trakt eine Schleimhaut **(Mukosa),** die aus einem Epithel, einer darunterliegenden Bindegewebsschicht (Lamina propria) und einer Muskelschicht (Lamina muscularis mucosae) besteht. Dieser Schleimhaut folgt eine Bindegewebsschicht **(Submukosa).** Darauf folgen zwei Muskelschichten **(Muskularis),** wobei die innere ringförmig, die äußere längs ausgerichtet ist. Als letzte, äußerste Schicht findet man bei nicht vom Bauchfell bedeckten (extraperitoneal gelegenen) Darmabschnitten eine Schicht aus Bindegewebe **(Adventitia).** Bei intraperitonealen Abschnitten besteht diese Schicht aus einem Bindegewebe mit aufliegender Epithelschicht **(Serosa).**

Speiseröhre (Ösophagus)

Der Ösophagus besitzt ein mehrschichtiges unverhorntes Plattenepithel. In der Submukosa befindet sich ein umfangreiches venöses Geflecht.
Im unteren Ösophagusanteil können vermehrt muköse sowie submuköse Drüsen vorkommen.

> Der Übergang des ösphagealen Plattenepithels in das kardiale Zylinderepithel wird auch als Z-Linie bezeichnet.

Magen

Im Magen bildet die Mukosa die sogenannten Magengrübchen **(Foveolae).**

Das Mukosaepithel ist dabei einschichtig, prismatisch. Intrazelluläre Granula lassen die vermehrte schleimbildende Aktivität des Epithels erkennen. Drüsenschläuche münden in der Tiefe der Foveolae (s. S. 128 ▌ Abb. 2).

Der Magen lässt sich in drei Anteile untergliedern, die sich hinsichtlich des Mukosaaufbaus unterscheiden. Die Mukosa der **Kardia** (Eingang in den Magen, S. 21 ▌ Abb. 2) ist vergleichsweise dünn, während die Foveolae sehr tief reichen. Man findet Drüsenformationen, welche einen alkalischen Schleim bilden.

Der **Magenkorpus** und der **Magenfundus** nehmen den Hauptteil des Magens ein. Hier findet sich eine dicke Schleimhaut mit relativ flachen Magengrübchen. Die Drüsen in diesem Gebiet umfassen verschiedene Zellarten:

▶ **Belegzellen** (eosinophil): bilden die Magensäure
▶ **Nebenzellen:** bilden Schleime
▶ **Hauptzellen** (basophil): bilden Pepsine (Enzym zur Verdauung)
▶ **endokrine Zellen:** bilden Gastrin, Histamin, Serotonin, Somatostatin etc.
▶ **Stammzellen:** für die Epithelregeneration.

Der letzte Anteil des Magens, der Magenausgang **(Pars pylorica, Antrum),** besitzt eine relativ dicke Mukosa mit tiefen Foveolae (s. S. 128 ▌ Abb. 2). Die Drüsen in diesem Gebiet bilden Schleim und Proteine (z. B. Pepsin, Lysozym). Spezielle G-Zellen produzieren Gastrin. Becherzellen in den Foveolae fehlen. Dafür sind oftmals Lymphfollikel in diesem Bereich zu beobachten.

Dünndarm

Die Submukosa und Mukosa des Dünndarms sind zu Falten **(Kerckring-Falten)** aufgeworfen. Die Mukosa bildet auf diesen Falten zusätzlich noch einmal zottenartige Strukturen mit dazwischenliegenden Krypten. Die prismatischen Epithelzellen (Enterozyten) weisen Mikrovilli auf. Neben diesen resorbierenden Enterozyten finden sich im Epithel auch Becherzellen (Schleimproduktion) und endokrine Zellen. Typi-

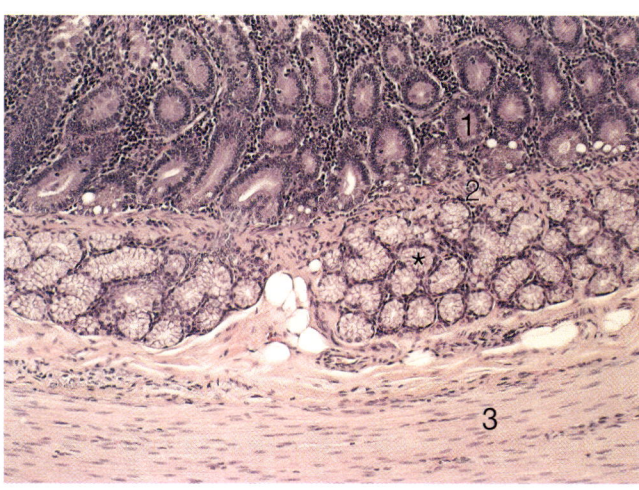

▌ Abb. 2: Ausschnitt aus dem Duodenum. 1 = Mukosa, 2 = Submukosa, 3 = Muskularis, * = Brunner-Drüsen. [5]

scherweise finden sich in den Krypten Paneth-Körnerzellen mit ihren eosinophilen Granula. Sie dienen zur Erregerabwehr. Die Lamina propria des Dünndarms ist reich an Zellen des Immunsystems.

Für den ersten Abschnitt des Dünndarms **(Duodenum,** ▌ Abb. 2) sind tubuläre Drüsenschläuche (Brunner-Drüsen) typisch, in denen alkalischer Schleim zur Neutralisierung der Magensäure gebildet wird.

Der letzte Dünndarmabschnitt **(Ileum)** weist verkleinerte Kerckring-Falten auf. Typisch für diesen Abschnitt sind die Peyer-Plaques. Diese bestehen aus Lymphfollikeln und liegen zumeist in der Mukosa.

Der mittlere Abschnitt **(Jejunum)** des Dünndarms weist weder Brunner-Drüsen noch Peyer-Plaques auf.

Dickdarm

Die Dickdarmmukosa imponiert durch ihre vielen eng aneinanderliegenden Krypten ohne Paneth-Körnerzellen. Das Epithel wird neben prismatischen, resorbierenden Zellen aus Becherzellen aufgebaut. Die Lamina propria ist reich an Abwehrzellen (▌ Abb. 3).

> Die Regeneration des Schleimhautepithels erfolgt bei Dünn- und Dickdarm basal aus den Krypten, beim Magen basal aus den Foveolae.

Blinddarm

Der Blinddarm (Appendix vermiformis) imponiert histologisch durch sein reiches lymphatisches Gewebe. Dieses zeigt sich durch Reichtum an Lymphfollikeln und parafollikulärem Gewebe. Krypten können durch das lymphatische Gewebe abgeflacht sein.

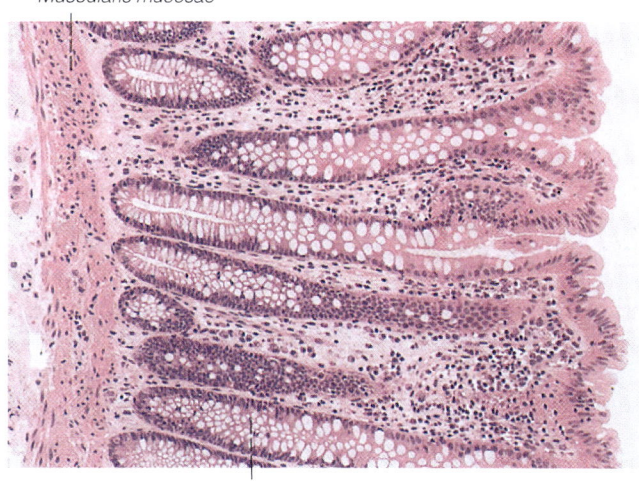

Muscularis mucosae

▌ Abb. 3: Kolonschleimhaut mit Krypten und reichlich Becherzellen. [8]

Drüsen (Krypten)

Organdiagnose II

Nieren

In der Niere wird Blut in den Glomeruli filtriert, die in den **Nierenkörperchen** (Malpighi-Körper) gelegen sind. Die filtrierte Flüssigkeit wird von hier in ein Röhrensystem (Tubuli) geleitet, in welchem eine kontrollierte Rückresorption stattfindet. Aus dem Tubulussystem gelangt die Flüssigkeit schließlich in die Sammelrohre, von wo aus das Filtrat über das Nierenkelchsystem in das Nierenbecken, den Harnleiter und schließlich in die Harnblase gelangt.

Die Nieren sind in ein Mark und eine Rinde unterteilt. Im **Mark** finden sich sogenannte Markpyramiden, welche in das Nierenkelchsystem einmünden. Diese Pyramiden bestehen aus dem Tubulussystem. Die Tubuli sind von einem kubischen bzw. prismatischen Epithel ausgekleidet. Zwischen den Pyramiden ziehen Sammelrohre (Markstrahlen) bis in die Nierenrinde.

In der **Nierenrinde** finden sich die Nierenkörperchen sowie ein dichtes Gefäßsystem. Auch proximale Tubulusabschnitte sind hier zu finden (▌ Abb. 1). Die Nierenkörperchen werden von einer Arteriole aufgebaut. Diese Arteriole bildet im Glomerulus Kapillarschlingen, welche von Podozyten (Zellen mit Fußfortsätzen) umgeben sind. Zwischen Kapillaren und Podozyten liegt eine Basalmembran. Ein Bindegewebe mit speziellen phagozytosefähigen Zellen (Mesangiumzellen) füllt den interkapillären Raum aus.

Geschlechtsorgane

Geschlechtsorgane der Frau

Ovar
Die Eierstöcke bestehen histologisch aus einer Rinden- und einer Markregion. Im Mark finden sich Bindegewebe sowie Blut- und Lymphgefäße. Die Rinde besteht aus spinozellulärem Bindegewebe. In dieses Bindegewebe sind die Eizellen eingelagert, die sich zu den Eifollikeln weiterentwickeln. In einem Ovar sind immer mehrere Follikel in verschiedenen Entwicklungsstufen zu beobachten. Die Follikel weisen dabei unterschiedliche Größen, ein Follikel-

epithel und eine kollagene Faserschicht (Theca interna) auf.
Der hormonproduzierende Gelbkörper entsteht nach Eisprung aus dem zurückbleibenden Follikel.

Gebärmutter
Die Uteruswand ist in drei Schichten gegliedert:

▶ **Endometrium:** Schleimhaut, bestehend aus Epithel, schlauchförmigen Drüsen und zellreichem Bindegewebe; geschlängelte Arterien und Venen
▶ **Myometrium:** dicke Muskelschicht aus glatten Muskelzellen
▶ **Perimetrium:** bestehend aus BG-Schicht und Epithelzellen (Serosa).

Das Endometrium weist je nach Zyklusphase unterschiedliche Dicken auf. Der Gebärmutterhals **(Zervix)** bildet den Übergang vom Uterus in die Vagina. Hier findet sich ein prismatisches Epithel, welches Schleim sezerniert.

> Der Übergang des Zylinderepithels in vaginales unverhorntes Plattenepithel im Bereich der Portio uteri wird mit dem Begriff der Transformationszone beschrieben.

Geschlechtsorgane des Mannes

Hoden
Der eierförmige Hoden ist von einer dicken Bindegewebshaut (Tunica albuginea) überzogen. Im Inneren des Hodens befinden sich Samenkanälchen. Diese sind durch bindegewebige Septen in Läppchen unterteilt.
Die Samenkanälchen sind lange, gewundene schlauchförmige Gänge. Ihr Epi-

thel wird aus Keimzellen sowie Stützzellen (Sertoli-Zellen) aufgebaut. Die Keimzellen wandeln sich zu Spermien, die im Lumen der Kanälchen zu finden sind. Sertoli-Zellen dienen als strukturelle Stütze der Keimzellen.
Zwischen den Samenkanälchen liegt das interstitielle Gewebe. Dieses besteht aus lockerem Bindegewebe, Fibroblasten und Muskelzellen. Die großen **Leydig-Zellen** des interstitiellen Gewebes sind für die Testosteronproduktion verantwortlich.
Die Samen werden aus den Samenkanälchen in die Nebenhoden (Epididymidis), den Hauptspermatozoenspeicher, weitergeleitet. Die Nebenhoden bestehen aus einem von Epithel ausgekleideten Gangsystem, in dem die Spermatozoen reifen können. Aus den Nebenhoden werden die Spermien über den Samenleiter (Ductus deferens) in die Harnröhre geleitet.

Prostata
Die Prostata umschließt den Harnleiter und die Samenleiter, welche in der Prostata zusammengeführt werden.
Die Prostata an sich übernimmt die Produktion von Proteasen. Diese verflüssigen das Ejakulat.
Prostatagewebe besteht aus schlauchförmigen, durch Faltung charakterisierten Drüsenverbänden. Zwischen diesen Drüsen liegt ein muskelreiches Bindegewebe. Das Epithel der Drüsen ist prismatisch und zudem zumeist zweischichtig (abhängig vom Testosteronspiegel).

> Die Prostata lässt sich in eine periurethrale Mantelzone, eine diese umgebende Innenzone und eine abschließende Außenzone unterteilen.

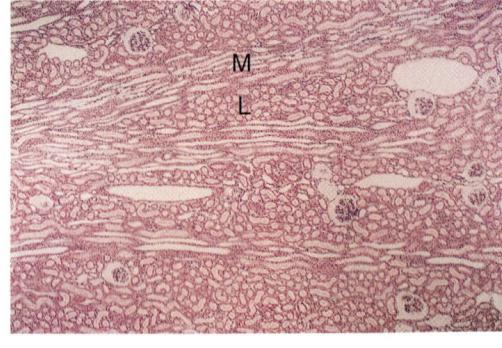

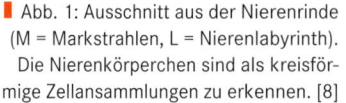
▌ Abb. 1: Ausschnitt aus der Nierenrinde (M = Markstrahlen, L = Nierenlabyrinth). Die Nierenkörperchen sind als kreisförmige Zellansammlungen zu erkennen. [8]

Weibliche Brust (Mamma)

Das Gewebe der weiblichen Brust besteht aus Drüsenläppchen, welche in einem bindegewebigen, fettreichen Gerüst eingebettet sind. Von den Drüsenläppchen (Endstücke) führen Milchgänge zu den Ausführungsgängen Richtung Mamille.

Die Drüsen der Brust produzieren während und nach der Schwangerschaft die Muttermilch (Laktation). Ansonsten befinden sich die Drüsen in einer Art Ruhezustand.

Die Drüsenläppchen bestehen aus verzweigten, von einem flachen Epithel ausgekleideten tubulären Segmenten **(Azinus).** Hier finden sich auch zusätzliche Myoepithelzellen. Ein Lumen ist nur spärlich oder aber gar nicht zu erkennen. Bei der laktierenden Drüse hingegen sind die Lumen breit ausgeprägt, das Epithel erscheint hoch.

Knochen

Knochen kann histologisch als kompakte, feste Knochenmasse (Kompakta) oder als dreidimensionales Netzwerk aus Knochenbälkchen (Spongiosa) imponieren.

Die Knochenstruktur besteht dabei aus Lamellen von verkalktem Material, welche sich zu langen Röhren (Osteonen) anordnen. In der Mitte dieser Röhren verlaufen Gefäße (Havers-Kanal). In einem Knochen findet man viele dieser Osteone nebeneinander.

Die Knochenmasse (Osteoid), welche vor allem aus Kollagen Typ I und Hydroxylapatitkristallen besteht, wird von Osteoblasten synthetisiert.

Knochenmark

Das Knochenmark ist das blutbildende System des Menschen. Es befindet sich in den Zwischenräumen von spongiösem Knochen und besteht aus einem retikulären Bindegewebe, in welches erythropoetische Stammzellen, Fibroblasten, Fettzellen, Makrophagen und andere Leukozyten, Plasmazellen und Megakaryozyten eingebettet sind. Knochenmark ist reich an blutführenden Gefäßen.

Beim adulten Menschen findet die Blutbildung nur noch in Femur, Humerus, Wirbeln, Rippen, Sternum und Anteilen der Beckenknochen statt. Dieses blutbildende Knochenmark wird auch als **rotes Knochenmark** (▮ Abb. 2) bezeichnet. Das Knochenmark der anderen Knochen besteht hingegen hauptsächlich aus Fettzellen (gelbes Knochenmark).

Myelon rubos, flaven

Haut

Die Haut besteht aus drei großen Schichten. Die oberste, der Umwelt ausgesetzte Schicht ist die **Epidermis.** Diese besteht aus mehrschichtigen Plattenepithelzellen (Keratinozyten), wobei die oberste Schicht (Stratum corneum) aus abgeschilferten, toten Zellen und die unterste Schicht aus Stammzellen und neu gebildeten Epithelzellen besteht. Neben den Keratinozyten finden sich auch pigmentbildende Zellen (Melanozyten), antigenpräsentierende Zellen (Langerhans-Zellen) und Lymphozyten in der Epidermis.

Der Epidermis folgt die **Dermis.** Diese besteht aus einem straffen Bindegewebe, welchem neben Kollagenfasern auch elastische Fasern einlagern. Die Dermis ist reich an Gefäßen und Nerven.

Die unterste Schicht der Haut bildet die **Subkutis.** Diese besteht hauptsächlich aus Fettgewebe mit einer bindegewebigen Septierung. Hier finden sich auch Blutgefäße und Nerven. Typisch für die Subkutis sind die Vater-Pacini-Körperchen, welche histologisch vergleichbar einer aufgeschnittenen Zwiebel imponieren. Sie sind für das Druck- und Vibrationsempfinden verantwortlich.

Hautdrüsen (s. S. 6) und Haare ziehen in ihrer Struktur von der Subkutis bis an die Oberfläche der Haut.

Lymphknoten

Siehe Seite 15 ▮ Abb. 2.

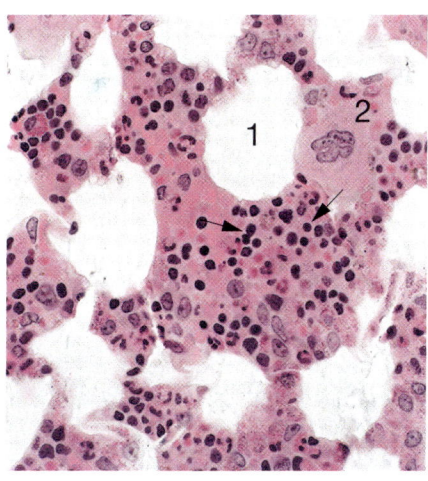

▮ Abb. 2: Rotes Knochenmark. 1 = Fettzellen, 2 = Megakaryozyt, Pfeile = Vorläuferzellen. [5]

Zusammenfassung

✖ Zellreiche Areale im **ZNS** erscheinen grau, faserreiche Areale hingegen weiß.

✖ Die Wand des **GI-Trakts** besteht aus Mukosa, Submukosa und Adventitia.

✖ Die **Nieren** sind in Mark und Rinde gegliedert, wobei die Nierenkörperchen in der Rinde liegen.

✖ In der **Cervix uteri** findet sich eine epitheliale Transformationszone.

✖ Die **Mammae** bestehen aus Drüsen und einem fettreichen Bindegewebe.

✖ Die **Haut** ist histologisch in die Epidermis, die Dermis und die Subkutis unterteilt.

B Spezieller Teil

Fehlbildungen

Definition

Fehlbildungen sind angeborene Formstörungen des Erscheinungsbilds (Phänotyp) bzw. der Organe eines Menschen.

> Anomalie = angeborene oder erworbene Fehlbildung/-entwicklung, welche zu einem abweichenden Aussehen gegenüber der Normalform führt (z. B. Hypertelorismus = weiter Augenabstand).

Fehlbildungen entstehen im Rahmen einer gestörten Genaktivierung. Diese kann Folge eines Fehlens von Genen oder Folge einer gestörten Genexpression sein.

Ätiologie

Ursachen für Fehlbildungen (■ Abb. 1) können primärer oder sekundärer Genese sein. Primäre Fehlbildungen entstehen auf dem Boden von Erbkrankheiten. Sekundäre Fehlbildungen sind in ■ Tabelle 1 näher dargestellt.

> Fehlbildungen können auch sporadisch, ohne erkennbare Ursache auftreten.

Pathogenese

Wie bereits erwähnt, entstehen Fehlbildungen durch eine **gestörte Genaktivierung.** Hierbei können verschiedene Gene betroffen sein:

▶ Gene der Proliferation (z. B. Protoonkogene, Zykline, Gene des Zellzyklus etc.) → gestörte Zellvermehrung führt beispielsweise zur Hypoplasie von Organen.

▶ Gene der Zelldifferenzierung (z. B. PAX-Gene) → Fehlen von spezialisierten Zellen, beispielsweise Muskelzellen, Nierenzellen, Iriszellen etc., fehldifferenzierte Zellen

▶ Gene der Zellmigration (Zellen entstehen an einem Ort und wandern dann an einen anderen Ort aus) → Zellen bleiben an Ursprung liegen, wandern nicht aus.

▶ Gene der Apoptose (z. B. p53, bax-Gen) → Verschmelzung von Finger/Zehen **(Syndaktylie),** fehlende Rückbildung von Strukturen

▶ Gene der interzellulären Kommunikation → gestörte Zellverbände/Organmuster, ausbleibende Verschmelzung von Strukturen (z. B. Lippen-Kiefer-Gaumen-Spalte), fehlerhafte Verschmelzung von Strukturen (z. B. Hufeisenniere).

> Entstehen mehrere Fehlbildungen auf dem Boden einer Genschädigung, so liegt ein Fehlbildungssyndrom vor. Entstehen mehrere Fehlbildungen als Folgeerscheinung einer initialen Fehlbildung, so spricht man von einer Fehlbildungssequenz.

Noxe	Beispiel
Chemisch	Alkohol, Medikamente (insb. Zytostatika), Drogen
Physikalisch	Strahlung, Geburtstraumen
Erreger	CMV, Toxoplasmose, Röteln
Mütterliche Stoffwechselerkrankung	Diabetes mellitus, Hypothyreose
Intrauterine Hypoxie	Erkrankungen der Plazenta

■ Tab. 1: Beispiele für sekundäre Ursachen von Fehlbildungen.

Formen und Morphologie

Ist bereits die weibliche bzw. männliche Samenzelle von einem Gendefekt betroffen, so liegt eine **Gametopathie** (Keimzellschädigung) vor. Erbkrankheiten (s. S. 30/31) in Form von Chromosomenaberrationen oder Genmutationen sind beispielsweise Gametopathien.

Ist eine Fehlbildung auf eine Störung innerhalb der befruchteten Eizelle zurückzuführen, spricht man von einer **Blastopathie** (Tag 0 – 18 nach Befruchtung).

Fehlbildungen, welche während der Embryogenese (Woche 3 – 8 der Schwangerschaft) entstehen, bezeichnet man als **Embryopathien.** Dies sind meist Fehlbildungen, welche aufgrund exogener Noxen entstehen. Bekannte Noxen sind dabei u. a. Alkohol (■ Abb. 2), mechanische Einwirkungen, Strahlen oder Medikamente (■ Abb. 3).

Fetopathien sind Fehlbildungen, welche während der Fetalperiode oder nach der Geburt auftreten (> 3. Monat der Schwangerschaft). Ursache für Fetopathien sind meist Infektionen durch bakterielle oder virale Erreger. Ein Diabetes mellitus bei der Mutter kann ebenfalls zu Fetopathien führen (■ Tab. 2).

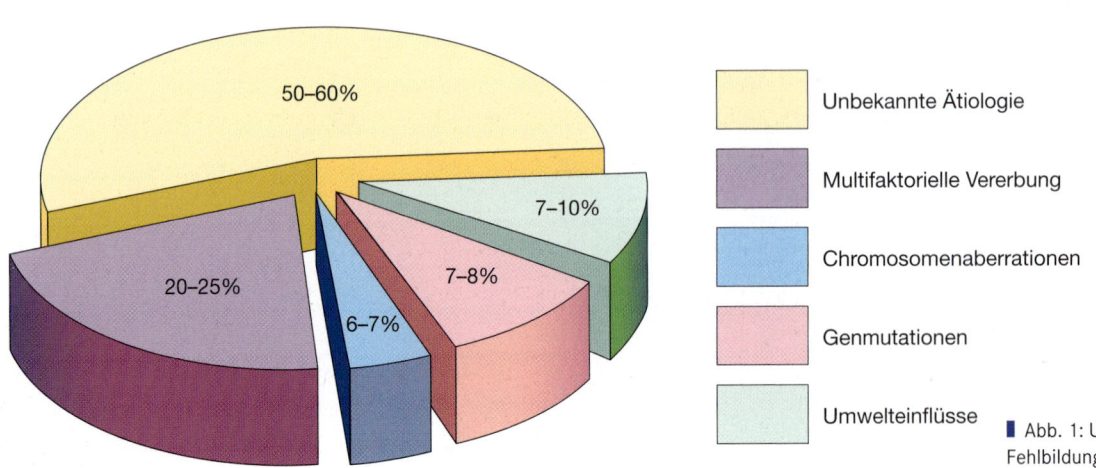

50–60% Unbekannte Ätiologie

20–25% Multifaktorielle Vererbung

6–7% Chromosomenaberrationen

7–8% Genmutationen

7–10% Umwelteinflüsse

■ Abb. 1: Ursachen für angeborene Fehlbildungen. [10]

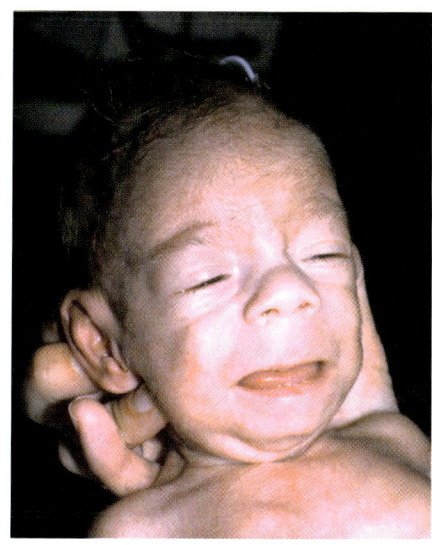

■ Abb. 2: Kind mit einer Alkoholembryopathie.
[11]

Fehlbildung	Morphologie
Blastopathien	Fruchttod, Mehrfach- oder nur Einfachanlagen von Organen, Doppelfehlbildungen, wie multiple Extremitäten/Köpfe/Thoraces oder siamesische Zwillinge
Alkoholembryopathie (■ Abb. 2)	Gewicht↓, Größe↓, mentale Retardierung, Fehlbildungen im Gesicht: Epikanthus (Falte im medialen Augenwinkel), Lidptose (herabhängendes Lid), Mikrogenie (unterentwickelter Unterkiefer)
Strahlenembryopathie	Vor allem Fehlbildungen des Gehirns, mentale Retardierung, Fehlbildungen der Augen
Medikamenteninduzierte Embryopathie am Beispiel **Thalidomid** (Contergan®) (■ Abb. 3)	Contergan-Skandal (frühe 60er Jahre): multiple Fehlbildungen an Extremitäten (extrem verkürzt), Organen und teilweise auch am Schädel von Neugeborenen
Fetopathie durch **Toxoplasma gondii**	Enzephalitis (Koagulationsnekrosen mit Verkalkungen vor allem im Rindenbereich), Granulome, eosinophile Entzündung der Retina und Choroidea
Fetopathie durch Treponema pallidum **(Lues connata)**	Vor Geburt: meist Fruchttod Zwei Wochen nach Geburt: Hauterscheinungen (Pemphigoid), Hepatomegalie, hämolytische Anämie Über zwei Wochen nach Geburt: Osteomyelitis, Osteochondritis, Leberfibrose, Nekrosen an Haut, Schleimhäuten etc. Im Schulkindalter: Hutchinson-Trias (Innenohrschwerhörigkeit, Schneidezähne tonnenförmig, Keratitis parenchymatosa), Nekrosen u. a. in Skelett, Gehirn, Leber, Haut
Fetopathie bei schlecht therapiertem **Diabetes mellitus** der Mutter	Geburtsgewicht↑, Geburtsgröße↑, dabei Unreife von Gewebe, die zu Anpassungsstörungen führt, Langerhans-Inseln↑

■ Tab. 2: Beispiele für Fehlbildungen und deren morphologische Ausprägung.

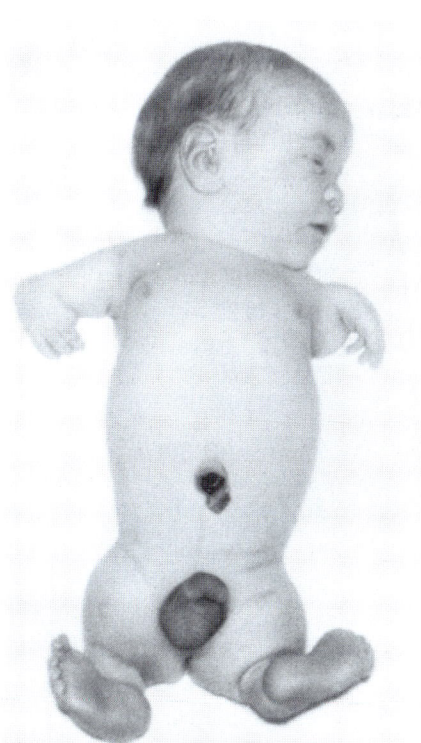

■ Abb. 3: Verkürzung der unteren Extremitäten bei einem „Contergan-Kind". [10]

> Die Organe sind in der Fetalperiode schon vollständig angelegt. Exogene Noxen führen daher „nur" zu Schäden an den Organen, die dann mit einem Defekt (Fehlbildung) ausheilen.

Fehlbildungen sind sehr vielgestaltig und können, abhängig vom Patienten, unterschiedlich ausgeprägt sein. Fehlende Anlagen **(Agenesien),** die fehlende Entwicklung bei vorhandener Anlage **(Aplasie)** oder das unzureichende Größenwachstum **(Hypoplasie)** eines Körperteils/Organs sind Beispiele für Fehlbildungen. Gewebe können auch unphysiologisch groß ausgebildet sein (Riesenwuchs) oder fehldifferenziert vorliegen (Hamartie).

Weitere Fehlbildungen sind fehlende **(Atresie)** bzw. verschlossene **(Stenosen)** Körperöffnungen/Hohlräume, **Zysten** und nicht rückgebildetes embryonales Gewebe.

Spaltbildungen **(Dysrhaphien)** entstehen als Folge eines ausbleibenden Verschlusses des Neuralrohrs (s. S. 108).

Zusammenfassung

✖ Fehlbildungen entstehen bei **gestörter Genaktivierung** und können sowohl primärer als auch sekundärer Genese sein.

✖ Man unterscheidet bei den Fehlbildungen je nach Entstehungszeitpunkt zwischen **Gametopathien** (schon vor Befruchtung), **Blastopathien** (Tag 0 – 18 nach Befruchtung), **Embryopathien** (Woche 3 – 8 nach Befruchtung) und **Fetopathien** (ab Monat 3 nach Befruchtung).

✖ Fehlbildungen sind sehr vielseitig und reichen von nicht angelegten Organen bis hin zu von der Normalform abweichenden Varianten.

Erbkrankheiten

Ätiologie/Pathogenese

Erbkrankheiten entstehen durch Genmutationen bzw. chromosomale Störungen, welche von den Eltern auf die Kinder weitergegeben werden **(Gametopathie)** oder aber de novo in einer befruchteten Eizelle entstehen **(Blastopathie)**. Wichtig ist dabei, dass diese Mutationen die Keimzellen betreffen, deren defekte Information dann an sämtliche Körperzellen des Kinds weitergegeben wird.

Mutationen können spontan entstehen oder durch Noxen wie Strahlen, Chemikalien oder Viren etc. induziert sein.

> Mit steigendem Alter der Eltern mehrt sich das Risiko für Keimzellmutationen.

Chromosomale Störungen

Chromosomale Störungen (❚ Tab. 1) sind eine häufige Ursache für Fehlgeburten, können aber auch zu Erbkrankheiten führen. Bei der **numerischen Chromosomenaberration** kommt es zu einer vermehrten bzw. verminderten Anzahl von Chromosomen. Durch Befruchtungsunregelmäßigkeiten (eine Eizelle durch zwei Spermien befruchtet) bzw. durch Teilungsunregelmäßigkeiten (der unbefruchteten Eizelle/der befruchteten Eizelle in der Embryogenese) kann es zu vermehrten Chromosomensätzen kommen **(Polyploidie).**

Durch Trennungsstörungen der Chromosomen während der Meiose (Zellteilung von Keimzellen) bei Mutter oder Vater kann es zu einem vermehrten Vorliegen einzelner Chromosome **(Polysomie)** bzw. zu einem einfachen Vorliegen eines Chromosoms **(Monosomie)** kommen.

> Polyploidien und Monosomien führen meist zu Aborten bzw. zu nicht lebensfähigen Geburten. Polysomien können zu einem zwar lebensfähigen, aber fehlgebildeten Kind führen, dessen Lebensdauer reduziert ist (z. B. Trisomie 13, 18, 21).

Strukturelle Chromosomenaberrationen bezeichnen Veränderungen, z. B. Verluste (Deletionen), Vermehrungen (Insertionen, Duplikationen), Lageveränderungen (Translokationen) oder Verdrehungen (Inversion) von Chromosomenabschnitten. Diese Form der Aberration kann spontan entstehen oder aber durch Noxen induziert sein. Strukturelle Aberrationen, bei denen genetisches Material fehlt oder zu viel ist, bezeichnet man als unbalanciert. Aberrationen, die sämtliche genetische Information aufweisen, wobei diese aber chromosomal fehlverteilt ist, bezeichnet man als balanciert.

Bestimmte Erbkrankheiten können durch eine erhöhte Chromosomenbrüchigkeit zu einem vermehrten Auftreten von strukturellen Chromosomenaberrationen führen.

> Aberrationen (numerisch/strukturell) von Geschlechtschromosomen führen oft erst bei Erreichung der Geschlechtsreife durch schwere hormonelle Störungen zu Symptomen.

Genmutationen

Die Mutation eines einzelnen Gens auf einem Chromosom kann bereits zum Auftreten einer Erbkrankheit führen **(monogen)**. Erbleiden entstehen aber auch durch das Zusammenspiel mehrerer Mutationen verschiedener Gene **(polygen)**.

Man unterscheidet Mutationen, die durch den Einbau eines verkehrten Basenpaars entstehen, Mutationen, die durch Verlust **(Deletion)** bzw. fälschliche Vermehrung **(Insertion** oder **Duplikation)** von genetischem Material entstehen, und Mutationen, die durch Verschiebung von genetischem Material innerhalb eines Chromosoms **(Inversion)** entstehen.

Die Mutationen führen zu einer gestörten Ablesung des genetischen Codes, sei es, dass ein Triplett-Code nicht mehr für eine Aminosäure kodiert oder dass sich das Leseraster durch Verlust eines Basenpaares verschiebt. Immer wieder kommt es auch zu einer sogenannten **Triplett-Expansion,** bei der sich ein Triplett aus

Erkrankung	Störung	Klinik
Numerische Aberration		
Down-Syndrom (❚ Abb. 1)	Trisomie 21	Fehlbildungen von Schädel (u. a. Epikanthus) und Händen (u. a. Brachydaktylie = kurze Finger), mentale Retardierung, Immunschwäche, Herzfehler
Strukturelle Aberration		
Cri-du-Chat-Syndrom (❚ Abb. 2)	Deletion des kurzen Arms von Chromosom 5	Fehlbildungen des Schädels (u. a. Epikanthus), mentale Retardierung, katzenschreiartige/hohe Stimme, evtl. Herzfehler
Retinoblastom	del (13q14)	Retinoblastom, Fehlbildungen, Retardierung, andere Neoplasien
Prader-Willi-Syndrom	del (15q11–q13)	Kleinwuchs, Retardierung, Fettleibigkeit, Fehlbildungen
Aberrationen von Geschlechtschromosomen		
XXX-Syndrom	47, XXX	Symptome nach Pubertät: Merkmale des weibl. Geschlechts ↓, Fruchtbarkeit ↓, Intelligenz ↓
XYY-Syndrom	47, XYY	Vor Pubertät: Verhaltensstörungen Danach: Hochwuchs + starke Akne
Klinefelter-Syndrom	47, XXY	Vor Pubertät: Retardierung, Fehlaustritt der Harnröhre (Hypospadie) Danach: Retardierung, extrem kleine Hoden
Turner-Syndrom	45, X0	Vor Pubertät: äußere + innere Fehlbildungen, Kleinwuchs Danach: Kleinwuchs, Mikrogenitalien

❚ Tab. 1: Auswahl an Chromosomenaberrationen.

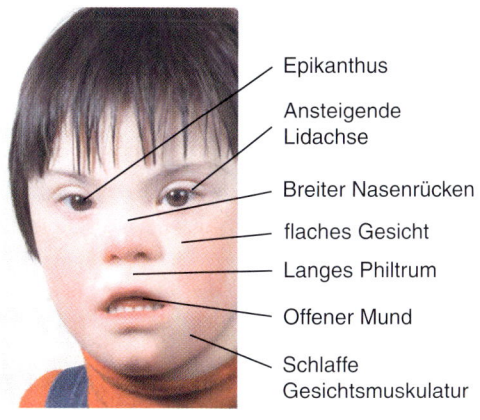

Epikanthus

Ansteigende Lidachse

Breiter Nasenrücken

flaches Gesicht

Langes Philtrum

Offener Mund

Schlaffe Gesichtsmuskulatur

Abb. 1: Typische Fazies bei der Trisomie 21 (Down-Syndrom). [11]

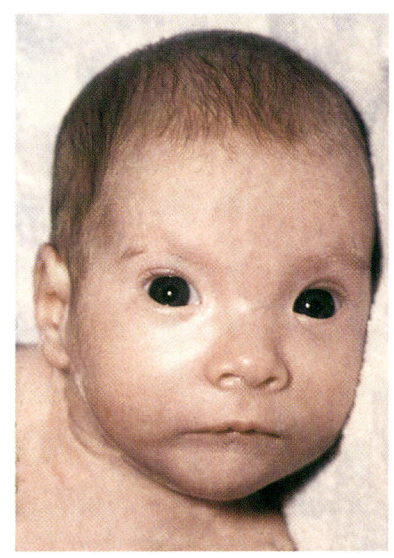

Abb. 2: Fazies beim Cri-du-Chat-Syndrom. [11]

drei Basen stark vermehrt und so zu Ablesestörungen führt. Eine solche Störung findet sich beispielsweise bei der Chorea Huntington, bei der es zur Expansion eines CAG-Tripletts kommt.

> Von den Genmutationen können sämtliche Gene, also auch die Gene der Geschlechtschromosomen oder der mitochondrialen DNA, betroffen sein.

Wenn bereits die Mutation eines Allels zur phänotypischen Ausprägung führt, spricht man von einer **autosomal-dominanten Vererbung** (Tab. 2). Wenn für die phänotypische Ausprägung beide Allele von einer Mutation betroffen sein müssen, spricht man von einer **autosomal-rezessiven Vererbung** (Tab. 2). Die Ausprägung der Mutation ist u.a. auch von der Manifestationshäufigkeit (Penetranz) der Mutation abhängig.

Auch die X-chromosomale Vererbung unterscheidet einen dominanten sowie einen rezessiven Erbgang (Tab. 2).

Polygenetische Erkrankungen

Polygenetisch vererbte Erkrankungen treten häufig auf. Typisch dafür ist, dass ein Krankheitsauftreten oftmals durch Umwelteinflüsse getriggert wird. Polygenetisch vererbte Erkrankungen, welche sich gehäuft in einem Familienstammbaum verfolgen lassen, sind beispielsweise Diabetes mellitus oder die arterielle Hypertonie, aber auch erhöhte Raten an Neoplasien.

	Dominant	Rezessiv
Autosomal	Chorea Huntington Marfan-Syndrom Neurofibromatose	Adrenogenitales Syndrom α_1-Antitrypsin-Mangel Phenylketonurie Zystische Fibrose (Mukoviszidose)
X-chromosomal	Sehr selten!	Hämophilien Lesch-Nyhan-Syndrom Duchenne-Muskeldystrophie
Mitochondrial	Mutationen in der mitochondrialen DNA werden ausschließlich von der Mutter an ihre Kinder weitergegeben und führen zu Mitochondropathien, z.B. Hirnfehlbildungen oder Muskelerkrankungen.	

Tab. 2: Beispiele für Erbkrankheiten durch Genmutationen.

Zusammenfassung

✖ **Erbkrankheiten** werden von den Eltern an ihre Kinder weitergegeben (Gametopathie), oder sie entstehen de novo in der befruchteten Eizelle (Blastopathie).

✖ **Chromosomale Störungen** und **Genmutationen** führen typischerweise zu den Erbkrankheiten.

✖ Genmutationen können das **gesamte Genom** betreffen. Auch Geschlechtschromosomen oder die mitochondriale DNA können somit betroffen sein.

Angeborene Stoffwechsel- und Gewebedefekte

Angeborene Stoffwechseldefekte

Angeborene Stoffwechselerkrankungen beruhen auf einem genetisch bedingten Protein- bzw. Enzymdefekt.

Stoffwechselerkrankungen weisen meist (es gibt Ausnahmen) einen autosomal-rezessiven Erbgang auf.

Stoffwechselstörungen

Durch einen Enzymdefekt können bestimmte Substrate nicht mehr aufgenommen oder nicht mehr angemessen verwertet werden (■ Tab. 1). Es kommt dann zu einer Ausscheidung dieser Substrate. Häufig sind dann auch höhere Blutspiegel dieser Stoffe zu finden.

Speicherkrankheiten

Bei den Speicherkrankheiten kann ein Substrat aufgrund eines Enzymdefekts nicht mehr verstoffwechselt werden. Dieses Substrat lagert sich dann im Gewebe ab.
Mukopolysaccharidosen, Glykogenosen und Lipidosen können auch unter dem Begriff der **lysosomalen Speichererkrankungen** zusammengefasst werden. Aufgrund von Enzymdefekten können Lysosomen die betreffenden Substrate nicht abbauen und speichern diese in ihrem Innern.
Durch die resultierende verminderte lysosomale Kapazität kommt es zu Zell- und Gewebeschäden.

Lysosomale Speicherkrankheiten beruhen auf einem Defekt von Enzymen, die den Prozess des Substratabbaus initiieren, den Substratabbau durchführen und das prozessierte Substrat aus den Lysosomen entfernen.

Mukopolysaccharidosen

Verzweigtkettige Zucker (Polysaccharide) werden normalerweise in den Lysosomen von sauren Hydrolasen gespalten. Bei einem Defekt innerhalb dieses Vorgangs können die Zucker nicht abgebaut werden.
Typisch für Mukopolysaccharidosen sind Skelettveränderungen, die sich in Form von Knochenverdickungen oder Verknöcherungsstörungen sichtbar machen. Neben diesen Symptomen kommt es zu Polysaccharidablagerungen in Leber und Milz (Hepatosplenomegalie), der Hornhaut des Auges (fehlt bei Typ II), der Muskulatur, im Bindegewebe, im Gehirn sowie in den Hirnhäuten, welche sich dadurch verdicken.
Die abgeladenen Zuckerketten führen neben schweren Funktionseinschränkungen zu Dysmorphien im Gesicht (Gargoylismus) und durch die verdickten Hirnhäute zu einem Hydrozephalus.

Ist die Speicherkapazität der Lysosomen erschöpft, kommt es zur Mukopolysaccharidausscheidung über den Urin.

Die Typ-II-Mukopolysaccharidose (Morbus Hunter) weist, neben einem meist milderen Verlauf als Typ I (Morbus Hurler), einen X-chromosomal-rezessiven Erbgang auf.

Insgesamt unterscheidet man sieben verschiedene Mukopolysaccharidose-Typen.

Glykogenosen

Bei den Glykogenosen ist die Synthese bzw. der Abbau von Glykogen gestört. Es kommt dadurch zu einer vermehrten Speicherung von Glykogen bzw. von pathologisch verändertem Glykogen.
Es sind elf verschiedene Glykogenose-Typen bekannt, wobei jeder Typ einen anderen Enzymdefekt aufweist. Die Typen I, II, III und VI (■ Tab. 2) sind die häufigsten Glykogenosen.
Morphologisch erscheinen die Glykogenosen durch eine Vergrößerung (Megalie) der betroffenen Organe. Die Organe sind in ihrer Funktion oftmals eingeschränkt. In Biopsien der Organe erscheint vermehrt gespeichertes Glykogen (■ Abb. 1).

Lipidosen

Bei Lipidosen (■ Tab. 3) fehlen Enzyme, welche im Abbau von fettsäurehaltigen Makromolekülen eine wichtige Rolle spielen. Wegen der Reichhaltigkeit an solchen Molekülen im ZNS kommt es vor allem in diesem Gebiet zur Ablagerung von großen Makromolekülen.

Bei Speicherung der fettsäurehaltigen Moleküle in Nervenzellen liegt eine Poliodystrophie vor, bei Speicherung in den Myelinscheiden eine Leukodystrophie.

Durch die pathologische Speicherung kommt es zu schweren Funktionseinschränkungen der Organe mit Untergang der jeweiligen Parenchymzellen.

Stoffwechselstörung	Substrat	Merkmale
Diabetes mellitus Typ I	Kohlenhydrate	U. a. Zerstörung von B-Zellen = Insulin↓, Glukosespiegel nach Mahlzeit↑
Laktoseintoleranz	Kohlenhydrate	Laktoseresorption↓, Durchfall nach Aufnahme
Hypolipoproteinämien (Lipoproteine↓)	Lipide	Fettresorption↓, Fettstühle Demyelinisierung von Nerven aufgrund des Lipidmangels
Familiäre Hyperlipoproteinämie	Lipide	Defekter LDL-Rezeptor, LDL tritt vermehrt in Gewebe über, LDL in Blut↑, Fettablagerung u. a. in Haut (Xanthom) und Gefäßen (Atherosklerose)
Phenylketonurie	Phenylalanin	Phenylalanin kann nicht zu Tyrosin umgewandelt werden → Phenylalanin im Blut↑ → Demyelinisierungen im ZNS
Ahornsirupkrankheit	Verzweigtkettige Aminosäuren	Valin, Leucin und Isoleucin können nicht abgebaut werden → Ausscheidung im Urin, welcher dann nach Ahornsirup riecht Demyelinisierungen
Albinismus	Melanin	Melanin kann nicht aus Tyrosin gebildet werden

■ Tab. 1: Beispiele für Stoffwechselstörungen.

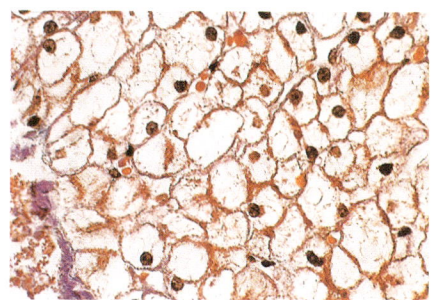

■ Abb. 1: Glykogenose Typ I im Leberbiopsat. Die Leberzellen erscheinen leer, da das Glykogen bei der Fixation ausgewaschen wurde. [2]

Glykogenose	Enzymdefekt	Speicherort
Typ I (Gierke)	Glukose-6-Phosphatase	Leber, Niere, Mukosa des Dünndarms, Thrombozyten
Typ II (Pompe)	α-1,4-Glukosidase	Leber, Skelett-/Herzmuskulatur, Gehirn, Lunge
Typ III (Cori)	Amylo-1,6-Glukosidase	Leber, Skelett-/Herzmuskulatur
Typ VI (Hers)	hepatische Phosphorylase	Leber

■ Tab. 2: Die häufigsten Glykogenosen.

Lipidose	Enzymdefekt	Makromolekül	Speicherort
Morbus Tay-Sachs	Hexosaminidase A	GM2-Gangliosid	Nerven- und Gliazellen
Morbus Fabry (X-chrom.-rez.)	α-Galaktosidase A	Ceramidtrihexosid	Haut, Leber, Niere, Darm, Herz
Morbus Gaucher	β-Glukosidase	Glukozerebrosid	Gehirn, Leber, Milz, LK „Gaucher-Zellen" im KM

■ Tab. 3: Beispiele für Lipidosen.

Die Einlagerungen führen zu einer Vergrößerung des jeweiligen Organs.

Sonstige Speicherkrankheiten

Speicherkrankheiten können auch im Aminosäurestoffwechsel vorkommen. Bei der lysosomalen Speicherkrankheit der **Zystinose** kommt es zu einer pathologischen Ablagerung von Zystin u. a. in Niere und Kornea. Bei der **Tyrosinose** kommt es zur Ablagerung von Tyrosin.

Angeborene Gewebedefekte

Angeborene Gewebedefekte entstehen als Folge einer gestörten Synthese oder eines gestörten Abbaus von Gewebebestandteilen.

Angeborene Kollagendefekte

Defekte, welche die Synthese bzw. korrekte Beschaffenheit des Kollagens betreffen, werden unter dem Bild des **Ehlers-Danlos-Syndroms** zusammengefasst. Ergebnisse eines solchen Defekts sind eine gesteigerte Dehnbarkeit sowie eine verstärkte Neigung zum Zerreißen des Kollagens. Morphologisch findet man beim Ehlers-Danlos-Syndrom Aussackungen in den Geweben (z. B. Aneurysmen in Arterien) sowie extrem überdehnbare Gelenke.
Bei einem angeborenen α_1-**Antitrypsin-Mangel** kommt es zu einem vermehrten Abbau von kollagenen Fasern, da die proteaseinhibitorische Wirkung des Antitrypsins fehlt.

Angeborene Elastindefekte

Das Fehlen von Elastin führt zu einem nicht lebensfähigen Kind. Vermindertes Elastin zeigt sich durch eine herabgesetzte Dehnbarkeit der Haut.
Eine fehlerhafte Biogenese des Elastins, beispielsweise durch den falschen Einbau von Proteoglykanen (Pseudoxanthoma elasticum), führt zu einer verminderten Elastizität des Elastins.
Ein vermehrter Elastinabbau findet sich u. a. auch beim α_1-Antitrypsin-Mangel.

Angeborene Mikrofibrillendefekte

Beim autosomal-dominant vererbten **Marfan-Syndrom** (■ Tab. 4) ist die Synthese von Fibrillin, einem Mikrofibrillenanteil, gestört. Folglich werden weniger dieser Fibrillen in elastische Fasern eingebaut.

> Eine vermehrte Mikrofibrillenablagerung im Gewebe (Amyloidose, s. S. 44/45) kann genetisch bedingt sein.

Angeborene Zelldefekte

Angeborene Defekte der zellulären Strukturen und Organellen führen ebenfalls zu typischen Gewebedefekten. Beispielsweise kann ein Mangel an Peroxisomen zu einer Schädigung der Nebenniere und des Gehirns führen (familiärer Morbus Addison).

Defekte beim Marfan-Syndrom	
Knochen	Knochenwachstum↑, da Knochenhaut (Periost) verminderten Widerstand bietet → lange Finger/Zehen (Arachnodaktylie), lange Arme/Beine (Dolichostenomelie), Verkrümmungen von Wirbelsäule und Rippen
Herz	Klappenvitien, Aortenaneurysmen
Sonstiges	Aussackungen der Hirnhäute, Verschiebungen der Augenlinse

■ Tab. 4: Defekte beim Marfan-Syndrom.

Zusammenfassung

✖ Bei **angeborenen Stoffwechselstörungen** können Substrate nicht mehr aufgenommen oder verwertet werden.

✖ Bei den **lysosomalen Speicherkrankheiten** werden aufgrund eines Lysosomendefekts Zuckerketten, Glykogen oder Fettsäuren gespeichert, die zu pathologischen Vergrößerungen der betroffenen Gewebe führen.

✖ Gewebe- oder Zelldefekte, die schwere funktionelle Defekte nach sich ziehen, können angeboren sein.

Atrophie

Definition

Unter Atrophie versteht man den reversiblen Schwund eines Gewebes. Das Wort „Atrophie" stammt aus dem Altgriechischen und bedeutet so viel wie „Mangelernährung", „Mangelwachstum".

Atrophie ist die Anpassung von Zellen an verminderte:

▶ Aktivität
▶ Arbeitsbelastung
▶ Blutversorgung
▶ Ernährung
▶ nervale Stimulation
▶ endokrine Stimulation.

Es wird zwischen **einfacher Atrophie** (reversible Verkleinerung von Parenchymzellen durch Volumenreduktion) und **numerischer Atrophie** (Verkleinerung eines Organs durch Zellverlust) unterschieden (▌ Abb. 1). Die einfache Atrophie findet sich dabei vor allem in stabilen und permanenten Geweben, die numerische Atrophie in Wechselgeweben. Eine Atrophie kann physiologisch oder pathologisch bedingt sein.

> Einfache Atrophie = Volumenminderung der Zellen, dadurch Organverkleinerung. Numerische Atrophie = Organverkleinerung durch Reduktion der Zellzahl.

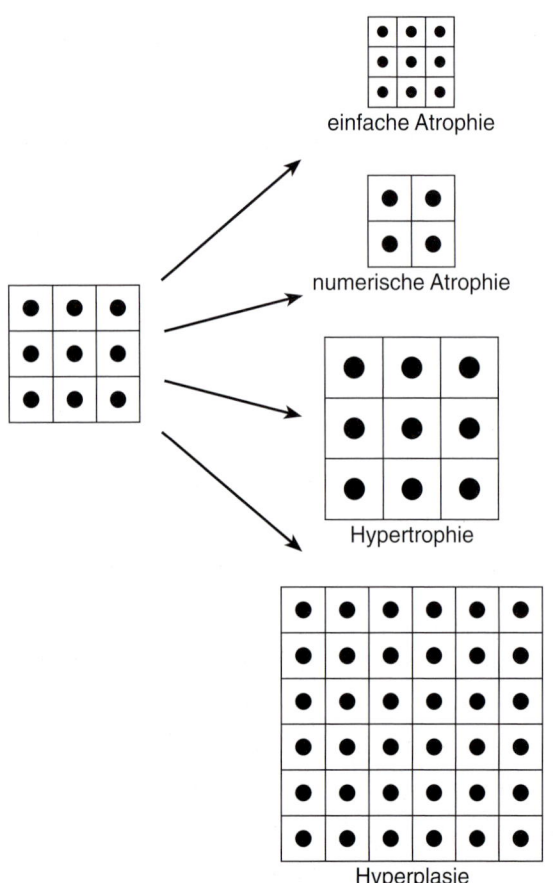

einfache Atrophie

numerische Atrophie

Hypertrophie

Hyperplasie

▌ Abb. 1: Schematische Darstellung von Atrophie, Hypertrophie und Hyperplasie. [6]

Das Gegenteil zur Atrophie stellen die Hypertrophie (s. S. 36 ▌ Abb. 1) sowie die Hyperplasie dar. Die Atrophie ist zu unterscheiden von der Agenesie (fehlende Anlage eines Organs), der Aplasie (fehlende Entwicklung eines Organs) und der Hypoplasie (unzureichende Entwicklung eines Organs).

Pathogenese

Die Zelle reduziert bei verminderter Substratzufuhr oder verminderter Stimulation zunächst Organellen und Strukturproteine. Der Organellenabbau erfolgt hierbei durch **Autophagie** (Verdauung innerhalb der Zelle durch Lysosomen) und durch den Abbau struktureller Proteine via **Proteasomen.** Zusätzlich ist die Neubildung dieser Organellen und Strukturproteine reduziert. Erst nach diesem „intrazellulären Substanzverlust" – aus diesem Grund gehen numerische Atrophien häufig mit einer Zellverkleinerung einher – kommt es dann durch programmierten Zelltod (Apoptose) und verminderte proliferative Aktivität der Stammzellen zur numerischen Atrophie.

Folgen

Atrophie führt zu verminderter Belastbarkeit oder Leistungsfähigkeit des betroffenen Organs. So kommt es im Rahmen der Gehirnatrophie zu kognitiven Leistungseinbußen. Des Weiteren kann es in den durch Atrophie frei werdenden Räumen zu Fettwucherungen (sogenannten Vakatwucherungen) kommen.

Physiologische Atrophie

Involutionsatrophie

Unter Involutionsatrophie versteht man die Rückbildung von Organen, welche nur in bestimmten Lebensabschnitten benötigt werden. Beispiel hierfür sind unter anderem der Thymus und die Mammae.

Altersatrophie

Die Altersatrophie ist als ein Anpassungsprozess auf rückläufige Anforderungen an die Zellen zu verstehen. Hierbei können alle Gewebe betroffen sein. Die Organe verlieren durch eine Kombination aus einfacher und numerischer Atrophie an Masse (▌ Abb. 2). Zusätzlich findet man bei einer Altersatrophie bräunliche Organfärbungen. Diese werden durch intrazelluläre **Lipofuszinpigment**-Anreicherung hervorgerufen (s. S. 55 ▌ Abb. 3). Diese Kombination aus Atrophie und Pigmentanreicherung wird auch durch den Namen „**braune Atrophie**" beschrieben.

Bei der Altersatrophie der Haut kommt es beispielsweise durch die Abnahme von Kollagenfasern und Bindegewebe zur Faltenbildung. Auch die Osteoporose zählt zu den Altersatrophien. Hierbei kommt es zur Abnahme der Spongiosadichte und somit zu erhöhtem Frakturrisiko.

Die Hodenatrophie und die Uterusatrophie im Alter sind durch eine reduzierte hormonelle Stimulation bedingt.

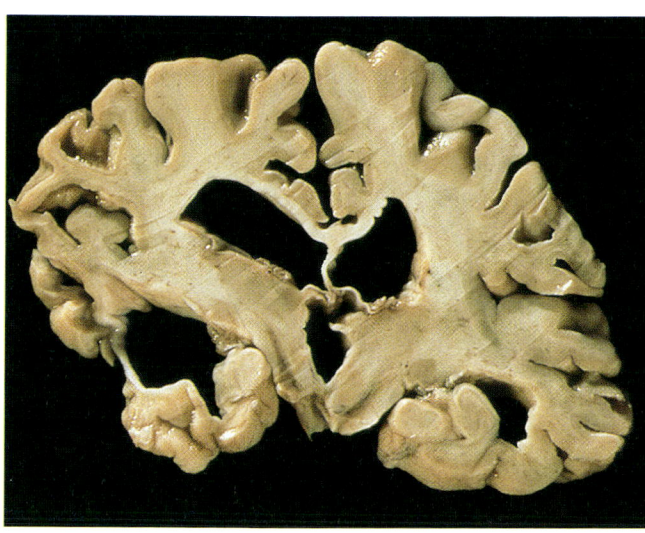

Abb. 2: Altersatrophie des Gehirns: Verschmälerung der Gyri und Ausweitung der Ventrikel ("Hydrocephalus e vacuo"). [12]

Pathologische Atrophie

Inaktivitätsatrophie
Zu einer Inaktivitätsatrophie kommt es durch **verminderte Belastung** oder Wegfall der funktionellen Beanspruchung. Betroffen sind vor allem Muskeln sowie Knochensubstanz. Auch fehlende nervale Stimulation führt zur Inaktivitätsatrophie.

Vaskuläre Atrophie
Die vaskuläre Atrophie kommt durch eine **verminderte Blutversorgung** zustande. Meist ist dies auf eine Arteriosklerose zurückzuführen. Als Beispiel hierfür gilt vor allem die Gehirnatrophie.

Trophoneurotische Atrophie
Der trophoneurotischen Atrophie liegt eine Störung der neurogenen Beeinflussung der Gewebedurchblutung zugrunde.

Druckatrophie
Diese Atrophieform wird durch **mechanische Überbeanspruchung** hervorgerufen (chronische Zellschädigung). Bei chronischem Asthma bronchiale kann es beispielsweise durch die überblähte Lunge zur Entstehung von Druckfurchen auf der Leber kommen.

> Ein Dekubitus (Druckulkus) am Gesäß bei bettlägerigen Patienten entsteht durch Kombination aus Druckatrophie und vaskulärer Atrophie.

Hungeratrophie
Die Hungeratrophie entsteht durch **unzureichende Nahrungszufuhr** bei Nahrungsmangel, behinderter Nahrungsaufnahme, bewusster Nahrungsverweigerung und zentral bedingter Nahrungskarenz (Zerstörung des Hungerzentrums). Es kommt zu einer generalisierten Atrophie.

Pathogenese
Bei Nahrungskarenz werden zunächst die Leberglykogenvorräte verbraucht (Leberzellatrophie), ehe der Körper die Fettvorräte abbaut (Fettzellatrophie). Erst anschließend beginnt der Abbau der Muskulatur und damit die Verwertung von Eiweiß (Muskelzellatrophie). Der Mangel an Fett, Zucker und Eiweiß mit konsekutiver generalisierter Atrophie wird auch als Marasmus bezeichnet. Hungerödeme als Folge eines Eiweißmangels (s. u.) fehlen beim Marasmus, der Bauch erscheint nichtsdestoweniger gebläht.

Ein ausgeprägter Eiweißmangel, meist durch die Kombination aus verminderter Nahrungszufuhr (Mangel an eiweißreicher Kost) und konsekutiv gedrosselter Proteinsynthese, führt zu einer Hypoprotein- und Hypoalbuminämie. Die Hypoalbuminämie resultiert in einem reduzierten intravaskulären onkotischen Druck (kolloidosmotischer Druck). Dies hat die Entwicklung von **Hungerödemen zur Folge,** welche sich vor allem als angeschwollener Bauch, der sogenannte "Hungerbauch", äußern. Im Rahmen einer malignen Tumorerkrankung kann es ebenfalls zu einer generalisierten Atrophie (Kachexie) kommen. Dies lässt sich durch den hohen Substratverbrauch der Tumorzellen erklären.

> Unter Kachexie versteht man eine Atrophie des gesamten Organismus.

Sonstige Atrophien
Im Rahmen von akuten oder chronischen Entzündungen kann es zu Atrophien kommen. Auch der Wegfall von hormonellen Stimuli führt zur Atrophie. So kommt es beispielsweise bei Zerstörung der Adenohypophyse zu Atrophie der Schilddrüse, der Genitalien sowie der Nebennierenrinde.

Zusammenfassung
* Unter **Atrophie** versteht man die Anpassungsreaktion von Zellen an verminderte Belastung oder Versorgung. Man unterscheidet zwischen der einfachen Atrophie und der numerischen Atrophie.
* Eine Atrophie kann aus **physiologischen**, aber auch aus **pathologischen** Gründen stattfinden.
* Von einer **braunen Atrophie** spricht man bei zusätzlicher intrazellulärer Lipofuszinpigment-Ablagerung.
* Eine pathologische Atrophie kann u. a. vaskuläre, nervale, aber auch Mangelzustände bzw. chronische Zellschädigung zur Ursache haben.

Hypertrophie und Hyperplasie

Hypertrophie und Hyperplasie dienen zur Erhöhung der Leistungsfähigkeit von Organen/Geweben bei gesteigerten Ansprüchen an
die Organe.

Hypertrophie

Definition

Unter einer Hypertrophie versteht man eine Organ- bzw.
Gewebevergrößerung durch **Volumenzunahme** der Zellen
(s. S. 34 ▮ Abb. 1). Die Volumenzunahme wird hierbei über
den numerischen Anstieg der Zellorganellen erreicht.
Eine Hypertrophie kann physiologische sowie pathologische
Hintergründe haben, wobei physiologische Hypertrophien
reversibel sind.

Pathogenese

Den Vorgang der Hypertrophie findet man in Geweben mit
eingeschränkter Zellteilung (permanente und stabile Gewebe), beispielsweise vermehrt in Skelett- oder Herzmuskulatur.
Leber, Niere und Drüsen sind weitere Organe, an denen Hypertrophien zu finden sind.
Durch einen funktionssteigernden Reiz wie erhöhte (physiologische oder pathologische) Belastung oder vermehrte hormonelle bzw. nervale Stimulation, kommt es zu einer verstärkten
DNA-, RNA- und Proteinsynthese und somit zur Vergrößerung
bzw. Vermehrung von Zellkern und Zellorganellen.

Aus dem Vorgang der Hypertrophie können sog. Riesenzellen
(mehr-/vielkernige Zellen, s. S. 76/77) entstehen.

Morphologie

Die Organe scheinen groß und weisen ein erhöhtes Gewicht
auf. Unter dem Mikroskop erkennt man die vergrößerten
Organparenchymzellen. Stärkere Vergrößerungen mit dem
Elektronenmikroskop können die vermehrten Organellen
bzw. eine eventuelle Polyploidie (> drei Chromosomensätze
im Zellkern) zum Vorschein bringen.

Formen

Kompensatorische Hypertrophie

Zu einer kompensatorischen Hypertrophie kommt es bei vermehrter Arbeitsbelastung von Zellen. So führt beispielsweise
eine Aortenstenose (vermehrte Volumenbelastung des Herzens) zu einer Herzmuskelhypertrophie. Die Hypertrophie
der Herzmuskelzellen kann aber nur so weit erfolgen, wie die
Blutversorgung gewährleistet ist. Bei vermehrter Wanddicke
ist die Sauerstoffversorgung insuffizient, und es kommt, speziell bei Belastung, zu subendokardialen Infarkten.
Bei vermehrter Arbeitsbelastung von Skelettmuskulatur,
z. B. im Rahmen von Krafttraining, kommt es gut sichtbar
zur Hypertrophie der Skelettmuskulatur.
Medikamentös bedingt (oder z. B. bei Drogenabusus) kann
es zu einer gemischten Hypertrophie/Hyperplasie der Leber
kommen (▮ Abb. 1).

Hormonelle Hypertrophie

Dieser Form der Hypertrophie liegt eine erhöhte hormonelle
Stimulation zugrunde. Dabei kann die vermehrte Hormon-
stimulation sowohl physiologisch als auch pathologisch bedingt sein.

Hyperplasie

Definition

Hyperplasie bezeichnet eine Organ- oder Gewebsver-
größerung durch Vermehrung der Zellzahl **(numerisch)**
(s. S. 34 ▮ Abb. 1).

Pathogenese

Vergleichbar der Hypertrophie wird die Hyperplasie durch
vermehrte physiologische Belastung, pathologische Überbelastung sowie erhöhte hormonelle bzw. nervale Stimulation
hervorgerufen.

Hyperplasie findet in Geweben mit der Fähigkeit zur Zellteilung
statt (z. B. Knochenmark, Darm, Haut).

Erreicht wird die Hyperplasie durch eine gesteigerte **Mitoserate der Stammzellen,** was dann zu einer hohen Zellproliferation führt. Die Hyperplasie kann auch durch einen verminderten Untergang reifer Zellen erreicht werden.

Morphologie

Makroskopisch ist das betroffene Organ vergrößert. Mikroskopisch imponiert eine Vermehrung der Parenchymzellen.

Formen

Hyperplasie des Knochenmarks

Bei erhöhtem peripherem Verbrauch an Blutzellen wird
versucht, den Verlust durch Hyperplasie der Vorläuferzellen
im Knochenmark auszugleichen. So können Leukopoese,
Erythropoese sowie Thrombopoese gesteigert werden. Die
Hyperplasie des Knochenmarks führt dann zu einer Verdrän-

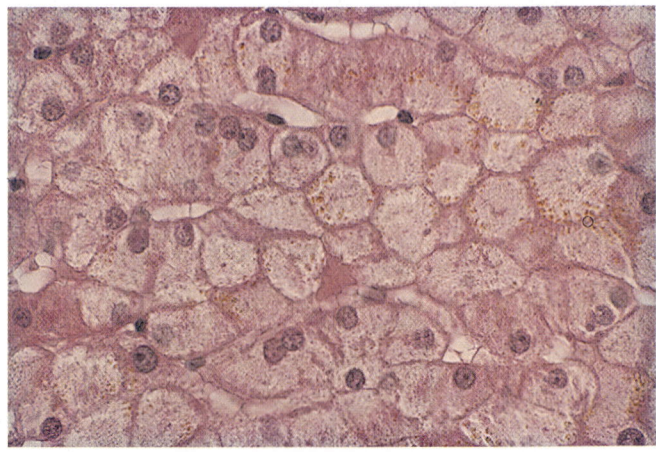

▮ Abb. 1: Hypertrophie von Hepatozyten bei chronischem Analgetikaabusus.
[13]

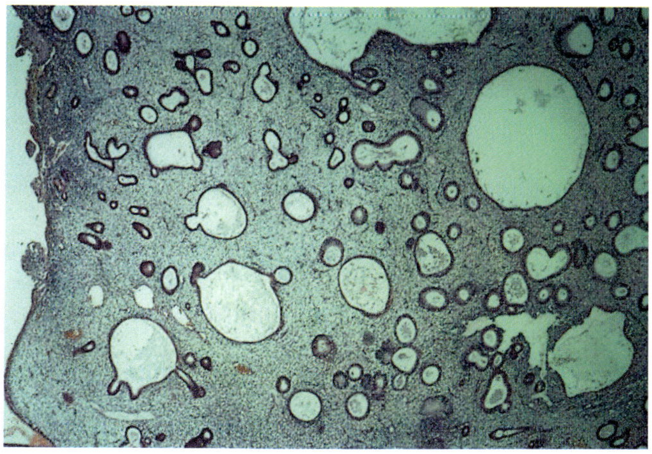

▌Abb. 2: Glandulär-zystische Hyperplasie des Endometriums unter übermäßigem Östrogeneinfluss, zystisch aufgeweitete Drüsengänge und aufgelockertes Stroma. In stärkerer Vergrößerung erscheint das Epithel unauffällig hochprismatisch. Die glandulär-zystische Endometriumhyperplasie zählt zu den fakultativen Präkanzerosen. [1]

gung des Fettmarks. Die Hyperplasie des Knochenmarks wird über Gewebetransmitter getriggert: z. B. Erythropoetin fördert die Erythropoese, Interleukine fördern die Leukopoese.

> Chronische Blutungen, Lungenerkrankungen oder ein längerer Aufenthalt in großen Höhen können zu einer Hyperplasie des blutbildenden Knochenmarks führen.

Hyperplasie infolge endokriner Ursachen

Betroffen sind vor allem:

- Prostata (BPH = benigne Prostatahyperplasie, durch Testosteron/Östrogen-Imbalance)
- Nebennierenrinde (durch hohes ACTH)
- Nebenschilddrüse (Hyperparathyreoidismus bei Niereninsuffizienz)
- Endometrium des Uterus (durch hormonelle Imbalance, ▌Abb. 2).

Tumoren, die mit einer erhöhten Hormonproduktion einhergehen, können ebenfalls zu einer Hyperplasie führen.

Benigne Prostatahyperplasie (BPH)

Bei der nodulären benignen Prostatahyperplasie weisen Drüsen in der periurethralen Mantelzone/Innenzone eine Epithelhyperplasie auf. Das Stroma ist vermehrt, Myoepithelzellen lassen sich abgrenzen, Zellatypien fehlen. Eventuell kann die BPH mit Sekretretention, Konkrementbildung und zystischen Atrophien einhergehen. Makroskopisch erscheint die Prostata knotig vergrößert.
Folge solch einer Hyperplasie ist die Einengung der Urethra.

Hyperplasie bei chronischen Zellschäden

Die chronische Schädigung von Zellen kann ebenfalls zur Entstehung von Hyperplasien beitragen. Chronische mechanische Überbelastung, z. B. durch das Reiben eines Schuhs, führt zu einer Hyperplasie der Epidermis an der betroffenen Stelle. Denselben Vorgang kann man auch am Zahnfleisch bei falsch sitzender Zahnprothese beobachten **(Überbelastungshyperplasie).**

Hyperplasien bei chronischen Zellschäden lassen sich auch in Form einer **regeneratorischen Hyperplasie** beobachten. Diese Form entsteht aufgrund von proliferationsfördernden Signalen, die durch die stattfindende Regeneration bei gleichzeitig anhaltenden Zellschäden zu erklären sind. Diese Form der Hyperplasie kann als überschießende hyperregeneratorische Hyperplasie die Bildung von Zellatypien fördern.

Gemischte Hypertrophie/Hyperplasie

> Hypertrophie und Hyperplasie treten oftmals gemeinsam auf.

Während der Gravidität sorgt ein erhöhter Östrogenspiegel für eine Vergrößerung des weiblichen Uterus sowie der weiblichen Brust. Beim Mann ist diese östrogeninduzierte Hypertrophie der Brustdrüsen ebenfalls zu beobachten, z. B. im Rahmen der Fettleibigkeit (Adipositas).
Bei Jodmangel verstärkt die Hypophyse die Abgabe von Thyreotropin (TSH). Dieses Hormon fördert die Hormonproduktion in der Schilddrüse. Bei ständig erhöhtem TSH führt dies zu einer Hypertrophie der Schilddrüse, was in der Bildung eines Kropfs (Jodmangelstruma) resultiert.

Zusammenfassung

- ✖ Unter **Hypertrophie** versteht man eine Volumenzunahme einer Zelle durch Organellenvermehrung und Zellkernvergrößerung.
- ✖ Als **Hyperplasie** bezeichnet man eine Zellzahlvermehrung.
- ✖ **Hypertrophie** findet man vor allem in zellteilungsarmen Geweben, während die **Hyperplasie** in mitosereichen Geweben zu finden ist.

Mechanismen der Zell- und Gewebeschädigung

Die in diesem Kapitel geschilderten Mechanismen der Zellschädigung können auch als „Stress" zusammengefasst werden. Eine Exponierung gegenüber diesen Stressfaktoren führt aber nicht zwangsweise zur Entstehung von Zellschäden (■ Abb. 1).

Ursachen für Schäden an Zellen und Gewebe können zum einen struktureller Art sein (z. B. Membrandefekt), zum anderen aber auch aus funktionellen Einschränkungen entstehen (z. B. gestörter Stoffwechsel). Zellschäden können reparabel (**reversibel**) oder aber nicht reparabel (**irreversibel**) sein, wobei diese irreversiblen Zellschäden zum Tod der Zelle führen. Reversible Zellschäden können nach Aufhebung des zur Schädigung führenden Mechanismus wieder korrigiert werden. Zellschäden führen zu morphologischen Veränderungen von Zellen/Geweben.

> Das Ausmaß der Schädigung einer Noxe auf eine Zelle oder ein Gewebe hängt von der Zellart und deren Resistenz gegenüber der Noxe ab.

Schäden durch Störung der intrazellulären Energiegewinnung

Für die Energiegewinnung benötigt eine Zelle u. a. Substrate wie Sauerstoff oder Glukose. Können diese Substrate nicht mehr geliefert werden, kommt es zu einem Energiemangel mit konsekutiven Zellschäden.

Ebenso kommt es durch Blockierung der Sauerstoffaufnahme, der Atmungskette (z. B. durch Zyanide) oder der ATP-Synthese zum Erliegen der intrazellulären Energiegewinnung. In diesem Fall kann trotz ausreichenden Angebots von Sauerstoff und Nährstoffen kein ATP synthetisiert werden. Dieser Mechanismus wird als **histiotoxische** Zellschädigung bezeichnet.

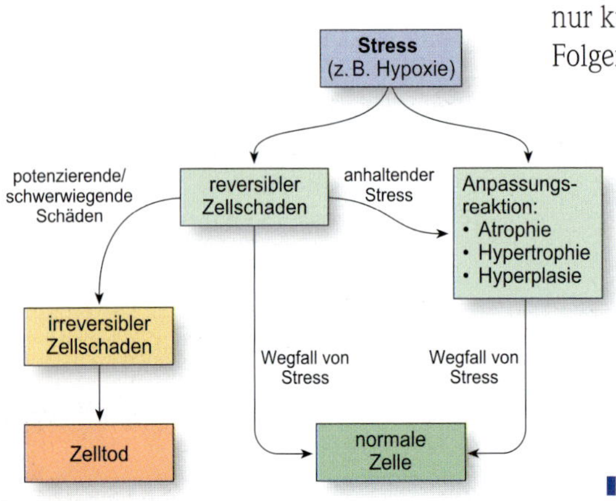

Sauerstoffdefizit

Ein Sauerstoffdefizit (**Hypoxie**) kann u. a. im Rahmen einer Hypoxämie oder einer Ischämie auftreten.

Hypoxämie
Eine Hypoxämie liegt bei vermindertem Sauerstoffgehalt im arteriellen Blut vor. Hypoxämien entstehen im Rahmen schwerer Lungenerkrankungen (Diffusionsstörung, Ventilationsstörung) oder erythrozytärer Funktionsstörungen.

> In großen Höhen kann es durch den niedrigen Sauerstoffpartialdruck (O_2-Bindung an Erythrozyten↓) ebenfalls zu einer Hypoxämie kommen.

Ischämie
Eine Ischämie besteht immer dann, wenn nicht genug arterielles Blut im Gewebe ankommt. Dies ist z. B. der Fall bei einer insuffizienten arteriellen Blutversorgung bei der Herzinsuffizienz (s. S. 99), bei venösen Abflussstörungen, bei Anämie oder bei Vergiftungen mit Kohlenmonoxid. Auch Thrombosen (s. S. 105–107) und Embolien führen zu Ischämien.

Akute, komplette Abbrüche der arteriellen Blutversorgung (**absolute Ischämie**) führen bei langer Dauer zu irreversiblen Zellschäden und damit zu Nekrosen (s. S. 46/47). Dauern sie nur kurz, haben sie lediglich reversible Folgen für das Gewebe.

Als **relative Ischämie** bezeichnet man den Zustand einer Sauerstoffminderversorgung durch partiellen Abbruch des Blutstroms. In der Folge von Gefäßlumenverengungen kann es bei hohen Belastungen zu Zellschäden kommen. Bei einer massiven Einschränkung des Gefäßlumens kann es auch bereits im Ruhezustand des Gewebes zu Schäden kommen. Folge dieses Zustands ist oftmals eine Gewebeatrophie.

> Im Unterschied zur Hypoxie kommt bei der absoluten Ischämie überhaupt kein Blut mehr am Zielort an, d. h., es fehlen außer dem Sauerstoff auch alle anderen Nährstoffe.

Pathogenese
Die Genese von Zellschäden durch einen Sauerstoffmangel setzt sich aus verschiedenen Komponenten zusammen. Ihnen gemeinsam ist das initiale Versagen der aeroben ATP-Gewinnung. Der resultierende ATP-Mangel beeinträchtigt zunächst die Funktion der Natrium-Kalium-ATPase, was zu einem vermehrten Natriumeintritt in die Zelle sowie Kaliumverlust aus der Zelle führt.

Der ATP-Mangel führt zusätzlich zu einem Funktionsausfall der Kalziumpumpe. Kalzium wird nun aus den intrazellulären Speicherorten freigesetzt (ER, Mitochondrien) und reichert sich im Zytosol an. Da Kalzium ein wichtiger Enzymaktivator ist, kommt es zu enzymatischem Abbau zellulärer Strukturen. Kalzium führt zudem zu einer verstärkten oxidativen Phosphorylierung (ATP-Synthese in den Mitochondrien) und so letztendlich zu einer Ausweitung des ATP-Mangels.

Da ATP auch wichtiger Energielieferant für die zelluläre Synthese von Proteinen und Lipiden ist, führt ein Mangel zu erheblichen Störungen im Zellstoffwechsel.

Durch Einsetzen der **anaeroben** Energiegewinnung steht der Zelle dann zwar wieder ATP zur Verfügung. Allerdings kommt es durch die aus der anaeroben Glykolyse entstehenden Stoffwechselendprodukte wie Laktat und Phosphat zu einem Absinken des intrazellulären pH-Werts. Dieser niedrige pH-Wert führt zu weiteren Zellschäden sowie

■ Abb. 1: Reaktion von Zellen auf „Stress".

zum Stillstand enzymatischer Stoffwechselprozesse.

Schädigungen von Lysosomen führen schließlich zu einer Freisetzung der in ihnen enthaltenen sauren Hydrolasen, die in dem sauren Milieu der anaeroben Zelle wunderbar funktionieren können. Diese Hydrolasen führen zu immer weiteren Schäden an den Zellorganellen.

> ATP-Mangel, Kalziumüberschuss, gestörte Durchlässigkeit der Membran, saurer pH und lysosomale Enzyme führen zusammen schließlich zu irreversiblen Zellschäden und damit zum Zelltod.

Reperfusion Injury

Zellschäden können auch nach längerer Ischämiezeit bei wiedereinsetzender Durchblutung entstehen. Hierbei schädigen freie (Sauerstoff-)Radikale Zellstrukturen wie Proteine, Lipide oder DNA. Dieses als Reperfusion Injury bezeichnete Phänomen spielt beim Myokardinfarkt eine wichtige Rolle.

Nährstoffdefizit

Ein Mangel an Nährstoffen entsteht bei unzureichender Nährstoffbereitstellung (**Maldigestion**), z. B. bei Nahrungskarenz nach langen Hungerperioden, bzw. bei gestörter Resorption von Nährstoffen aus dem GI-Trakt (**Malabsorption**), z. B. im Rahmen von Darmerkrankungen. Die Pathogenese der Zellschädigung entspricht dabei der des Sauerstoffmangels, mit dem Unterschied, dass die ATP-Synthese primär durch den Nährstoffmangel zum Erliegen kommt.

Schäden durch direkte Einwirkungen auf Zellorganellen

Schädigungen können nicht nur durch Stillstand der Energieproduktion einer Zelle entstehen, sondern auch durch direkte Mechanismen, die zu strukturellen Schäden der Zellen führen. Die Porenbildung in Zellmembranen oder der Defekt membranöser Transportproteine sind Beispiele für Schäden an Zellmembranen, welche mit einer Störung der Permeabilität einhergehen. Schäden an Mitochondrien können zum Erliegen der Energieproduktion führen.

Schäden durch Immunreaktionen

Das Immunsystem führt nicht nur zur Schädigung von Eindringlingen, sondern kann auch Defekte an körpereigenen Strukturen hervorrufen. Sowohl physiologische Immunprozesse (z. B. Entzündung) als auch pathologische Immunprozesse (z. B. Autoimmunerkrankung) können dabei zu Schäden führen. Diese Schäden können dabei sowohl humoral als auch zellulär verursacht sein (s. S. 12 – 15 und 66/67).

Schäden durch exogene Noxen

Viele körperfremde belebte und unbelebte Noxen führen zu Schädigungen an Zellen und Gewebe.

Belebte Noxen
Erreger wie Bakterien, Viren oder Pilze können direkte Defekte an der Zelle durch z. B. Toxine erzeugen, oder aber sie konkurrieren um das Nährstoffangebot mit den Körperzellen und führen hierdurch zu Zellschädigungen (s. S. 16/17 und 56 – 61).

Unbelebte Noxen
Chemikalien können die Sauerstoffversorgung der Zelle unterbrechen, Rezeptoren blockieren, Enzyme hemmen, direkte Schäden an Zellstrukturen hervorrufen oder durch freie Radikale zu Zellschäden führen.
Bei starkem **Kälteeinfluss** kommt es zu einem Erliegen des Zellstoffwechsels. Ferner entstehen Schäden an Gefäßwänden, was zu Plasmaaustritt, aber auch zu einer lokalen Gerinnung mit konsekutiver Ischämie führt. Bei starken **Hitzeeinwirkungen** kommt es zur Koagulationsnekrose des betroffenen Gewebes. **Strom** kann zum elektrischen Stillstand des Herzens oder des Atemzentrums führen oder durch eine massive Wärmeentwicklung Zellschäden bewirken.
Strahlung führt im Gewebe zu einer Radikalbildung, welche DNA- oder Membranschäden zur Folge hat, in der Haut zu einer Degranulation von Mastzellen, was eine Entzündungsreaktion zur Folge hat. Solch eine Entzündungsreaktion kann ein Hautulkus nach sich ziehen oder in einer Atrophie des Areals enden.

> Freie Radikale, wie sie beispielsweise im Rahmen einer Entzündungsreaktion, durch Strahlen, durch chemische Agenzien oder der Reperfusion Injury vorkommen, führen durch ihr sehr reaktives freies Elektron zu strukturellen Schäden an Zellorganellen und DNA.

Schäden durch Veränderungen des Erbguts

Schäden an DNA, wie sie u. a. durch Strahlung, Chemikalien, aber auch Erreger oder spontane Mutationen hervorgerufen werden, führen meist zu einer Deregulation des Zellstoffwechsels. Die gesteigerte oder verminderte Synthese eines Proteins kann dann nicht nur einen schädlichen Einfluss auf die Zelle selbst, sondern auch auf andere Gewebe ausüben.
DNA-Schäden sind der Grundstein für die Tumorentstehung.

Zusammenfassung

* **Zell-/Gewebeschäden** können reversibel oder irreversibel sein.
* Zellschäden entstehen durch eine Störung im Energiehaushalt der Zelle, durch direkte Einwirkung von Noxen auf zelluläre Strukturen oder aber durch Schädigung der DNA.
* Die Kombination aus **ATP-Mangel,** Kalziumüberschuss, Permeabilitätsstörung, saurem pH und freien lysosomalen Enzymen führt zur irreversiblen Zellschädigung.
* **Irreversible Zellschädigungen** führen zum Zelltod.

Reversible Zellveränderungen

Hydropische Zellschwellung

Definition
Die hydropische Zellschwellung bezeichnet eine pathologische intrazelluläre Wasseranreicherung.

Pathogenese
Eine Störung der Natrium-Kalium-ATPase führt zu einem Natriumeinstrom in die Zelle, während Kalium entweicht. Das einströmende Natrium führt osmotisch zu einem gleichzeitigen Einstrom von Wasser. Dieses Wasser sammelt sich sowohl im Zytoplasma als auch in den Zellorganellen wie Mitochondrien oder ER.
Störungen im extrazellulären Elektrolytgleichgewicht können ebenfalls zur hydropischen Zellschwellung führen. So führt eine extrazelluläre Hyponatriämie zur intrazellulären Volumenzunahme.

Morphologie
Das betroffene Gewebe erscheint makroskopisch angeschwollen und vergrößert.
Mikroskopisch erscheinen die angeschwollenen Zellen trüb (▌ Abb. 1). Diese Trübung entsteht über eine vermehrte Lichtstreuung durch die stark geschwollenen Mitochondrien **(Tyndall-Effekt).** Die Mitochondrien können sich nach langem Bestehen der hydropischen Zellschwellung in wasserreiche Vakuolen umwandeln.

> Durch das viele Wasser ist die Anfärbbarkeit hydropischer Zellen reduziert.

Zellverfettung

Definition
Die Zellverfettung beschreibt den pathologischen Zustand der Lipidablagerung innerhalb von Körperzellen, welche normalerweise keine Fettablagerungen aufweisen.

Pathogenese
Diverse Störungen (▌ Tab. 1) führen dazu, dass vermehrt Fett in einer Zelle liegen bleibt. Die Zellverfettung kann dabei auch aus einer hydropischen Schwellung entstehen.

Störung	Beispiel
Vermehrter Anfall von Lipiden	Zufuhr mit der Nahrung↑, Lipolyse↑, z. B. bei Diabetes
Verminderter Abbau von Lipiden	Enzymdefekte durch Zellschädigung, z. B. bei Hypoxie
Verminderter Abtransport von Lipiden	Defekt/Mangel an HDL, z. B. bei Mangelernährung

▌ Tab. 1: Störungen bei einer intrazellulären Lipidanreicherung.

> Von der Zellverfettung sind meist Organe betroffen, die einen erhöhten physiologischen Fettstoffwechsel aufweisen: Leber, Herz, Niere, Skelettmuskulatur.

Morphologie
Makroskopisch imponieren verfettete Organe durch eine Vergrößerung und eine gelbliche Farbe. Mikroskopisch erkennt man intrazelluläre fettreiche Vakuolen, deren Größe variieren kann (großtropfig/kleintropfig).
Bei der Fixierung werden die Fette herausgespült, sodass an ihrer Stelle nur Löcher zurückbleiben.

> Je größer der Fetttropfen, desto mehr Neutralfett und desto weniger Phospholipide enthält er.

Leberzellverfettung
Eine Fettleber (**Steatosis hepatis,** ▌ Abb. 2) kann unterschiedliche Ätiologien haben, wobei die häufigste wohl der chronische Alkoholabusus ist. Beim Abbau des Alkohols entstehen vermehrt Triglyzeride. Ferner hemmt der Alkohol die Lipolyse mit dem Resultat der vermehrten Fetteinlagerung in die Hepatozyten. Diese Fetteinlagerung ist zunächst kleintropfig, und zwar vor allem zentral in den Leberläppchen gelegen. Später wird sie großtropfig und betrifft dann das ganze Leberläppchen. Nach Absetzen des Alkohols ist die Verfettung reversibel.
Verfettungen durch Hypoxie sind ebenfalls zentral in einem Leberläppchen zu finden, während toxisch bedingte Verfettungen eher diffus in der Läppchenperipherie liegen.

Herzmuskelverfettung
Zu einer Verfettung der Herzmuskulatur kommt es im Rahmen von Hypoxien (z. B. Infarkt) oder histiotoxischen Prozessen. Hierdurch kommt es zu streifenförmig entlang des Faserverlaufs ausgerichteten gelblichen Fettablagerungen, die dem betroffenen Herzen die Bezeichnung **Tigerfellherz** eingebracht haben.

Nierenzellverfettung
Von der Verfettung der Niere sind vor allem die Tubuluszellen, meist im Rahmen von toxischen Prozessen, betroffen.

Intrazelluläres Hyalin

> Hyalin: homogene Ansammlungen von stark lichtbrechendem Material, welches sich sehr gut mit sauren Farbstoffen anfärben lässt (z. B. rot bei HE-Färbung).

Ätiologie und Pathogenese
Intrazelluläres Hyalin entsteht im Rahmen von Zellschädigungen. So kommt es durch äthyltoxischen Einfluss auf Leberzellen zur Entstehung von soge-

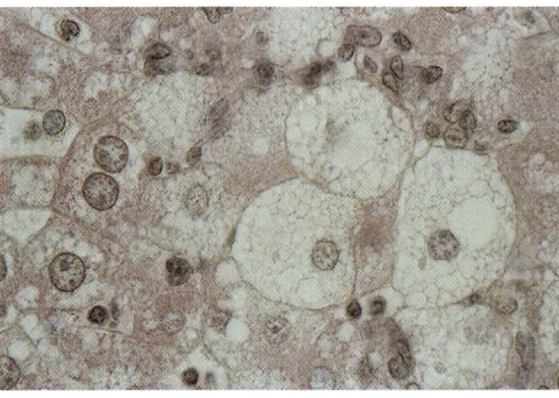

▌ Abb. 1: Hydropische Zellschwellung von Leberparenchymzellen nach Schädigung mit Tetrachlorkohlenstoff. Die Zellen erscheinen geschwollen, das Zytoplasma weist eine helle Farbe auf. Man beachte das vesikulär imponierende Zytoplasma (durch Wasseransammlung in Zisternen des ER). [13]

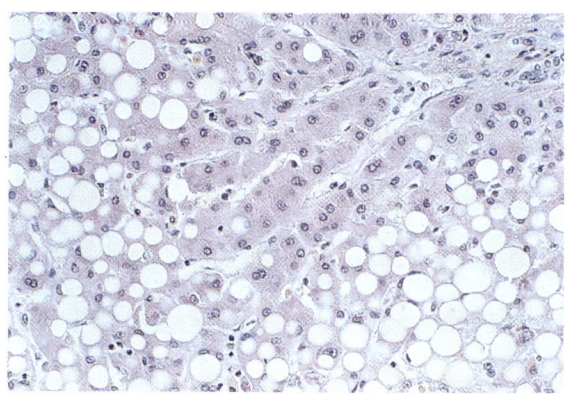

■ Abb. 2: Leberparenchymverfettung. Bei der Fixierung werden die Fette herausgespült, sodass an ihrer Stelle nur Löcher zurückbleiben. [8]

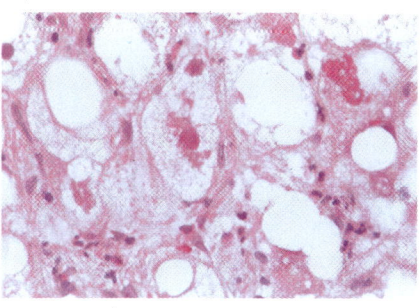

■ Abb. 3: Eosinophiles Mallory-Hyalin (dunkelrot) in geschwollenen Hepatozyten, daneben erkennt man Fetteinlagerungen bei Steatosis hepatis. [1]

nanntem **Mallory-Hyalin** (■ Abb. 3). Dieses besteht aus Zytoskelettbestandteilen und Ubiquitin-Protein.

Der Einfluss von Alkohol kann auch zur Bildung von extrem großen Mitochondrien führen, welche sich in Form von intrazellulärem Hyalin zeigen.

Bei einer gestörten Sekretion können sich Proteine in Form von Hyalin intrazellulär ablagern. Auf diese Weise entstehen bei Sekretionsstörungen von Immunglobulinen die sogenannten **Russell-Körperchen** innerhalb von Plasmazellen.

Auch eine vermehrte Proteinaufnahme oder die Überbleibsel zugrunde gegangener Zellen (Apoptosekörper, s. S. 48 ■ Abb. 1) führen zu intrazellulärem Hyalin.

Riesenzellen

Definition
Riesenzellen haben große Zellkörper und mehrere Zellkerne (seltener nur einen Kern).
Physiologische Riesenzellen sind z. B. Megakaryozyten im Knochenmark oder Osteoklasten im Knochen.

Ätiologie und Pathogenese
Pathologische Riesenzellen entstehen durch die Verschmelzung mehrerer Zellen oder bei vermehrtem DNA- bzw. Proteingehalt einer Zelle. Zellen des Monozyten-Makrophagen-Systems sind am häufigsten von einer Fusion betroffen. Pathologische Riesenzellen treten bei granulomatösen Entzündungen, bei Fremdkörpergranulomen, bei viralen Infekten (HSV) oder bei Tumorerkrankungen auf.

Im Rahmen der Regeneration bei Muskelverletzung können Muskelzellen verschmelzen und myogene Riesenzellen bilden.

Veränderungen an Zellorganellen

■ Tabelle 2 zeigt Veränderungen an Zellorganellen, die im Rahmen von Schädigungen, Tumoren (neoplastische Läsionen), Regeneration oder Anpassungsreaktionen vorkommen.

Ist die Zahl der Mitochondrien einer Zelle stark erhöht, findet man in ihrem Zytoplasma vermehrt sich eosinophil färbende Granula, welche den Mitochondrien entsprechen. Diese Zellen nennt man auch **Onkozyten.**

Zu einer Vermehrung des glatten ER kommt es im Rahmen einer gesteigerten Proteinproduktion. Große Mengen an glattem ER verleihen der Zelle eine milchige Erscheinung (z. B. Milchglashepatozyten).

Zellorganelle	Veränderung
Zellkern	Schwellung, verstärkte Anfärbbarkeit (Hyperchromasie), Chromatinkondensation, evtl. Kerngrößen-, Kernform- und Kernzahlveränderungen, Kerneinschlusskörper
Mitochondrien	Schwellung, Megamitochondrien (z. B. durch Fusion), Vermehrung/Verminderung, Übertritt in Vakuolen, Verlust der Cristae, Einschlusskörper
Endoplasmatisches Retikulum (ER)	Schwellung, Erweiterung/Kollaps der Zisternen, Fragmentierung, Vermehrung/Verminderung, Einschlusskörper, vermehrte Ribosomen, Übertritt in Vakuolen
Golgi-Apparat	Hypertrophie, Atrophie, Erweiterung/Kollaps der Zisternen

■ Tab. 2: Beispiele für Organellenveränderungen im Rahmen von Zellschäden.

Zusammenfassung
✖ Eine **hydropische Zellschwellung** entsteht durch vermehrten Natrium-/Wassereinstrom in eine Zelle.

✖ Bei der **Zellverfettung** kommt es durch vermehrten Anfall oder verminderten Abbau/Abtransport zur Speicherung von Lipiden im Innern einer Zelle.

✖ **Hyalin** bezeichnet Material, welches sich homogen eosinophil anfärbt.

✖ Alle Zellorganellen können morphologisch von Schäden betroffen sein.

Veränderungen extrazellulärer Strukturen I

Ödem

Definition
Ein Ödem ist eine Flüssigkeitsansammlung im Interzellularraum. Die Entstehung eines Ödems kann auf verschiedenen Wegen erfolgen.

Ätiologie/Pathogenese
Allgemein entstehen Ödeme durch einen erhöhten Flüssigkeitsaustritt aus den arteriellen Kapillaren oder durch einen verminderten Abtransport von Flüssigkeit aus dem perikapillärem Gewebe (Interstitium) (▌ Abb. 1).

Hämodynamische/hydrostatische Ödeme
Hämodynamisch bedingte Ödeme entstehen durch einen erhöhten Blutdruck (z. B. bei einem Blutaufstau) im Endstromgebiet. Hierdurch kommt es zu einer Erhöhung des intravaskulären hydrostatischen Drucks und damit zu vermehrtem Flüssigkeitsaustritt aus den Kapillaren. Ursachen für diese Art von Ödemen können eine Links- oder Rechtsherzinsuffizienz, eine portale Hypertension oder venöse Abflussstörungen (z. B. Thrombosen) sein.

Onkotische/Eiweißmangelödeme
Eiweißmangel entsteht durch lange Hungerperioden, durch Synthesestörungen bei Leberschäden oder durch erhöhte Eiweißverluste bei Nierenschäden. Der Eiweißmangel führt zu einer Senkung des kolloidosmotischen/onkotischen Drucks in der Endstrombahn. Hierdurch kann weniger Flüssigkeit kolloidosmotisch wirksam gebunden werden, und es kommt zu einem verminderten Abtransport der ins Interstitium filtrierten Flüssigkeit.

> Ödeme onkotischer bzw. hydrostatischer Genese bestehen aus einer eiweißarmen Flüssigkeit (Transsudat).

Lymphödeme
Lymphödeme entstehen im Rahmen von Verlegungen der Lymphgefäße. Dies kann durch Tumoren, Erreger, Entzündungen oder durch Lymphknotenentfernungen iatrogen geschehen. Ein Lymphödem kann auch primär bei nicht- oder nur unterentwickelten Lymphgefäßen auftreten. Folge ist in beiden Fällen ein gestörter Abtransport von Flüssigkeit.

Ödeme nach Gefäßschäden
Schäden an Gefäßen, wie sie im Rahmen von toxischen, immunologischen oder metabolischen Einflüssen zustande kommen, führen zu einer erhöhten Durchlässigkeit der Gefäßwand. Diese Störungen der Gefäßpermeabilität resultieren in einem erhöhten Flüssigkeitsaustritt.

Morphologie
Makroskopisch erscheinen Ödeme in Form von Volumenzunahme und „schwammiger" Konsistenz eines Gewebes. Beim Anschneiden tritt viel Flüssigkeit aus.

Bei chronischen Ödemen, speziell bei Lymphödemen, kommt es oftmals durch eine Einwanderung von Entzündungszellen und Fibroblasten zu einer Fibrose.

Erguss

> Im Unterschied zum Ödem ist ein Erguss eine Wasseransammlung in präformierten Körperhöhlen (z. B. Pleuraerguss, Aszites, Gelenkerguss etc.).

hämodynamische/hydrostatische Ödeme

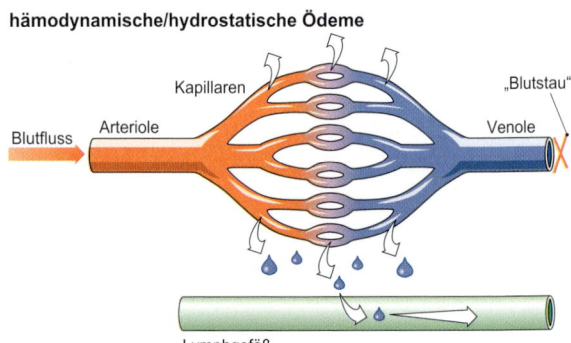

onkotische/Eiweißmangelödeme

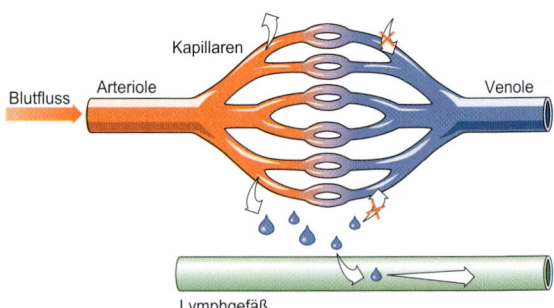

Lymphödeme

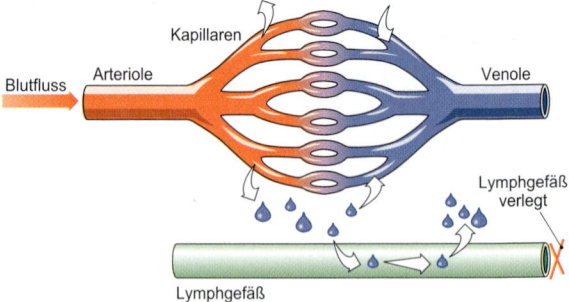

Ödeme nach Gefäßschaden (z.B. entzündlich)

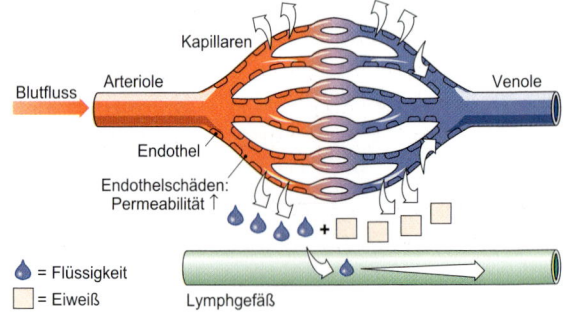

🔵 = Flüssigkeit
◻ = Eiweiß

▌ Abb. 1: Pathogenese der verschiedenen Ödeme.

Ein Erguss kann hämodynamisch, entzündlich, tumorös oder durch Schäden am Ductus thoracicus bedingt sein. Ergüsse führen häufig zu Funktionseinschränkungen umgebender Organe.

Aszites (Bauchwasser) stellt eine Flüssigkeitsansammlung in der Bauchhöhle dar. Die Entstehung von Aszites ist meist durch eine Leberzirrhose bedingt. Die Genese des Aszites ist dabei multifaktoriell. Hauptsächlich führt die portale Hypertension zu einem hämodynamisch bedingten Austritt von Flüssigkeit in die Bauchhöhle. Zusätzlicher Flüssigkeitsaustritt entsteht durch einen Proteinmangel sowie eine eingeschränkte Nierenfunktion (hepatorenales Syndrom).

Fibrose

Definition

Bei der **Fibrose** handelt es sich um eine Vermehrung von kollagenem Bindegewebe (Narbengewebe) in Geweben. Da das entstehende kollagenreiche Gewebe eine derbe Konsistenz aufweist, spricht man auch von einer **Sklerose** bzw. Schwielenbildung.

Ätiologie

Fibrosen finden sich im Rahmen von Entzündungen, Nekrosen, Ödemen, Tumoren, Autoimmunprozessen (Kollagenose) oder chronischen Blutstauungen. Bei einer Arteriosklerose (s. S. 102 – 104) kommt es zur Fibrose in Arterienwänden.

Gewebsfibrosen entstehen auch als Reaktion auf eine durch chronische Hypoxie ausgelöste Organatrophie.

Pathogenese

Fibrosen entstehen durch eine vermehrte Aktivierung von Fibroblasten. Diese produzieren dann das kollagene Bindegewebe. Die Fasern entsprechen dabei zunächst meist dem Kollagen Typ III. Das spätere ausgereifte kollagene Bindegewebe ist unterdessen reich an Kollagen Typ I. Dieses Kollagen ist aufgrund seines geringen Flüssigkeitsanteils derb und hart.

Die Aktivierung der Fibroblasten verläuft in aller Regel über Wachstums-

faktoren. Diese können im Rahmen einer Entzündung beispielsweise von den Entzündungszellen bzw. den betroffenen Gewebezellen gebildet werden. Speziell bei chronischen Entzündungen ist eine Fibrose relativ häufig zu finden.

Kann ein nekrotischer Gewebedefekt nicht wieder durch eine vollständige Regeneration repariert werden, kommt es zur Narbenbildung durch eingewandertes Granulationsgewebe.

Ödeme entzündlicher oder nichtentzündlicher Genese führen oft zu einer Fibrose. Speziell chronische, eiweißreiche Ödeme aktivieren die Fibroblasten zur Kollagenbildung.

Morphologie

In histologischen Präparaten ist eine Fibrose faserreich, zellarm und gefäßarm (▮ Abb. 2).

Hyalinose

Definition

Hyalin kann sowohl intrazellulär (s. S. 40/41) als auch extrazellulär vorkommen. In der extrazellulären Substanz findet man Hyalin in bindegewebig organisierten Strukturen oder aber in Gefäßwänden.

Ätiologie

Bindegewebiges Hyalin zeigt sich gehäuft infolge von fibrotischer Narbenbildung im Gewebe oder aber im Rahmen von chronischen Entzündungen auf serösen Häuten.

Vaskuläres Hyalin entsteht im Zusammenhang mit arteriellem Bluthochdruck oder Gefäßschäden im Rahmen des Diabetes mellitus.

Pathogenese

Bindegewebiges Hyalin entsteht durch eine gestörte Fibrillenbildung im Rahmen von Nekrosen, Atrophien oder Entzündungen.

Vaskuläres Hyalin entsteht bei Proteinansammlungen in der Gefäßwand. So kommt es beispielsweise beim Bluthochdruck durch eine gestörte Gefäßpermeabilität zu vermehrtem Übertritt von Blutplasma in die Gefäßwand.

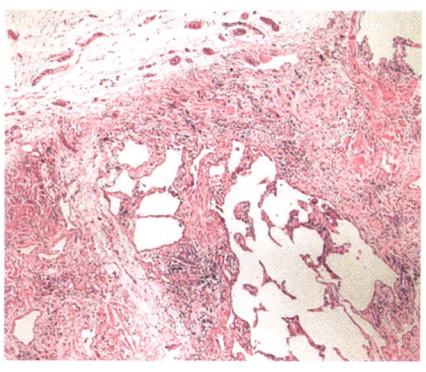

▮ Abb. 2: Lungenfibrose, in der Mitte noch Alveolarstrukturen erkennbar. [14]

Morphologie

Das bindegewebige Hyalin auf serösen Häuten macht sich makroskopisch in Form von weißen Auflagerungen **(Plaques)** bemerkbar. Diese sind am häufigsten an den Kapseln von Lunge, Leber oder Gelenken zu finden. Die Hyalinose der Milzkapsel bei chronischer portaler Hypertension führt beispielsweise zur sogenannten Zuckergussmilz, die Hyalinose der Gallenblase zur Porzellangallenblase. Mikroskopisch imponieren die Plaques als homogen eosinophil veränderte Kollagenfibrillen.

Bei der Hyalinose kollagenen Gewebes erscheinen die Kollagenfasern homogen eosinophil. Durch die gestörte Fibrillenbildung ist es also zur Hyalinose der kollagenen Fasern gekommen.

Das vaskuläre Hyalin stellt sich als homogene Einlagerung in der Gefäßwand dar (▮ Abb. 3). Es besteht aus Protein- sowie Basalmembranbestandteilen. Die Gefäßhyalinose ist bei der Arteriolosklerose (s. S. 102 – 104) zu finden.

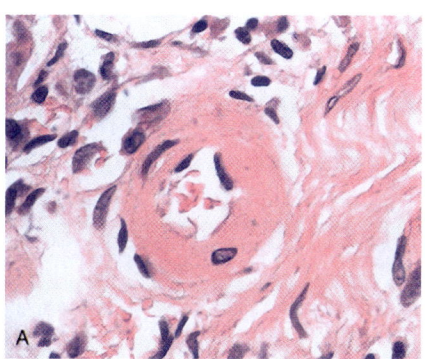

▮ Abb. 3: Hyalinose der Gefäßwand im Rahmen der Arteriolosklerose. Die Wandschichten der Arterie sind durch Hyalineinlagerung verdickt. [15]

Veränderungen extrazellulärer Strukturen II

Amyloidose

Definition

Bei der Amyloidose handelt es sich um extrazelluläre Ablagerungen von Protein. Im Grunde entspricht Amyloid extrazellulärem Hyalin, welches jedoch im Unterschied zu den hyalinen Substanzen eine zusätzliche Anfärbbarkeit durch den Kongorotfarbstoff aufweist.

Im Gegensatz zum Hyalin besteht das Amyloid aus Proteinfibrillen (β-**Fibrillen**), welche in einer schwer auflösbaren β-Faltblatt-Struktur angeordnet sind.

Abgelagertes Amyloid ist aus verschiedenen Proteinbestandteilen zusammengesetzt. Der größte Teil entspricht dabei den β-Fibrillen, die über den Amyloidosetyp (▮ Tab. 1) bestimmen. Weitere Bestandteile des Amyloids sind Serumproteine und Proteoglykane.

Ätiologie

Die Ablagerung von Amyloid in Geweben kann idiopathischer (**primärer**) Genese sein oder aber infolge diverser Grundkrankheiten auftreten (**sekundär**). So kommt es im Rahmen von Entzündungen oder Tumoren, z. B. bei malignen Lymphomen, häufig zu einer Amyloidose.

Erbliche Erkrankungen wie das familiäre Mittelmeerfieber können ebenfalls zu einer Amyloidose führen.

Pathogenese

β-Fibrillen sind normalerweise Proteinbestandteile der Grundstruktur von Immunglobulinen, des Hämoglobins oder von Peptidhormonen. Amyloidosen entstehen bei einem vermehrten Anfall oder einem verminderten Abbau dieser β-Fibrillen. Schwer lösliche β-Fibrillen können ebenfalls zu einer Amyloidose führen.

Abhängig vom Vorkommen der „Vorläuferproteine" und vom Ort der Amyloidablagerung kann eine Amyloidose systemisch oder lokal auftreten. Die systemische Form der Amyloidose, also der Befall aller Organe, ist dabei häufiger anzutreffen.

> Die häufigsten und wichtigsten Amyloidtypen sind das AA- sowie das AL-Amyloid.

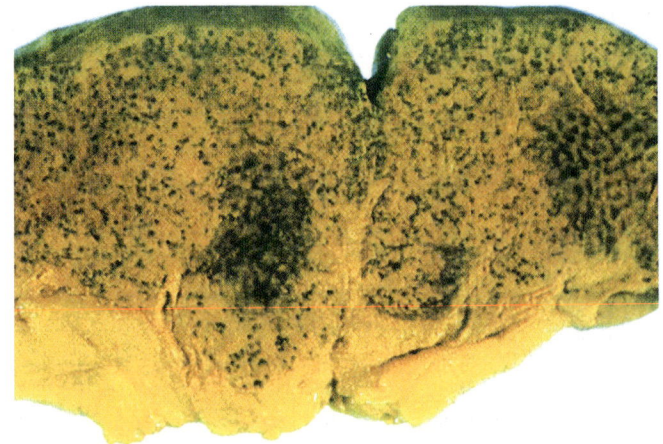
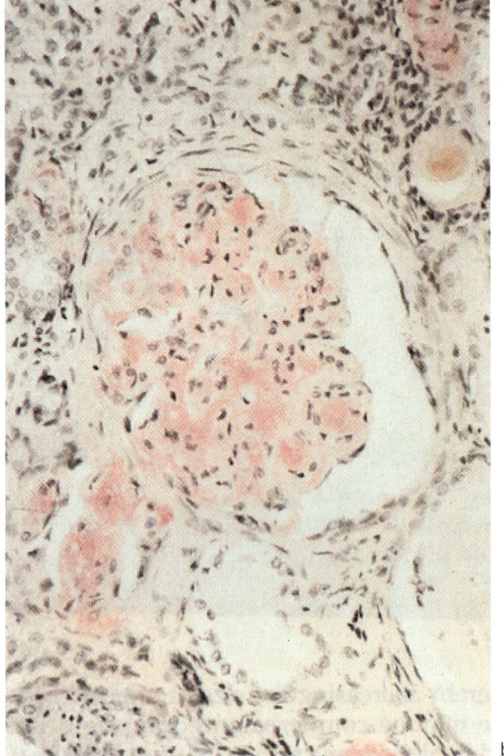

▮ Abb. 1: AA-Amyloid. [16]
a) Makroskopie einer AA-Amyloidose mit Ablagerung in der Niere (schwarz angefärbt mit einer Iod-Reaktion).
b) Mikroskopische Ansicht eines Nierenglomerulus bei AA-Amyloid-Ablagerungen in Mesangium und entlang der Kapillarschlingen (dunkleres Rot).

Amyloidtyp	Aufbau	Ätiologie	Lokalisation
AL-Amyloid (immune Amyloidose)	Leichtkettenbestandteile der Immunglobuline	Primär; sekundär z. B. beim Plasmozytom	Systemisch
AA-Amyloid	Bestandteile des Akute-Phase-Proteins Amyloidprotein A	Primär; erblich; sekundär z. B. bei chronischen Entzündungen, Tumoren	Systemisch
ATTR-(AP-)Amyloid	Präalbumin strukturell verändert, schwer löslich	Angeboren: familiäre Amyloidose	Systemisch
Aβ-(AS-)Amyloid (senile Amyloidose)	Bestandteile von Glykoproteinen des ZNS	Im Rahmen des M. Alzheimer	Lokal: ZNS, Plaques im Gehirn, Amyloidangiopathie
Aβ$_2$-(AB-)Amyloid (Hämodialyse-Amyloidose)	β$_2$-Mikroglobulin	Sekundär: im Rahmen einer langdauernden Dialysebehandlung	Lokal: Knochen, Synovia, Sehnen, Gefäße
AE-Amyloid (endokrine Amyloidose)	Bestandteile von Peptidhormonen oder anderen Peptiden	Sekundär: z. B. bei Diabetes, Tumoren	Lokal: abhängig von Bildungsort des Peptids

▮ Tab. 1: Auswahl an Amyloidosen.

Morphologie

Bevorzugte Ablagerungsstätten des Amyloids sind u. a. Herz, Zunge, Niere (▌ Abb. 1 a, b), Leber, Milz und Darm.

> Amyloidosen verändern die normale Organarchitektur und können im betroffenen Organ zu schweren Funktionsstörungen führen: z. B. Herzinsuffizienz, Niereninsuffizienz, GI-Malabsorptionsstörungen.

Die Amyloidosen machen sich histologisch als Ansammlung von proteinreichem, kongophilem Material bemerkbar. Dieses Material befindet sich meist in direkter Umgebung zu Gefäßen, in kollagenreichen Geweben oder aber entlang von Basalmembranen.
Die betroffenen Organe wirken vergrößert und in ihrer Konsistenz verhärtet. Das Amyloid zeigt sich auf ihren Schnittflächen blass und glasig. Zudem fällt oft eine erhöhte Transparenz der Organschnittflächen ins Auge.

Mukoide Degeneration

Bei der mukoiden Degeneration kommt es im Rahmen degenerativer Prozesse zur Ablagerung von **Proteoglykanen** (Mukopolysacchariden) ins Gewebe. Man findet diese Veränderungen speziell an Komponenten des Bewegungsapparats (z. B. Menisken), aber auch in der Gefäßwand der Aorta.

> Beim Myxödem kommt es zu einer vermehrten Proteoglykan- und Wassereinlagerung in die Haut. Man findet es beispielsweise beim Morbus Basedow prätibial.

Sonstige Veränderungen

Bei einer Vaskulitis der Aorta findet man eine Auflösung der elastischen Fasern **(Elastolyse).** Bei einer **Fibroelastose** liegen vermehrt elastische und kollagene Fasern vor (z. B. im Rahmen einer Herzmuskelentzündung).

Eine basophile Degeneration elastischer Fasern kann durch UV-Licht in der Haut induziert sein. Dabei ist das Elastin meist strukturell verändert (aktinische Elastose). Mit zunehmendem Alter ist ein Rückgang der elastischen Fasern physiologisch (▌ Abb. 2).
Schäden und Veränderungen an der **Basalmembran** lassen sich bei Autoimmunglomerulonephritiden sowie beim Diabetes mellitus in der Niere beobachten. Entzündungen und Tumoren können ebenfalls zur Schädigung der Basalmembran führen.

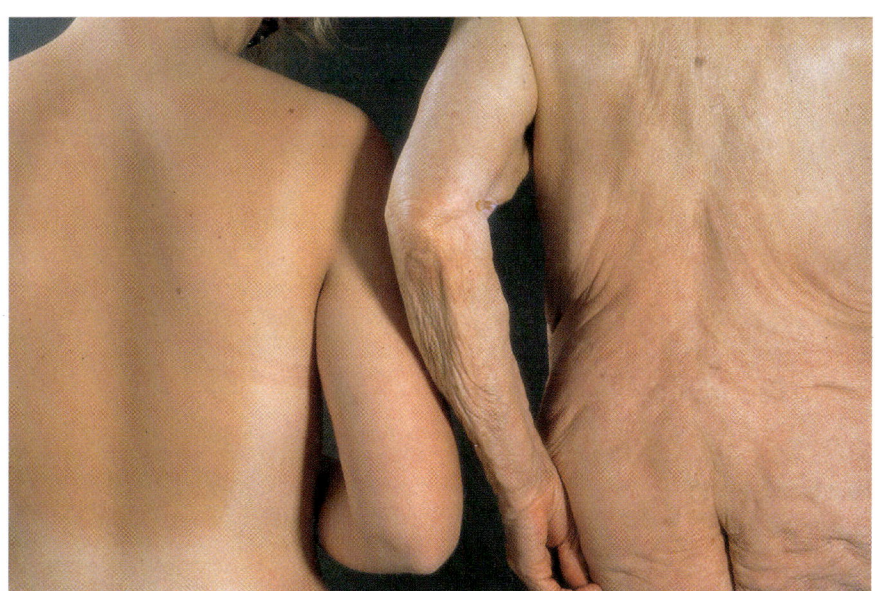

▌ Abb. 2: Altershaut (rechts) mit Elastizitätsverlust und Faltenbildung. [17]

Zusammenfassung

✖ **Ödeme** sind Flüssigkeitsansammlungen im Gewebe und werden je nach Entstehung in verschiedene Typen eingeteilt.

✖ **Ergüsse** stellen Flüssigkeitsansammlungen in Körperhöhlen dar.

✖ Bei der **Fibrose** kommt es zur Bildung kollagenen Gewebes als Reaktion auf Entzündungen, Ödeme etc.

✖ Bindegewebiges **Hyalin** entsteht bei degenerativen Gewebeveränderungen, vaskuläres Hyalin durch eine Plasmaanreicherung in der Gefäßwand.

✖ Eine **Amyloidose** kann erblich bedingt sein oder primäre bzw. sekundäre Ursache haben. Amyloidablagerungen sind dabei häufiger systemisch als lokal zu finden.

Nekrose und Apoptose I

Nekrose

Definition

Die Nekrose beschreibt die morphologischen Veränderungen von Zellen/ Gewebe, welche nach dem Zelltod stattfinden. Der Zelltod wird dabei durch langanhaltende irreparable Gewebeschädigung hervorgerufen (**akzidenteller Zelltod**).

> Bei der Nekrose sind immer viele Zellen eines Zellverbands vom Zelltod betroffen.

Pathogenese

Durch Ischämie, ATP-Mangel, Sauerstoffradikale oder mechanische Einwirkung kommt es zu Schäden an Membran, Organellen und DNA von Zellen eines Zellverbands (s. S. 38/39). Diese Schäden führen zunächst zu reversiblen Zellveränderungen, welche sich vor allem in einer hydropischen Zellschwellung äußern. Potenzieren sich die Schäden oder sind die Zellen nicht in der Lage, einen reversiblen Schaden zu reparieren, wird schließlich ein bestimmter Punkt überschritten („Point of no return"), an dem der Schaden als irreversibel anzusehen ist. An diesem Punkt kommt der Stoffwechsel der Zellen zum Erliegen. Energie-, Protein- sowie Elektrolythaushalt brechen zusammen.

Durch die Nekrose einer Zelle kommt es zudem zur Schädigung umliegender Zellen. Dies ist zum einen auf die beim Zelluntergang freigesetzten Enzyme zurückzuführen, zum anderen wird durch die Freisetzung von zellulären Mediatoren eine Entzündungsreaktion getriggert.

Koagulationsnekrose

Definition

Die Koagulationsnekrose findet sich in proteinreichen Organen, z. B. der Muskulatur. Durch Sauerstoffmangel (z. B. Blutzufuhr↓) kommt es zur Umstellung auf die anaerobe Glykolyse. Die resultierende Gewebeansäuerung (Laktat↑) führt zur **Denaturierung** von in den Zellen enthaltenen **Proteinen**

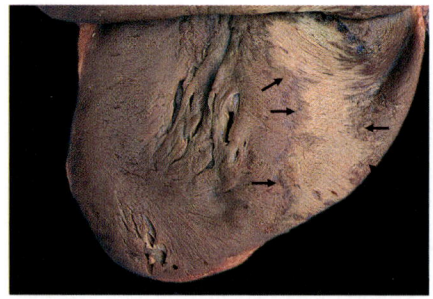

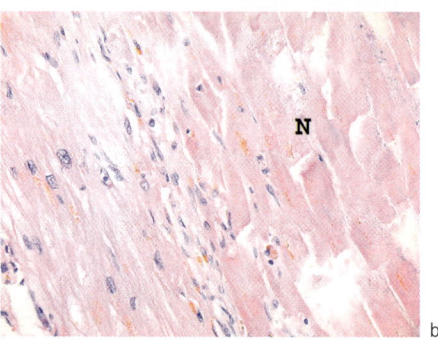

und Enzymen. Als Resultat brechen der Elektrolythaushalt und das strukturelle Gefüge zusammen.

> Eine Koagulationsnekrose ist typisch bei anämischen Infarkten in z. B. Herz, Niere und Milz.

Makroskopie

Zunächst erscheint das Gewebe geschwollen und abgeblasst (Blutzufuhr↓). 6–8 h nach dem letalen Zellereignis imponiert die Koagulationsnekrose dann **lehmgelb.** Nach weiteren 7 Tagen hat sich ein **roter Rand** um das gelbe Gebiet gebildet, der aus kapillarreichem Granulationsgewebe und Einblutungen besteht (■ Abb. 1).

Mikroskopie

Man stößt schon relativ früh nach dem Nekroseereignis auf eine **Chromatinaggregation** der Zellkerne, welche daraufhin schrumpfen (**Karyopyknose**). Die Kernpyknose ist nach ca. 2 h zu beobachten. Schließlich kommt es dann zum Zerfall (**Karyorhexis**) und letztendlich zur Auflösung des Kerns (**Karyolysis**) nach 10 h.

Sonderformen

Trockene Gangrän

Bei der **trockenen Gangrän** (Gangrän = Brand) kommt es zur Austrocknung der Koagulationsnekrose, was eine Besiedelung durch Bakterien verhindert. Sie ist vor allem an den unteren Extremitäten bei Gefäßverschlüssen zu finden und macht sich als schwarze Verfärbung bemerkbar.

Schorfnekrose

Unter Schorfnekrose versteht man die Koagulationsnekrose von Schleimhäuten mit weißen, abwischbaren Belägen. Diese bestehen aus nekrotischem Material, **Fibrinausschwitzung** und Blut.

Verkäsung

Bei einer Verkäsung kommt es innerhalb einer Koagulationsnekrose zur Anreicherung von Granulozyten, die ebenfalls zugrunde gehen. Hieraus resultiert eine Lipidanreicherung im Nekrosegewebe, welche die Proteolyse erschwert. Makroskopisch imponiert dies als **käsigweiße, bröckelige Masse.** Typisch ist dies bei einer **Tuberkulose.**

Fibrinoide Nekrose (Kollagenfasernekrose)

Bei dieser Art der Nekrose werden Kollagenfasern fragmentiert, und es kommt zu einer Blutplasmaeinschwemmung. Es entsteht eine Ansammlung aus Fibrin, Zelltrümmern und Plasmabestandteilen. Dieses Gemisch färbt sich **homogen eosinrot** (■ Abb. 2) und ist typisch

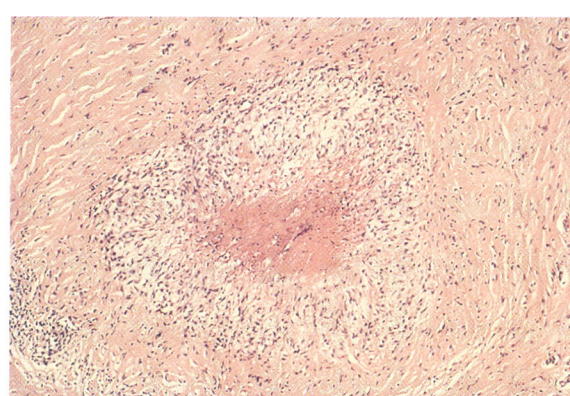

Abb. 2: Fibrinoide Nekrose (Mitte) im Rheumagranulom. [13]

und wird zur Kolliquationsnekrose. Die feuchte Gangrän kann aber auch durch eine primäre Besiedlung mit Fäulniserregern hervorgerufen werden.
Wie bei der trockenen Gangrän findet man auch hier eine grünlich-schwarze Verfärbung des betroffenen Körperareals.

Nekrosefolgen

> Eine Nekrose wird immer von einer Entzündungsreaktion begleitet.

Nekroseareale werden durch die stattfindende **Entzündungsreaktion** zunächst abgeräumt. Bei Koagulationsnekrosen lösen neutrophile Granulozyten mit ihren Proteasen zunächst das Nekrosegebiet auf, bevor Makrophagen das Material abräumen. Bei Kolliquationsnekrosen kann eine Abräumung durch Makrophagen sofort erfolgen.
Der entstehende Raum kann über Granulationsgewebe mit **Narbengewebe** angefüllt werden (**Organisation**). In proliferationsfähigen Geweben kann das ursprüngliche Gewebe wieder hergestellt werden (**Regeneration**). Man spricht dann von einer **Restitutio ad integrum.**
Im Falle der **Defektheilung (Reparatio)** bleibt nach Nekrose funktionsunfähiges Material, z.B. eine **Pseudozyste,** zurück.

> Eine Pseudozyste bezeichnet einen Hohlraum, der Flüssigkeit enthält. Eine Epithelauskleidung fehlt.

z.B. bei Magen-/Duodenalulkus oder autoimmunen Erkrankungen.

Hämorrhagische Nekrose
Bei Permeabilitätsstörungen der Gefäßwand, Blutrückstauung o.Ä. kann es zum Übertritt von Blut in das Nekroseareal kommen. Man spricht dann von einer hämorrhagischen Nekrose.

Kolliquationsnekrose

Definition
Eine Kolliquationsnekrose ist ein Zell-/Gewebeuntergang mit **Erweichung** und **Verflüssigung.** Man findet sie in proteinarmen, lipidreichen (z.B. Gehirn) oder aber proteasereichen Geweben (z.B. Pankreas).
Bei der Kolliquationsnekrose kommt es zu einer Freisetzung von zellulären Enzymen (z.B. saure Hydrolase der Lysosomen), welche die Zelle von innen verdauen (Autolyse).
Laugen führen in proteinreichem Gewebe zu einer Kolliquationsnekrose.

> Die hydrolytischen Enzyme können sowohl zelleigenen (Autolyse) als auch bakteriellen (Heterolyse) Ursprungs sein (s.u. „Feuchte Gangrän").

Morphologie
Das betroffene Gewebe ist verflüssigt, matschig. Mikroskopisch kann man angeschwollene Zellen beobachten.

Sonderformen
Fettgewebsnekrose
Die **enzymatische** Form der Fettgewebsnekrose (▌ Abb. 3) ist typisch für die autodigestive Pankreatitis. Hierbei greifen die aus dem Pankreas freigesetzten Lipasen das umgebende Fettgewebe an. Die entstehenden Fettsäuren binden sich mit Kalzium zu sogenannten **Kalkseifen/Kalkspritzern.**
Bei der **einfachen/traumatischen** Form der Fettgewebsnekrose kommt es durch Knochenbrüche, Ischämie o.Ä. zu einer Schädigung von Fettzellen. Das frei werdende Fett wird durch Lipophagen aufgenommen und abgebaut. Die Lipophagen wandeln sich dabei zum großen Teil zu sog. Schaumzellen. Diese organisierte Form der Fettgewebsnekrose stellt sich mikroskopisch als **Lipogranulom** dar. Das freigesetzte Fett kann aber auch in die Blutbahn eintreten und dann zu einer Fettembolie führen.

Feuchte Gangrän
Bei der **feuchten Gangrän** kommt es zum Umbau einer Koagulationsnekrose durch Bakterien (Fäulniserreger), Leukozyten und lytische Enzyme. Hierdurch verflüssigt sich die Koagulationsnekrose

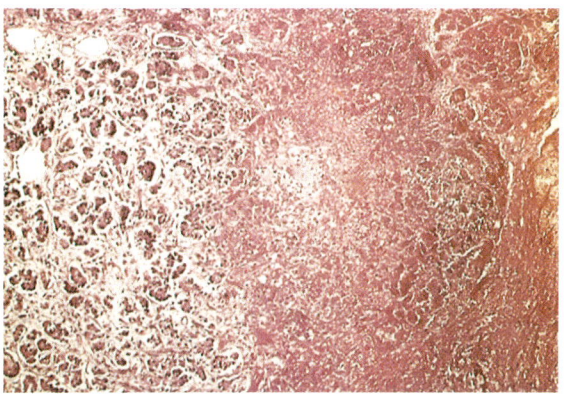

Abb. 3: Lipolytische Fettgewebsnekrose. Im linken Bildteil: beginnende Lyse, im rechten Bildteil: Nekrose mit hämorrhagischer Infazierung. [2]

Nekrose und Apoptose II

Nekrose

Tumornekrose

Bei der Tumornekrose kommt es aufgrund einer mangelnden Blutversorgung im Inneren eines Tumors zum Absterben von Gewebe. Man findet hier dann eine Koagulationsnekrose.

Apoptose

Definition

Unter Apoptose versteht man den **programmierten** („geplanten") **Zelltod**. Die Apoptose ist der Gegenspieler der Zellproliferation und sorgt somit für einen ausgeglichenen Zellumsatz. Der programmierte Zelltod wird von einer geschädigten, gealterten oder nicht mehr stimulierten Zelle selbst initiiert. Hierbei sterben also einzelne Zellen aus einem Zellverband.

Pathogenese

> In einer Zelle gibt es pro- (z. B. p-53, bax-Gen) und antiapoptotische (z. B. bcl-2-Gen) Faktoren, welche Tumorsuppressorgene/Protoonkogene sind (s. S. 10 und 86/87). Dominieren die pro-apoptotischen Faktoren, kommt es zum kontrollierten Zelltod.

Die Apoptose verläuft in mehreren Phasen. Zunächst legt die Zelle fest, dass sie sich selbst zerstören muss. Ist eine Zelle beispielsweise zu alt, bekommt sie ungenügend Wachstumsfaktoren, ist der Kontakt zu Nachbarzellen abgebrochen oder gibt p53 im Zellzyklus (s. S. 10/11) das Signal zur Apoptose, so zerstört sich die Zelle.

Zur Auslösung einer Apoptose gibt es verschiedene Wege. Zum einen kann dies **rezeptorvermittelt** geschehen. Dabei spielt der sogenannte Todesrezeptor (CD95) in der Plasmamembran von Körperzellen die Hauptrolle. An diesen Rezeptor binden Liganden (z. B. TNF-α, Fas-Ligand), welche durch Lymphozyten sezerniert werden können. Ein Beispiel hierfür ist die Wirkung von T-Killerzellen.

Zum anderen kann die Apoptose durch Schädigung der **Mitochondrien** ausgelöst werden. Hierbei kommt es entweder direkt zu einer Schädigung der Mitochondrienmembran (durch Ca^{2+}, Sauerstoffradikale) oder aber indirekt über ein extrazelluläres Signal zu einer intrazellulären Aktivierung von Proteinen (z. B. bcl-2/bax-Gruppe), welche die Mitochondrienmembran schädigen. Diese werden durchlässig und geben Cytochrom c ab.

Gemeinsamer Endpunkt der beiden Mechanismen ist schließlich die Aktivierung von **Caspasen.** Die Caspasen wirken proteolytisch und bauen das Zytoskelett und andere zelluläre und nukleäre Proteine ab (u. a. DNA-Reparaturenzyme). Des Weiteren werden auch Endonukleasen aktiviert, welche zu einer DNA-Fragmentierung führen. In der Folge kommt es durch Membranschäden zu einem Ca^{2+}-Einstrom in die Zelle, was weitere apoptosefördernde Enzyme aktiviert.

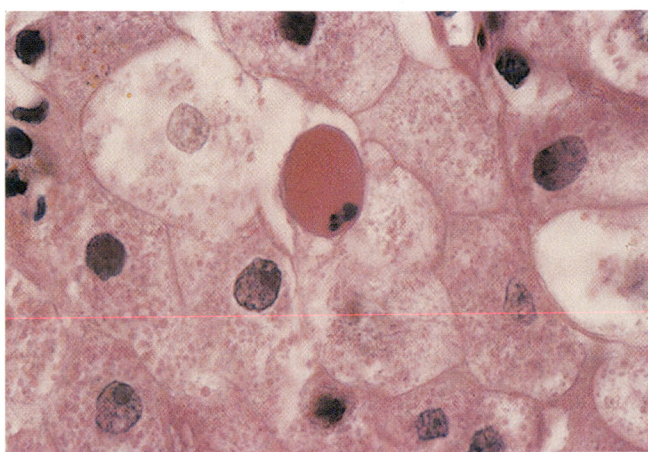

■ Abb. 1: Apoptosekörperchen in der Leber bei Virushepatitis (Councilman-Bodies). Durch Koagulation des Zellplasmas entstehen diese hyalinen Körperchen. [13]

Letztendlich werden die apoptotischen Zellen abgeräumt. Dies kann durch Nachbarzellen oder aber auch Makrophagen geschehen.

> Bei der Apoptose ist keine begleitende Entzündungsreaktion zu finden.

Morphologie

Zunächst führt die proteolytische Spaltung von Proteinen, welche den extrazellulären Kontakt zu den Nachbarzellen herstellen, zur **Loslösung** der apoptotischen Zelle von den Nachbarzellen. Im Folgenden wird die DNA fragmentiert, und es kommt im Kern zur Bildung von **Chromatinklumpen.** Durch die Zerstörung des Zytoskeletts bilden sich **Blasen in der Plasmamembran.** Außerdem **schrumpft** die Zelle bei noch erhaltenen Organellen. Auch der Zellkern schrumpft **(Karyopyknose)** und fällt schließlich auseinander.

	Apoptose	Nekrose
Betroffene Zellen	Eine	Mehrere Zellen/Zellverband
Auslösender Mechanismus	p53, Fehlen von Wachstumsfaktoren etc.	Schwere langanhaltende Zellschädigung
Zellgröße	Verkleinert, geschrumpft	Vergrößert, geschwollen
Zellkern	Fragmentiert	Chromatin-Aggregation → Karyopyknose → Karyorhexis → Karyolysis
Zellmembran	Intakt	Zerstört
Organellen	Intakt	Zerstört
Begleitende Entzündungsreaktion	Keine	Häufig
Physiologisch/Pathologisch	Meist physiologisch, kann aber auch pathologisch (DNA-Schäden) sein	Immer pathologisch, Konsequenz aus irreparablen Zellschäden

■ Tab. 1: Unterschiede zwischen Apoptose und Nekrose.

Schließlich **fragmentiert** die Zelle, und es entstehen die sogenannten **Apoptosekörperchen** (❚ Abb. 1). Diese werden nun von Nachbarzellen oder Makrophagen aufgenommen bzw. in ein evtl. vorhandenes Lumen sezerniert.

Klinische Bedeutung

Die Apoptose spielt bei der Entwicklung des Embryos eine wichtige Rolle. Eine verminderte Apoptose ist beispielsweise vermehrt bei Karzinomen mit p53-Mutation zu finden, während eine vermehrte Apoptose mitunter bei HIV-Infektionen eine große Rolle spielt.

Apoptose vs. Nekrose

Apoptose und Nekrose lassen sich im Grunde leicht voneinander unterscheiden (❚ Tab. 1 und ❚ Abb. 2).

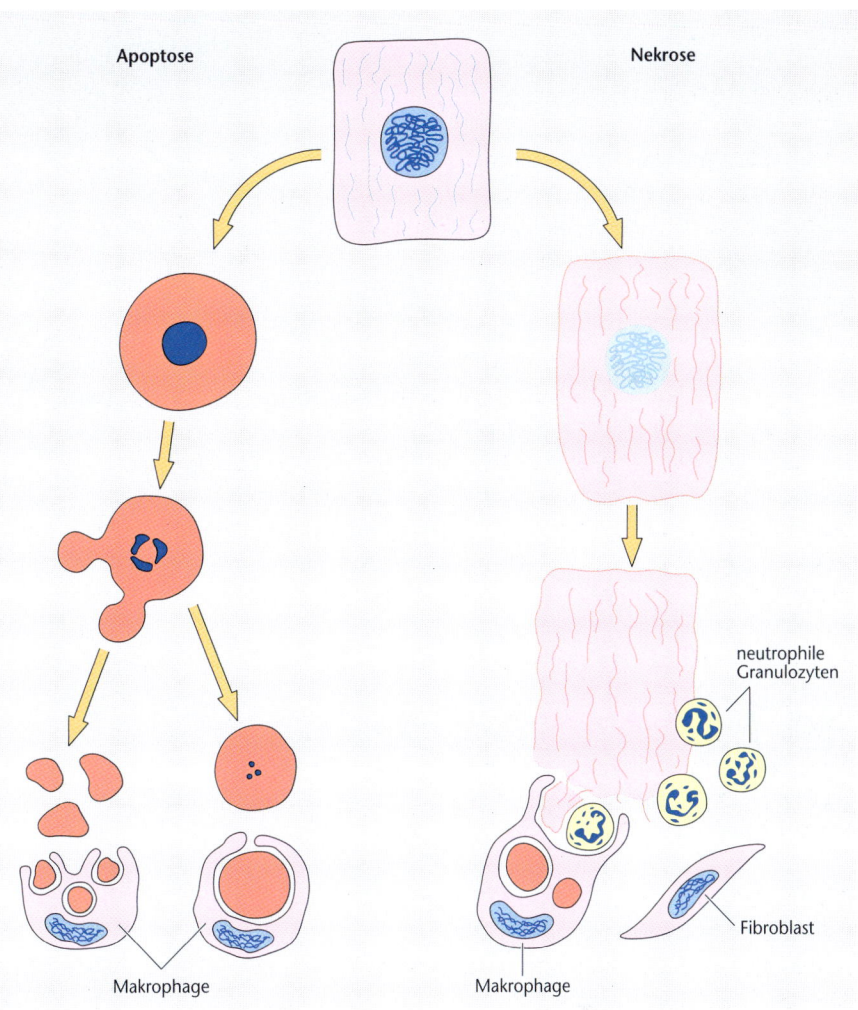

❚ Abb. 2: Lichtmikroskopische Kennzeichen von Apoptose und Nekrose. Erklärung siehe Text und ❚ Tab. 1. [13]

Zusammenfassung

✖ Einer Nekrose (Zelltod) gehen langanhaltende irreversible Zellschäden durch endogene oder exogene Noxen voraus.

✖ Man unterscheidet zwischen einer **Koagulationsnekrose,** welche in proteinreichen Geweben zu finden ist, und einer **Kolliquationsnekrose,** welche in proteinarmen, lipidreichen oder aber proteasereichen Geweben stattfindet.

✖ Wichtige Formen der Koagulationsnekrose sind die **trockene Gangrän, Verkäsung, fibrinoide Nekrose** und die **hämorrhagische Nekrose.** Wichtige Formen der Kolliquationsnekrose sind die **feuchte Gangrän** sowie die **Fettgewebsnekrosen.**

✖ Eine Nekrose wird durch Makrophagen abgeräumt. An ihrer Stelle kann dann **Narbengewebe, funktionstüchtiges „Originalgewebe"** oder aber **funktionsuntüchtiges Material** zurückbleiben.

✖ Unter **Apoptose** versteht man den programmierten Zelltod. Er kann rezeptorvermittelt oder aber durch Schädigung der Mitochondrienmembran ausgelöst werden. **Caspasen** führen dann schließlich zum Absterben der Zelle.

Regeneration I

Definition

Unter Regeneration versteht man den Ersatz von zugrunde gegangenen Zellen/Gewebe.

Bei der **vollständigen Regeneration** werden dabei die zugrunde gegangenen Zellen durch Zellen der gleichen Art ersetzt (Restitutio ad integrum). Nicht jedes Organ ist zur vollständigen Regeneration befähigt, da nicht jedes Organ teilungsfähige Zellen (Stammzellen) besitzt.

Bei der **unvollständigen Regeneration** wird Gewebe durch anderes Gewebe (Narbengewebe) ersetzt (Defektheilung).

Gewebe (s. S. 6/7) lässt sich anhand seiner Teilungsfähigkeit in drei verschiedene Grundtypen einteilen: **Wechselgewebe, stabiles Gewebe** und **permanentes Gewebe** (■ Tab. 1).

Je höher die Zelldifferenzierung des betreffenden Gewebes ist, desto geringer ist seine Teilungs- und damit auch Regenerationsfähigkeit.

> Der Begriff der Zelldifferenzierung beschreibt die Spezialisierung von Zellen auf bestimmte Arbeitsaufgaben im Körper.

In Geweben ohne vollständige Regeneration können Zellverluste durch die Bildung von Narbengewebe (Fibrose) ausgeglichen werden. Dies führt meist zu funktionellen Einschränkungen des betroffenen Organs.

Die **physiologische** Regeneration bezeichnet den Zellersatz, der aufgrund von physiologischen Zellverlusten (z. B. in Darmschleimhaut, Endometrium) erfolgt. Bei der **pathologischen** Regeneration muss Gewebe nach Zellverlust durch Traumata oder Entzündungen regeneriert werden.

> Eine vollständige Regeneration kann nur in Wechsel- oder stabilen Geweben stattfinden. Weitere Voraussetzungen sind eine erhaltene Basalmembran sowie ein erhaltenes Stützgewebe. Diese Strukturen dienen als Leitstrukturen für die Regeneration.

Gewebe	Eigenschaft	Beispiele
Wechselgewebe	Gewebe mit hoher Zellneubildung und hohem Zellverlust	Hämatopoetisches System, lymphatisches System, Haut, Schleimhäute etc.
Stabiles Gewebe	Gewebe, das bei hohem Zellverlust mit einer Zellneubildung reagieren kann	Leber, Niere, exokrine und endokrine Drüsen, BG, Endothelien etc.
Permanentes Gewebe	Gewebe mit hoher Differenzierung ohne Zellteilung	Herz- und Skelettmuskulatur, Ganglienzellen

■ Tab. 1: Einteilung der Gewebe anhand ihrer Fähigkeit zur Regeneration.

Vollständige Regeneration

Durch Entzündungsmediatoren aus dem geschädigten Gewebe kommt es anfangs zur Bildung eines entzündlichen Infiltrats im Schädigungsbereich. Dieses Infiltrat dient dazu, das zur Schädigung führende Agens zu beseitigen (→ exsudative Entzündungsreaktion). Schließlich wird auch das entzündliche Infiltrat durch Enzyme eliminiert. Es kommt dann zu einer Wiederherstellung des Parenchyms über lokal/systemisch freigesetzte Wachstumsmediatoren. Eine Narbe bleibt nicht zurück.

Beispiel für eine vollständige Regeneration ist die Wiederherstellung der Leber nach einer Teilresektion.

Unvollständige Regeneration

Hautwunden

Wunden (Gewebeunterbrechungen) entstehen durch pathologisches Einwirken (z. B. Entzündung, Trauma) auf Gewebe. Die Wundheilung erfolgt abhängig von der Art des Gewebes und der Art der Schädigung.

Bei der primären Wundheilung liegen

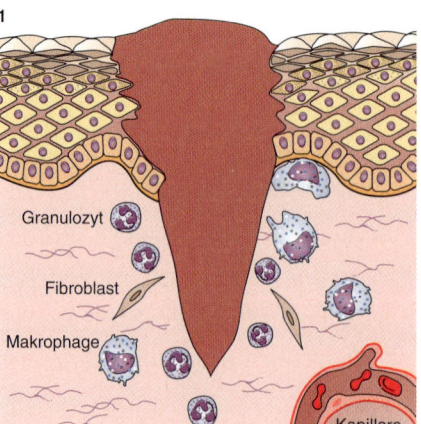
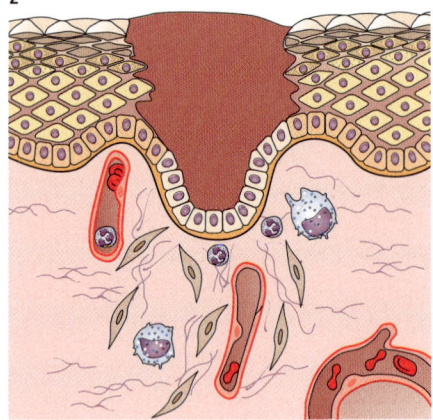

Granulozyt

Fibroblast

Makrophage

Kapillare

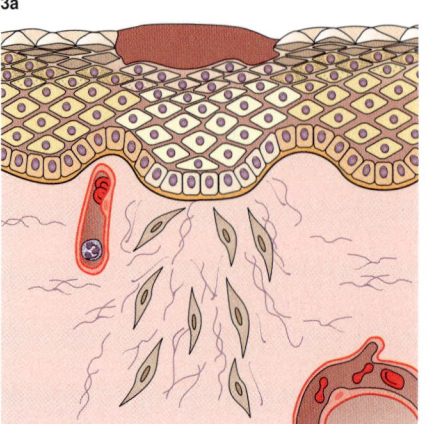
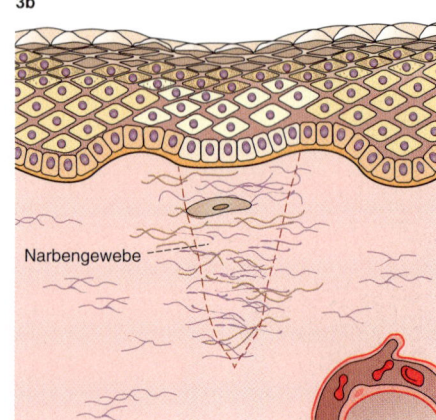

Narbengewebe

■ Abb. 1: Schematische Darstellung der Wundheilung einer Hautwunde. Erläuterungen siehe Text. [12]

die Wundränder glatt aneinander, während sie bei der sekundären Wundheilung weit voneinander entfernt sind. Der Mechanismus der Wundheilung ist dabei identisch. Allerdings brauchen die einzelnen Phasen bei der sekundären Form länger, um zu einer Wundheilung zu führen.

Eine Wunde umfasst immer lokale Nekroseareale, präterminal geschädigte Zellen und eine begleitende akute Entündungsreaktion (s. S. 72–75). In der ersten Phase (❙ Abb. 1) der Wundheilung (**exsudative Phase, (1)**) kommt es so zu einer Strömungsverlangsamung und einer Permeabilitätssteigerung im betroffenen venösen Kapillarbett. Dies führt schließlich dazu, dass ein eiweißreiches Exsudat samt Blut und Fibrin in den entstandenen Defekt übertritt. Durch Gerinnung sorgt das Blut für den Verschluss der Wunde (Schorf).

In der nun folgenden **resorptiven Phase (1/2)** wird das entstandene Exsudat durch Makrophagen, Granulozyten und Lymphozyten abgeräumt.

In der **proliferativen Phase (2)** kommt es schließlich zur Bildung eines **Granulationsgewebes.** Wachstumsfaktoren, die durch die eingewanderten Entzündungszellen abgegeben werden, stimulieren hierbei sowohl die Gefäßneubildung als auch die Einwanderung von Fibroblasten. In der abschließenden **reparativen Phase (3a/b)** bilden die Fibroblasten Kollagenfasergewebe (Narbengewebe), das zellarm, faserreich und gefäßarm ist. Schließlich erfolgt die Reepithelialisierung.

> Die Wundheilung ist im Prinzip eine entzündliche Reaktion. Sie startet mit einer exsudativen Komponente, um dann direkt abzuheilen oder in eine granulierende Entzündung überzugehen.

Komplikationen

Überschießende Narbenbildung (z. B. Keloid), Infektionen, chronische Wunden, Serom (blut-/lymphegefüllter Hohlraum im Wundgebiet), Granulombildung (bei zurückgebliebenen Fremdkörpern), Wiederaufreißen der Narbe oder aber Kontrakturen („Verkürzung" des Gewebes). Durchblutungs-, Ernährungs- und immunologische Störungen haben einen negativen Einfluss auf die Wundheilung.

> Beim Diabetes mellitus kommt es aufgrund der schlechten Durchblutungssituation und der hohen Infektionsneigung oftmals nur zu einer langwierigen, schleppenden Wundheilung mit der Gefahr der Chronifizierung.

Leberzirrhose

Die Leberzirrhose ist das Endstadium diverser Lebererkrankungen (Alkohol, Hepatitis etc.), bei denen es zur Nekrose des Leberparenchyms mit konsekutiver Entzündungsreaktion sowie Regeneration kommt. Die Regeneration erfolgt bei der Leberzirrhose teils fibrotisch in Form von gebildeten Bindegewebssepten und teils in Form von sogenannten Regeneratknoten, die Leberparenchym enthalten (❙ Abb. 2).

Bei der mikronodulären Form der Leberzirrhose sind die Regeneratknoten klein (durchschnittlich ca. 3 mm groß) ausgebildet. Diese kleinen Knoten sind durch Bindegewebssepten voneinander getrennt.

Die makronoduläre Leberzirrhose umfasst Regeneratknoten, die größer als 3 mm sind. Diese Knoten sind ebenso durch Bindegewebssepten voneinander getrennt. Die bindegewebige Septierung erfolgt dabei immer zwischen Portalfeldern und Zentralvenen der Leberläppchen.

Bei der gemischten mikro- und makronodulären Zirrhose liegen Regeneratknoten beider Arten vor.

> Der Aufbau der Regeneratknoten (mikro-/makronodulär) erlaubt keine sichere Aussage über die Ursache für die Zirrhose.

Durch die Leberzirrhose erfährt die Architektur der Leber einen kompletten Umbau. Hierdurch lassen Syntheseleistung (Gerinnungsfaktoren, Albumin etc.) und Abbauleistung (Toxinabbau) der Leber nach. Die Lebergefäße verlaufen nicht mehr strukturiert geordnet zum Leberparenchym, sodass es durch Abfluss- und Zuflussstörungen zu einer **portalen Hypertension** (erhöhter Blutdruck in der Pfortader) sowie zur Ausbildung von **Umgehungskreisläufen** (Ösophagusvarizen, Bauchwandvarizen = Caput medusae etc.) in der Leber kommt.

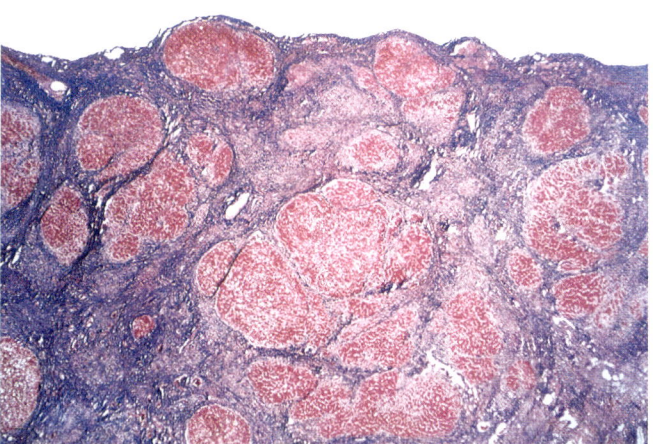

❙ Abb. 2: Alkoholtoxisch induzierte Leberzirrhose. Man erkennt auf dem Bild Regeneratknoten, die in Bindegewebe (= blau) eingebettet sind (Masson-Trichrom-Färbung). Vergleiche hierzu die physiolog. Struktur der Leber S. 7 ❙ Abb. 2. [18]

Regeneration II

Frakturheilung

Auch bei der Knochen-(Fraktur)-Heilung unterscheidet man eine primäre (Knochenenden adaptiert) und eine sekundäre Wundheilung (Knochenenden nicht adaptiert).

Bei der primären Frakturheilung unterscheidet man zwischen einer Kontaktheilung, bei welcher sich die Knochenenden direkt berühren und einer Spaltheilung, bei welcher ein Freiraum < 1 mm zwischen den beiden Frakturenden besteht. Bei der Kontaktheilung wachsen Osteone (Knochenlamellen konzentrisch angeordnet um Gefäße) in das jeweilige gegenüberliegende Frakturende ein. Bei der Spaltheilung erfolgt die Heilung innerhalb von 3–4 Wochen durch Granulationsgewebe.

> Da die primäre Knochenheilung mit einer schnellen Heilung einhergeht, ist sie stets anzustreben.

Bei der sekundären Wundheilung (❚ Abb. 1) besteht ein größerer Raum zwischen den Knochenenden. In diesem Zwischenraum entsteht zunächst ein **Frakturhämatom** (Tag 1–2), das dann durch einsprossende Kapillaren, Fibroblasten und Bindegewebe zum **bindegewebigen Kallus** (Tag 2–8) organisiert wird. Dieses gefäßreiche Bindegewebe wird zu Faserknochen/Geflechtknochen umgewandelt, und schließlich bildet sich durch die im Periost gelegenen Osteoprogenitorzellen und deren Entwicklungsstufen (Osteoblasten) die Knochensubstanz. Dieser **knöcherne Kallus** (Woche 1–4) wird dann durch mechanische Reize wieder zu der knochentypischen lamellären Struktur organisiert (Woche 4–6).

Komplikationen

❱ Osteomyelitis: Durch Besiedelung des Frakturhämatoms mit Bakterien (am häufigsten Staphylokokken) kann es zu einer Entzündung des Knochenmarks und des Knochens kommen.
❱ Pseudarthrose: Wenn der bindegewebige Kallus aufgrund mangelnder Ruhigstellung der Fraktur, Infektion oder mangelnder Durchblutung nicht durch den knöchernen Kallus ersetzt wird, bleiben die Frakturenden gegeneinander frei verschieblich.
❱ Überschießende Kallusbildung (Callus luxurians)
❱ Nekrosen: Infolge Durchblutungsstörungen im Frakturbereich kann es zu Knochennekrosen kommen.

❱ Thrombosen: Im Rahmen einer Ruhigstellung einer Fraktur ist die Entstehung von Thrombosen begünstigt.

> Im klinischen Alltag werden Frakturen, bei denen es innerhalb von 8 Monaten nicht zu einer Heilung gekommen ist, als Pseudarthrose bezeichnet, auch wenn kein bindegewebiger Kallus vorliegt.

Metaplasie

Bei der Metaplasie kommt es zur Umwandlung eines (Wechsel-)Gewebes bei chronischer Einwirkung von chemischen (z. B. Magensäure), physikalischen (z. B. mechanisch) oder immunologischen (z. B. chronische Entzündung) Noxen. Das Gewebe wandelt sich dabei in ein Gewebe, das gegenüber der Noxe resistenter ist. Eine Metaplasie kann eine wichtige Vorstufe bei der Entstehung eines malignen Tumors sein (s. S. 88/89).

Die Gewebeumwandlung verläuft über Stammzellen, welche die Basis für die physiologische Regeneration bilden (Reservezellen). Bei chronischer Änderung der äußeren Einflüsse (z. B. Säurereflux beim Barrett-Ösophagus) wird über Veränderungen der Genexpression deren Umdifferenzierung aktiviert.

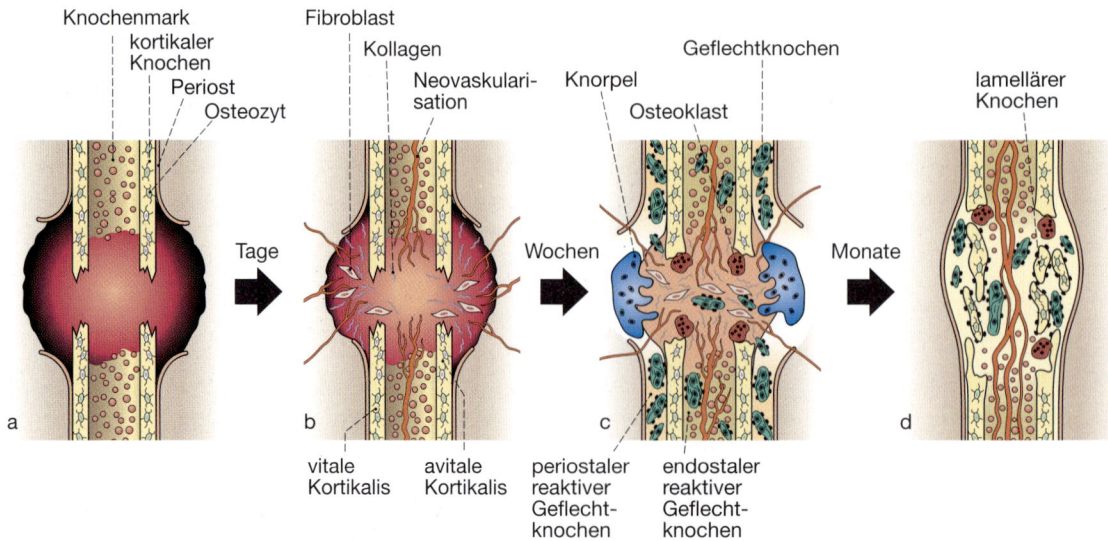

❚ Abb. 1: Schematische Darstellung der sekundären Wundheilung. [19]
a) Bildung des Frakturhämatoms.
b) Einsprossung von Kapillaren, Fibroblasten und Entwicklung des bindegewebigen Kallus.
c) Zunehmende Härtung zum knöchernen Kallus, Einwanderung von Knorpelzellen und Bildung von Geflechtknochen, zunehmende Revaskularisation, Osteoklasten glätten die Frakturenden.
d) Umwandlung des knöchernen Kallus in lamellären Knochen.

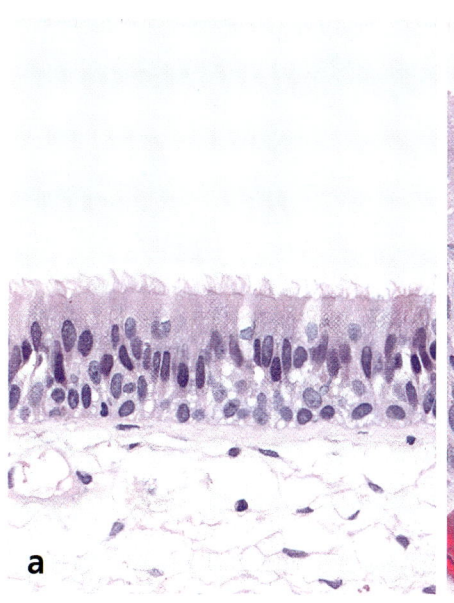

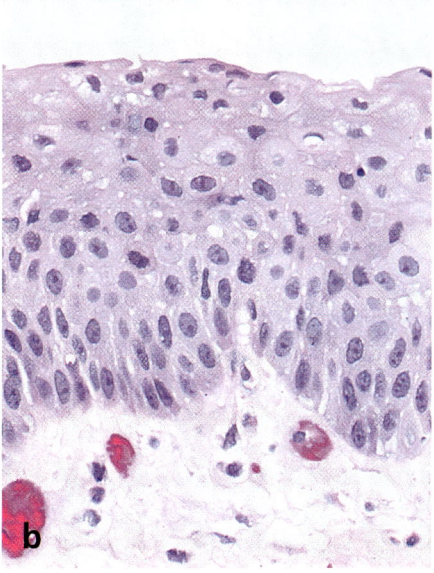

Abb. 2: Metaplasie. [6]
a) Normales Flimmerepithel.
b) Ersetzt durch Plattenepithel.

Die Metaplasie ist zu unterscheiden von der Heterotopie, welche das Vorkommen von normalem Gewebe an einem für dieses Gewebe untypischem Ort bezeichnet. Eine Heterotopie kann angeboren oder erworben (OP, Trauma) sein.

Plattenepithelmetaplasien

Von Plattenepithelmetaplasie spricht man, wenn sich ein Epithel anderer Art in ein Plattenepithel umdifferenziert. So kann es als Folge von toxischen Einflüssen auf das respiratorische Flimmerepithel der Luftwege durch Zigarettenrauch zur Umwandlung in ein Plattenepithel kommen (Abb. 2). Durch den Wegfall des Flimmerepithels sind hierdurch das lokale Abwehrsystem sowie der Schleimabtransport der Atemwege gestört.

Das mehrreihige Zylinderepithel des Gebärmutterhalses kann sich bei chronischer Entzündung in mehrreihiges Plattenepithel umwandeln.

Plattenepithelmetaplasien findet man auch in den Ausführungsgängen der Prostata bei starker östrogener Einwirkung, in Ausführungsgängen von Speicheldrüsen nach Strahlentherapie oder im Urothel bei chronischer Entzündung.

Intestinale Metaplasie

Bei chronischen Entzündungen o. Ä. können sich Teile der GI-Schleimhaut in Schleimhaut aus einem anderen Bereich des GI-Traktes umwandeln (Tab. 1). Am häufigsten beobachtet man diese Vorgänge in der Magenschleimhaut bei einer chronischen Gastritis.

Sonstige Metaplasien

Mesenchymales Gewebe kann sich bei chronischen Entzündungen oder chronisch-mechanischen Belastungen zu Knochen-, selten Knorpelgewebe umdifferenzieren. Es ist auch eine Urothelmetaplasie bekannt, bei welcher sich Drüsengewebe der Prostata in Urothel umwandelt.

Metaplasietyp	Eigenschaften
Komplette intestinale Metaplasie (enteraler Typ)	Aufbau wie Dünndarmschleimhaut: Becher- und Paneth- Körnerzellen
Inkomplette intestinale Metaplasie	Gastrale Drüsenformationen mit vereinzelten Becherzellen

Tab. 1: Metaplasietypen im Rahmen chronischer Gastritiden.

Zusammenfassung:

�֍ Eine **vollständige Regeneration** kann nur in Wechselgeweben oder in stabilen Geweben erfolgen.

✖ **Regeneration** ist durch ein Entzündungsgeschehen charakterisiert.

✖ Die **Wundheilung** verläuft phasenhaft: exsudative Phase, resorptive Phase, proliferative Phase und reparative Phase.

✖ Bei der **sekundären Frakturheilung** wird das Frakturhämatom zunächst durch einen bindegewebigen Kallus ersetzt, der durch den knöchernen Kallus ersetzt wird, welcher wiederum zu normaler lamellärer Knochenstruktur organisiert wird.

✖ Die **Leberzirrhose** kann morphologisch mikronodulär oder makronodulär erscheinen.

✖ Bei der **Metaplasie** differenziert sich ein Wechselgewebe in ein anderes Gewebe. Dies kann bei chronischen chemischen, physikalischen oder immunologischen Einflüssen passieren.

Gewebepigmente

Gewebepigmente sind Ansammlungen von Farbstoffen im Gewebe. Diese Farbstoffe können sowohl endogener als auch exogener Natur sein.

Endogene Pigmente

Der Nachweis endogener Pigmente im Gewebe deutet nicht unbedingt auf ein pathologisches Geschehen hin. Oft spricht eher ein Fehlen der Pigmente für den pathologischen Vorgang. In beiden Fällen entstammen endogene Pigmente physiologischen Stoffwechselvorgängen.

Pigmente aus dem Hämoglobinabbau

Beim Abbau von Hämoglobin im RES entsteht aus der Hämgruppe das Biliverdin. Dieses wird weiter umgewandelt zum hydrophoben Bilirubin (indirektes Bilirubin). In der Leber erfolgt dann eine Konjugation des Bilirubins mit einem Glukuronid, welches das Bilirubin hydrophil und somit harngängig macht (direktes Bilirubin). Das direkte Bilirubin wird über die Galle in den Darm abgegeben, dort zum Teil wieder rückresorbiert und dann mit dem Urin ausgeschieden.

Bei vermehrtem Anfall (▌ Tab. 1) kann indirektes/direktes **Bilirubin** nicht mehr vollständig ausgeschieden werden. Es lagert sich dann u. a. in der Haut oder den Skleren ab und färbt sie gelb. Bei dieser Gelbfärbung spricht man auch von einem **Ikterus** (▌ Abb. 1). Mikroskopisch imponieren diese Pigmente gelb-grünlich. Bei Ausscheidungsstörungen der Leberzellen sind diese Pigmente direkt in den Hepatozyten zu finden.

Bilirubinämie	Ursachen
Indirekte	▶ **Vermehrter Anfall:** Hämolyse, gestörte Erythropoese ▶ **Gestörte hepatische Aufnahme:** erblich bedingt, medikamentös induziert ▶ **Gestörte Konjugation:** Neugeborenenikterus, primäre/sekundäre Enzymdefekte.
Direkte	▶ **Gestörter Abtransport:** Verlegung der Gallengänge (Cholestase), Schädigung der Hepatozyten, Nierenschäden.

▌ Tab. 1: Ursachen für die indirekte und die direkte Hyperbilirubinämie.

> Der Abbau eines Hämatoms ist an seiner Farbe gut nachvollziehbar: rot-violett (Hämoglobin) → grün (Biliverdin) → gelb (Bilirubin).

Wird Hämoglobin in einem Hämatom nicht von Makrophagen aufgefressen, zerfällt es, spaltet das Eisen ab und kristallisiert zum braun-roten **Hämatoidin.**

Hämosiderin ist ein gelblich-braunes Pigment und entsteht in phagozytierenden Zellen. Diese nehmen Hämoglobin auf, spalten den Pyrrolring ab und speichern das entstandene Hämosiderin.

Hämatin entsteht bei Blutungen im GI-Trakt und kann in Stuhl oder Erbrochenem gefunden werden.

Pigmente bei gestörter Hämsynthese

Eine gestörte Hämsynthese **(Porphyrie)** ist ein schweres angeborenes Krankheitsbild. Hierbei kommt es durch eine defekte Hämsynthese zur Ablagerung von irregulären Syntheseprodukten in die Lysosomen von Haut, Knochen, Leber und vieler anderer Organe.

Melanin

Melanin, das braune Hautpigment, wird in Melanozyten produziert und in den Keratinozyten abgelagert. Die Menge des Melanins entscheidet dabei über die Hautfarbe.

Fehlende Melanozyten oder eine gestörte Melaninbildung können zu einem punktuellen (Vitiligo) oder einem generalisierten Melaninverlust (Albinismus) führen. Lokal gesteigerte Melanineinlagerungen in den Keratinozyten können physiologisch vorkommen (Muttermal, ▌ Abb. 2) oder aber pathologisch sein (Melanom).

Bei einer Hämochromatose (Eisenspeicherkrankheit) kann die Melaninbildung gesteigert sein und so zu einer Braunfärbung der Haut führen (Bronzehaut). Beim M. Addison (Hypokortisolismus) kommt es entweder zu einer gesteigerten oder aber zu einer verminderten Melaninbildung.

> Neuromelanin findet sich im Gehirn. Der Morbus Parkinson fällt durch eine verminderte Neuromelaninpigmentierung der Substantia nigra auf.

Lipofuszin

Im Rahmen zellulärer Umbauprozesse kommt es immer wieder zu Nekrosen einzelner Organellenbestandteile. Vor allem ältere Zellen können dieses Material nicht mehr suffizient durch ihr lysosomales System abbauen. Statt-

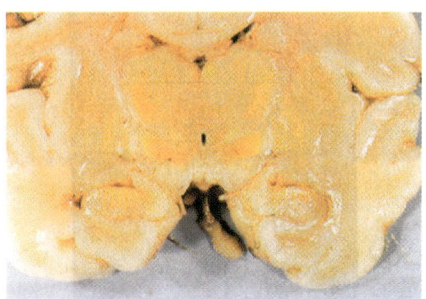

▌ Abb. 1: Makroskopisch sichtbare (gelblich) Bilirubinablagerungen im Rahmen eines Kernikterus bei einem Neugeborenen. [1]

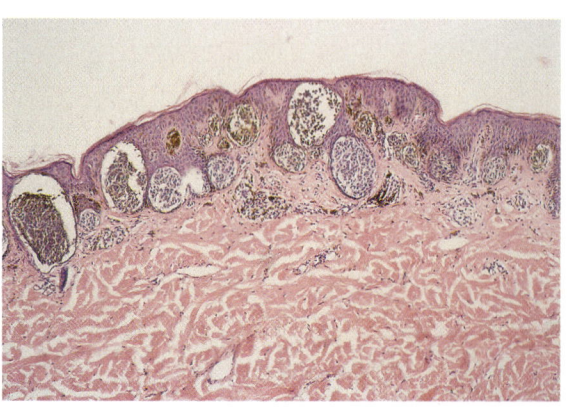

▌ Abb. 2: Melanozytärer Nävus, Nester mit Melanozyten. [17]

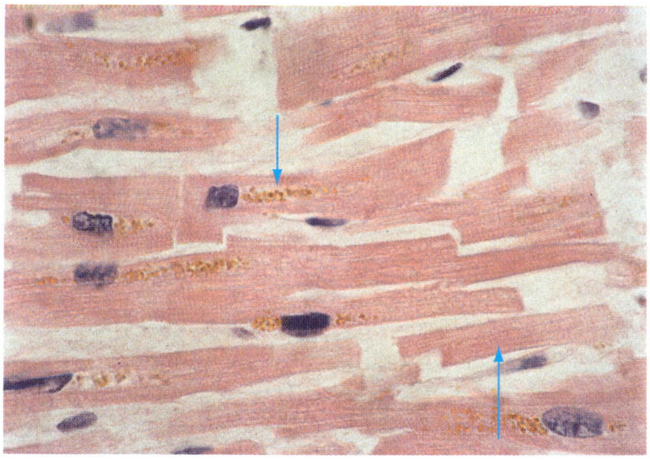

▌Abb. 3: Lipofuszinablagerung in einem altersatrophierten Herz (Pfeil = Lipofuszin). Die Herzmuskelfasern sind atrophisch verschmälert. [15]

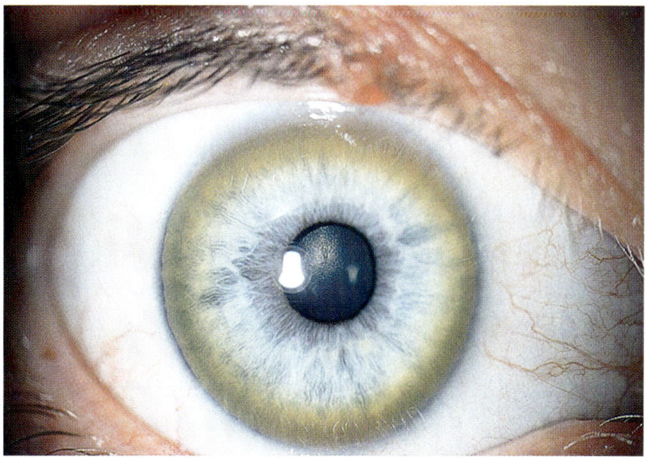

▌Abb. 4: Kayser-Fleischer-Ring. [19]

dessen speichern die Zellen das braun-gelbe **Lipofuszinmaterial** in Phagosomen (▌Abb. 3).
Lipofuszinpigment nimmt mit dem Alter eines Menschen zu und wird deswegen auch als **Alterspigment** bezeichnet. Man findet es u. a. in langlebigen Zellen von Leber, Herz, Nieren und Nervengewebe.

Pigmente in der Leber

In den Hepatozyten kann man bei bestimmten Stoffwechselerkrankungen vermehrte Pigmentablagerungen beobachten. Bei der Eisenspeicherkrankheit **Hämochromatose** findet man neben der schon erwähnten Braunfärbung der Haut auch eine Eisenablagerung in den Hepatozyten und Gallengangsepithelien.
Beim **Morbus Wilson** ist die Kupferausscheidung über die Galle gestört. Das Kupfer lagert sich vermehrt in Zellen von Leber, Niere, Knochen und Hirnkernen ab. In der Hornhaut des Auges führen die Kupferablagerungen zum typischen Bild des Kayser-Fleischer-Rings (▌Abb. 4).
Glykogen führt in den Hepatozyten zu einer Aufhellung des Zytoplasmas. Bei Glykogenspeicherkrankheiten **(Glykogenosen)** kann dieses Glykogen stark vermehrt im Zytoplasma vorliegen.

Exogene Pigmente

Exogene Farbpigmente gelangen oft gewollt in den menschlichen Körper (kosmetisch, Tätowierung). Häufig sind aber auch berufliche Expositionen oder iatrogene Eingriffe für die Pigmententstehung verantwortlich.
Exogene Pigmente sind meist in der Lunge anzutreffen.
Bei der **Anthrakose** kommt es zur Ablagerung von Ruß- und Kohlepigmenten in die Alveolarmakrophagen der Lunge. Man findet solche Ablagerungen z. B. bei Rauchern. Bei Bergarbeitern findet man neben dieser Rußkomponente häufig auch noch eine Ablagerung von Siliziumkristallen **(Anthrasilikose).**
Iatrogene Pigmente entstehen vor allem durch Amalgamfüllungen der Zähne in Form von schwarzen punktförmigen Verfärbungen der Mundschleimhaut.

Zusammenfassung

- ✖ **Gewebepigmente** können aus körpereigenen Stoffwechselprozessen stammen (endogen) oder aber von außen zugeführt sein (exogen).
- ✖ Vermehrtes **Bilirubin** lagert sich u. a. gelb in der Haut ab.
- ✖ **Lipofuszin** ist das sogenannte Alterspigment und entsteht bei intrazellulären Umbauprozessen.
- ✖ **Exogene Pigmente** sind meist in der Lunge zu finden.

Infektionen I

Infektionen durch Bakterien

Bakterien können sich, anders als Viren, unabhängig von den menschlichen Körperzellen vermehren und sind somit fähig, sich außerhalb von Zellen aufzuhalten. Dort bilden sie Toxine, vermehren sich und werden vom Immunsystem bekämpft.

> Chlamydien brauchen zelluläres ATP und müssen sich daher in der Zelle aufhalten (obligat intrazellulär). Sie führen u. a. zu Entzündungen der Augenregion (Einschlusskörperkonjunktivitis etc.).

Bakterien

Staphylokokken (Staph.)
Staphylokokken führen zu eitrigen Entzündungen im Haut-/Schleimhautbereich und häufig auch zu einer Sepsis. Die beiden bekanntesten Erreger sind der Staph. epidermidis (koagulasenegativ) sowie der Staph. aureus (koagulasepositiv), welcher der virulenteste Vertreter unter den Staphylokokken ist. Der **Staph. aureus** heftet sich an die Oberfläche eines Epithels und dringt dann in den menschlichen Organismus ein. Vor einer Phagozytose schützt er sich durch Oberflächensaccharide. Durch seine Enzyme (Lipasen, Kinasen, Nukleasen) führt er zur Schädigung von Gewebe. Durch seine Toxine ist der Staph. aureus in der Lage, Granulozyten zu zerstören, Epithelien zu schädigen (z. B. Dermatitis exfoliativa) oder Erythrozyten zu vernichten.

Streptokokken (Strept.)
Streptokokken hämolysieren Blut auf Agar-Nährböden. Nach diesem Verhalten werden sie auch in α-**hämolysierende** (teilweise Lyse), β-**hämolysierende** (vollständige Lyse) und γ-**hämolysierende** (keine Lyse) Streptokokken eingeteilt. Eine andere Einteilung erfolgt aufgrund ihrer Oberflächenantigene (A–V). Der **Strept. pyogenes** ist ein β-hämolysierender A-Streptococcus. Er führt zu eitrigen Entzündungen des Rachens, der Mandeln und des Mittelohrs. Auch an Hauterkrankungen wie dem Erysipel oder der Phlegmone kann er beteiligt

sein. Strept. pyogenes schützt sich vor Phagozytose durch seine Kapsel, hemmt die Komplementaktivierung (C5a-Peptidase) und schädigt Makrophagen, Erythrozyten und Granulozyten durch Streptolysin.

Strept. pneumoniae werden auch als **Pneumokokken** bezeichnet. Sie sind α-hämolysierende Streptokokken, kommen in der physiologischen Mund-Rachen-Flora vor und können zu Pneumonien und Meningitiden führen. γ-hämolysierende Streptokokken sind physiologischer Bestandteil der Mund-Rachen-Flora. Kommt es zu einem Übertritt dieser Erreger ins Blut, besteht die Gefahr einer Endokarditis.

> Streptokokkeninfekte können durch Immunkomplexbildung zu einer Nierenschädigung (Glomerulonephritis) oder zu rheumatischem Fieber führen.

Neisserien
Neisserien sind gramnegative Kokken. Zu ihnen gehören die **Meningokokken** (Neisseria meningitidis), die eine Polysaccharidkapsel zur Phagozytoseabwehr besitzen. Sie können eitrige Meningitiden verursachen.
Gonokokken (Neisseria gonorrhoeae) besitzen ebenfalls eine Polysaccharidkapsel, heften sich an urogenitale Epithelien und können sich von hier ausbreiten. Sie führen zum Krankheitsbild des Trippers, das sich beim Mann im Endstadium als Prostatitis und Epididymidis, bei der Frau als Salpingitis bemerkbar macht.

Enterobakterium	Erkrankung
E. coli	Physiologischer Bestandteil der Darmflora
Pathologische E. coli Stämme:	
▶ Enterotoxisch (ETEC)	▶ Diarrhö, Reisediarrhö „Montezumas Rache"
▶ Enteroinvasiv (EIEC)	▶ Diarrhö, blutig
▶ Enterohämorrhagisch (EHEC)	▶ Diarrhö, schleimig-blutig
▶ Enteropathogen (EPEC).	▶ Diarrhö, bei Kindern.
Shigellen	Ruhr (Dickdarmentzündung mit Diarrhö)
Salmonellen	Enteritiden, Sepsis
Yersinien	Pest, Sepsis

■ Tab. 1: Auswahl an Enterobakterien.

> Staphylokokken, Streptokokken, Meningokokken und Gonokokken sind sogenannte Eitererreger (pyogene Bakterien).

Enterobakterien
Vergleiche hierzu ■ Tabelle 1.

Mykobakterien
Mykobakterien können sowohl intra- als auch extrazellulär überleben (fakultativ intrazellulär). Ihre Zellwände haben einen besonders hohen Anteil an Wachs und Fetten, der es ihnen ermöglicht, lange außerhalb des menschlichen Organismus zu überleben sowie einer Phagozytose im menschlichen Körper zu entgehen. Die spezielle Zellwand führt auch dazu, dass Mykobakterien mit normalen Färbemethoden nicht nachweisbar sind. Hierzu ist die **Ziehl-Neelsen-Färbung** nötig. Der bekannteste Vertreter unter den Mykobakterien ist Mycobacterium tuberculosis.

Weitere Erreger
Pseudomonas aeruginosa führt meist bei immunsupprimierten Patienten zu Pneumonien. **Klostridien** sind anaerobe Stäbchen. Sie können durch Toxine zum Gasbrand (Clostridium perfringens) sowie zu einer Tetanusinfektion (Clostridium tetani) führen.
Treponema pallidum ist ein Spirochät und führt zur Luesinfektion (Syphilis). **Borrelia burgdorferi** ist ebenfalls ein Spirochät, wird durch Zecken übertragen und führt zur gefürchteten Borreliose.
Natürlich gibt es noch viele weitere bakterielle Erreger. An dieser Stelle sei auf Lehrbücher der Mikrobiologie verwiesen.

> Bakterien, die normalerweise nicht pathogen sind, können bei Immunschwäche pathogen sein (fakultativ pathogen).

Auswirkungen der bakterielle Infektion

Bakterien schädigen Zellen entweder durch ihre Toxine oder indem sie dem menschlichen Gewebe wichtige Substrate zum Überleben entziehen. Die Immun- bzw. Entzündungsreaktion auf die Bakterien kann ebenso zu einer Gewebeschädigung führen.

Morphologie der bakteriellen Infektion

Bakterien führen zu den typischen Merkmalen einer Entzündungsreaktion (s. S. 72–81) mit Gewebsnekrosen.

Abwehr bakterieller Infektionen

Die meisten bakteriellen Erreger können bereits durch die unspezifische Abwehr vernichtet werden. Hierbei spielt zunächst die **Opsonierung** durch das Komplementsystem eine wichtige Rolle, aber auch die Opsonierung durch Antikörper wirkt hier unterstützend. **Makrophagen** und **neutrophile Granulozyten** sind so in der Lage, die Bakterien zu phagozytieren und in den Phagosomen zu lysieren.

Antikörper binden an bakterielle Toxine, die dadurch ihre Wirksamkeit verlieren (Neutralisation). Bei obligat intrazellulären Erregern kommt es zu einem Einschreiten der **T-Zellen** und deren Zytokine (Lymphokine).

> Die Antwort des Immunsystems auf bakterielle Erreger resultiert in einer Entzündung.

Infektionen durch Viren

Viren

Es gibt viele verschiedene Arten von Viren, welche sich durch ihren Aufbau, ihre Enzyme und durch sie hervorgerufene Krankheiten unterscheiden (Tab. 2). Viren sind von einer Wirtszelle abhängig, um sich zu reproduzieren, da sie die zur Virusvermehrung nötigen Zellorganellen wie Ribosomen, endoplasmatisches Retikulum, Mitochondrien etc. nicht besitzen.

Zur Vermehrung müssen die Viren erst in die Zelle gelangen. Dabei bindet ein Virus über eine Liganden-Rezeptor-Bindung an die Membran einer Körperzelle **(Adsorption)**. Da Ligand und Rezeptor zueinanderpassen müssen, ist die

Wechselwirkung von Viren organspezifisch. Anschließend wird das Virusgenom in die Zielzelle injiziert **(Penetration)**. Für die Adsorption und die Penetration spielen das Viruskapsid sowie die evtl. bestehende Lipidmembran eine entscheidende Rolle.

> Die Replikation von DNA-Viren findet im Zellkern statt (Ausnahme: Pockenviren), die von RNA-Viren im Zytosol (Ausnahme: Retroviren).

Nachdem die virale Erbinformation in der menschlichen Körperzelle angekommen ist, verliert diese aufgrund von pH-Wert-Veränderungen ihre Umhüllungen (Kapsid etc.) **(Uncoating)**. Nun kommt es, unter Beihilfe von viralen und zellulären Enzymen, zur Replikation viraler Proteine. Dabei werden zunächst sogenannte Sofortproteine gefertigt, welche die Virusvermehrung steuern und unter-

stützen. Anschließend erfolgt die Synthese der Spätproteine. Diese liefern die strukturellen Bestandteile für die Virusvermehrung.

Schließlich werden die neuen Viren noch zusammengebaut (wirtszellunabhängig) und letztendlich aus der Zelle freigesetzt. Die Freisetzung erfolgt beispielsweise durch Lyse der Zelle oder einfach durch Exozytose bzw. Abschnürung an der Zelloberfläche **(Budding)**. RNA-Viren, also Viren, deren Genom als RNA vorliegt, brauchen spezielle Enzyme (RNA-abhängige RNA-Polymerasen), um eine mRNA zu bilden und so die Synthese der Virusproteine (Translation) zu ermöglichen (Ausnahme: Retroviren).

> Retroviren besitzen die reverse Transkriptase. Diese schreibt RNA in DNA um, die dann mit Hilfe der Integrase in das Wirtsgenom integriert wird.

Obergruppe	Virus	Lipidhülle	Hervorgerufene Krankheit (Beispiele)
Doppelstrang DNA-Viren			
Herpesviren	Herpes-simplex-Virus (HSV)	Ja	Lippenherpes (Typ I) Genitalherpes (Typ II)
	Varicella-Zoster-Virus (VZV)		Windpocken, Gürtelrose
	Zytomegalievirus (CMV)		Zytomegalie
	Epstein-Barr-Virus (EBV)		Mononukleose, Burkitt-Lymphom
Hepadnaviren	Hepatitis-B-Virus (HBV)		Hepatitis B
Poxviren	Pockenvirus		Pocken
Adenoviren		Nein	Infektion des Respirationstrakts
Papovaviren	Humanes Papillomavirus (HPV)		Kondylome
Einzelstrang-DNA-Viren			
Parvoviren	Parvovirus B19	Nein	Ringelröteln, Aborte, Hydrops fetalis
Doppelstrang-RNA-Viren			
Reoviren	Rotavirus	Nein	Gastroenteritis
Einzelstrang-RNA-Viren			
Flaviviren	Hepatits-C-Virus	Ja	Hepatitis C
	FSME-Virus		Frühsommermeningoenzephalitis
Paramyxoviren	Mumpsvirus		Mumps
	Masernvirus		Masern
	Parainfluenzavirus		Grippeartige Infektion
Orthomyxoviren	Influenza-A-, -B-, -C-Viren		Pneumonie
Retroviren	Lentivirus		HIV
	Oncornaviren		Leukämie
Togaviren	Rötelnvirus		Röteln
Picornaviren	Coxsackievirus	Nein	Enteritis
	Hepatitis-A-Virus		Hepatitis A
Rhinoviren			Infektionen des Respirationstrakts

 Tab. 2: Auswahl an Viren und von ihnen hervorgerufene Krankheiten.

Infektionen II

Infektionen durch Viren

Auswirkung der Virusinfektion

Viren befallen zunächst Zellen der Eintrittspforte (Haut/Schleimhaut), vermehren sich dort und befallen erst dann das spezifische Zielorgan.

Ist ein Virusgenom in die Zelle eingeschleust worden, kann das verschiedene Auswirkungen auf diese haben. Im schlimmsten Fall führt dies durch eine fortwährende Virusreplikation zu einer malignen **Entartung** der Zelle. Ebenso kann die Replikation eines Virus in der **Lyse** (Zerfall) der Wirtszelle resultieren, da diese ihren eigenen Energie- und Proteinbedarf nicht mehr decken kann.

Bei einer **latenten Virusinfektion** erfolgt keine Vermehrung des Virus. Bei einer **persistierenden Infektion** hingegen produziert die Wirtszelle neben ihrem normalen Zellbedarf auch die Viren.

Manche Viren (DNA-, Retroviren) können nach Infektion nicht mehr aus der Zelle eliminiert werden und verweilen dort. In diesem Fall kann es bei Abwehrschwäche zu einem Wiederauftreten der Infektion kommen (Rezidiv), wie das beispielsweise beim Lippenherpes (Herpes labialis) der Fall ist.

Morphologie der Virusinfektion

Im Rahmen einer Virusinfektion kann es zum Auftreten von **Einschlusskörpern** im Kern oder Zytoplasma kommen (▌ Abb. 1a). Einschlusskörper bestehen aus abgekapseltem Virusmaterial. Im Kern ist dies typisch bei Infektionen mit HSV oder CMV. Im Zytoplasma findet man Einschlusskörper häufig bei Infektionen mit Adenoviren.

Eine **Zelllyse** lässt sich unter dem Mikroskop in Form von Einzelzellnekrosen oder Apoptosen beobachten.

Durch die vermehrte Synthese viraler Proteine kommt es zu einer Zunahme des endoplasmatischen Retikulums. Dies führt zu einer milchigen **Trübung des Zytoplasmas.** Typisch ist dieses Erscheinungsbild bei der Hepatitis-B-Virusinfektion (Milchglashepatozyten ▌ Abb 1b).

Bei einer Verschmelzung mehrerer Zellen zu einer kommt es zur Bildung von **Riesenzellen.** Diese finden sich vermehrt bei Infektionen durch HSV (▌ Abb. 2).

Abwehr viraler Infektionen

Bei der Abwehr viraler Infektionen arbeiten das unspezifische und das spezifische Immunsystem Hand in Hand. Zunächst einmal können Makrophagen und neutrophile Granulozyten Viren direkt phagozytieren. Natürliche Killerzellen können virusinfizierte Zellen töten. All dies wird durch eine Opsonierung durch das Komplementsystem begünstigt.

Interferon wird von virusinfizierten Zellen produziert. Es hemmt die Virusvermehrung und schützt benachbarte Zellen vor einer Infektion.

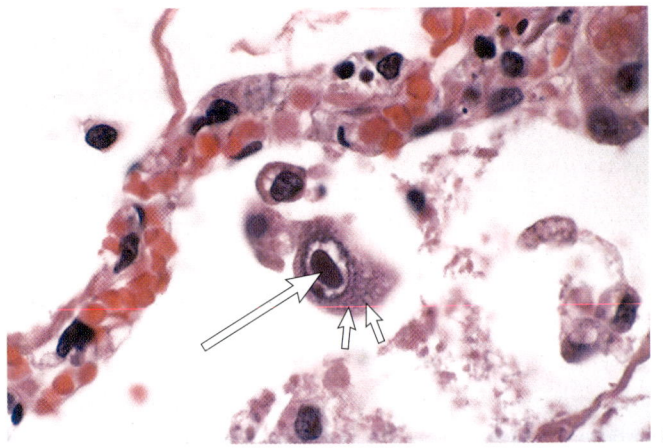

▌ Abb. 1: Beispiele für virale Zelleinschlüsse. [18]
a) Infektion der Lunge mit dem Zytomegalievirus: Der lange Pfeil markiert den prominenten Nukleus mit Viruseinschlüssen, die kleineren Pfeile Zytoplasmaeinschlüsse.
b) Aufhellung des Zytoplasmas im Rahmen einer chronischen Hepatitis-B-Infektion (Milchglashepatozyten).

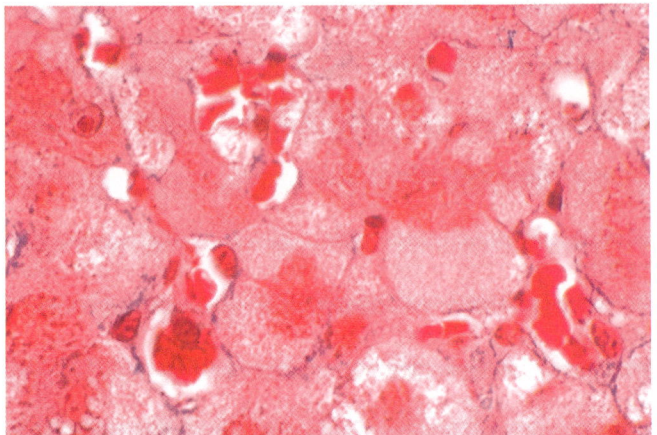

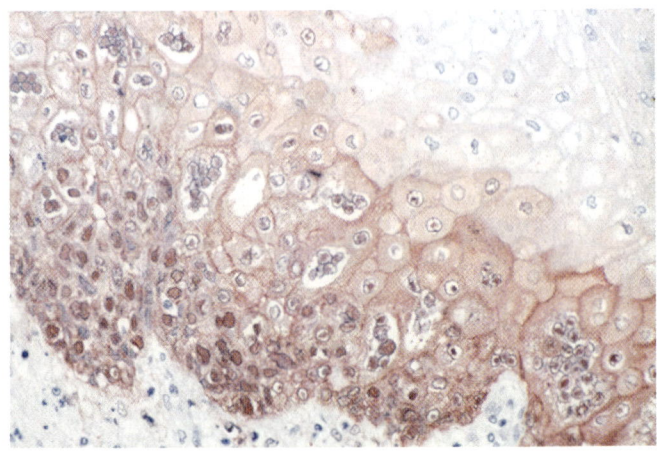

▌ Abb. 2: Mehrkernige Riesenzellen bei HSV-Infektion. Immunhistochemischer Nachweis von Virusantigen in Einschlusskörpern im Kern und Zytoplasma (braune Färbung). [13]

Die virusinfizierte Körperzelle präsentiert virale Proteine, also Fremdantigen, auf ihren MHC-I-Proteinen.

Das spezifische Immunsystem arbeitet gegen die extrazellulären Viren und gegen virusinfizierte Zellen. Es tritt etwas später als das unspezifische Immunsystem, nach ca. 3–5 Tagen, in Aktion. Antikörper binden direkt an die Viren und leiten so deren Neutralisation bzw. Opsonierung ein. Durch Bindung von Antikörper an virusinfizierte Zellen können diese durch eine Aktivierung des Komplementsystems bzw. durch die antikörperabhängige zelluläre Zytotoxizität getötet werden. Virusinfizierte Zellen können auch direkt durch T-Killerzellen eliminiert werden.

Manche Viren sind in der Lage, das Immunsystem effektiv zu unterbinden, und können damit zu einer Immunsuppression führen.

Infektionen durch Pilze

Pilze

Die wenigsten Pilze sind für den Menschen pathogen. Pathogene Pilze jedoch können zu Infektionen (**Mykosen**), **Allergien** und **Vergiftungen** führen.
Bei einer Mykose wachsen die Pilze innerhalb eines Gewebes, führen dort zu Schäden und einer Entzündung. Pilze können auch zu systemischen Mykosen führen, bei denen mehrere Organe befallen sind. Auch eine Sepsis durch Pilze gibt es.

Normalerweise wird das menschliche Immunsystem leicht mit Pilzen fertig. Daher kommen Erkrankungen durch Pilze vor allem bei immunsupprimierten Patienten vor (opportunistische Erreger).

Schimmelpilze

Der Schimmelpilz Aspergillus wächst in Form von Myzelen. Durch **Inhalation** kommt es zu einer Infektion der Atemwege. Aspergillus ist in der Lage, neben gewebeschädigenden Toxinen das Aflatoxin zu produzieren. Aflatoxin gilt als Risikofaktor für die Entstehung von hepatozellulären Karzinomen. Für den Menschen gefährlich sind Aspergillus flavus, fumigatus, niger, terreus.
Aspergillen führen zum Krankheitsbild der **Aspergillose**. Bei der nicht-invasiven Form der Aspergillose setzen sich die Schimmelpilze auf nekrotisches Material, z.B. in den Nasennebenhöhlen. Hierbei entsteht eine Art „Pilzball" (**Aspergillom**), der vom umliegenden Gewebe abgekapselt ist.
Bei der invasiven Form kommt es nach einer Lungeninfektion zu einem Einwachsen der Aspergillen in Blutgefäße. Dies hat zur Folge, dass die Pilze hämatogen in andere Organe gestreut werden, es kann zu einer Aspergillen-Sepsis kommen. Diese Form der Aspergillose tritt nur bei stark immunge-

schwächten Patienten auf. Erholt sich das Immunsystem wieder, kommt es zur Reaktion gegen die im Körper verteilten Pilzherde. Es entstehen dann sogenannte **Pseudoaspergillome.**

Hefen

Candida albicans ist der bekannteste Pilz der Candida-Spezies und wächst durch Zellsprossung (▌ Abb. 3). Durch eine lokale Infektion auf Haut/Schleimhaut kann es zu einer Ausbreitung der Infektion kommen. Der Pilz besitzt spezielle Adhäsionsfaktoren in seiner Zellwand und gewebsinvasiv wirkende Enzyme. Candida wird durch Schmierinfektion (Hautkontakt mit einem infizierten Gegenstand/Menschen) übertragen und ist physiologisch oft auf Schleimhäuten zu finden.
Candida führt zu einer Besiedelung des Mund-, Speiseröhrenbereichs **(Soor),** z.B. bei einer oralen Glukokortikoidtherapie. Candida kann aber auch zu einer Pneumonie oder einer Sepsis führen.
Cryptococcus neoformans ist in Vogelkot enthalten und führt bei Inhalation zunächst zur Infektion der Lunge (Lungenkryptokokkose). Von hier aus kann dann eine hämatogene Streuung in andere Organe, vor allem in das Gehirn, stattfinden.

Dermatophyten

Wie der Name schon sagt, führen diese Spezies durch direkten Kontakt zu Pilzbefall der Haut bzw. der Hautanhangsgebilde wie Haare und Nägel. Die Onychomykose (Nagelpilz) oder die Tinea pedis (Fußpilz) wird beispielsweise durch diese Pilze verursacht.

Pneumocystis carinii ist ein Pilz, der bei an HIV-erkrankten Patienten typischerweise zu einer Pneumonie führen kann.

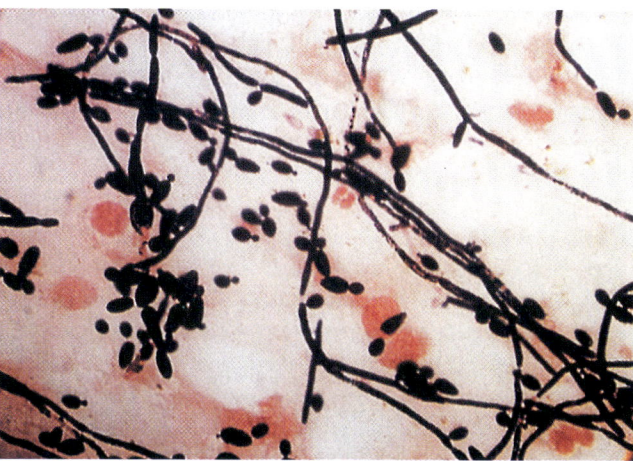

▌ Abb. 3: Lichtmikroskopisches Bild von Pilzfäden eines Candida albicans in vaginalem Ausflusssekret. [21]

Infektionen III

Infektionen durch Pilze

Morphologie der Pilzinfektionen

Pilze wachsen im Gewebe in Form von Hyphen, Myzelen (❚ Abb. 1) oder Pseudomyzelen.

Abwehr von Pilzen

Normalerweise wehren spezifische und unspezifische Immunabwehr Pilze mühelos ab. Ist das menschliche Immunsystem jedoch geschwächt, wird eine Pilzinfektion wahrscheinlicher. Es kommt dann zum Auftreten von Symptomen einer Entzündung. Eine Pilzinfektion kann dabei sowohl systemisch (z. B. HIV) als auch lokal (z. B. gestörtes Milieu der Vagina) auftreten. Bei Infektionen mit Cryptococcus spielt das T-Zell-System eine wichtige Rolle. Bei Immundefizienz mit T-Zell-Mangel ist daher die Infektionsgefahr durch Cryptococcus erhöht.

Infektionen durch Helminthen

Helminthen

Wurmbefall kann durch eine allergische Reaktion, durch mechanische Behinderung, durch Entzündungsreaktionen auf die Larven bzw. Eier sowie durch eine Konkurrenz um lebenswichtige Substrate zu einer symptomatischen Erkrankung beim Menschen führen.

Die **Rundwürmer** (Nematoden, ❚ Tab. 1) gelangen über infizierte, insuffizient erhitzte Fleischprodukte in den menschlichen Körper. Dort entwickeln sich die

Obergruppe	Untergruppe	Erkrankung
Rundwürmer	Ascaris lumbricoides	Pneumonie
	Ancylostoma duodenale	Diarrhö
Bandwürmer	Echinococcus multilocularis (Larve des Fuchsbandwurms)	Echinokokkose (Befall von Leber, Lunge, Knochen) Gekammerte Zysten in der Leber
Saugwürmer	Schistosomen	Bilharziose (Befall von Darm, Blase)
	Fasciola hepatica	Cholangitis

❚ Tab. 1: Beispiele für von Helminthen verursachte Erkrankungen.

Würmer im Darm, und die Weibchen legen ihre Eier in die Schleimhaut. Die schlüpfenden Larven wandern vor allem in die Muskulatur ein.
Bandwürmer (Zestoden, ❚ Tab. 1) können in der adulten Form im menschlichen Darm leben (Mensch als Endwirt). Dies führt meist nur zu diskreten Krankheitssymptomen. Larven von Bandwürmern, die zunächst in Form von Eiern durch den Menschen aufgenommen werden (Mensch als Zwischenwirt), wandern allerdings durch die Darmwand. Durch Blut- und Lymphgefäße setzen sie sich dann in Leber, Lunge oder ZNS ab. Die Larven ernähren sich dort oftmals vom Wirtsgewebe, bilden Zysten und können je nach Lokalisation zu Schmerzen, neurologischen Symptomen und Organminderfunktionen bis hin zum Organversagen führen.
Saugwürmer (Trematoden, ❚ Tab. 1) legen ihre Eier in Darm- und auch Blasenwand ab. Die Eier wandern dann auf dem Blutweg in Organe.

Morphologie der Helminthen-Infektion

Bei den **Rundwürmern** (Nematoden) kann man zunächst eine Degeneration der Muskulatur mit begleitendem Ödem und granulomatöser Entzündungsreaktion beobachten. Nach ca. 1 Monat erscheint die Larve abgekapselt.
Bei **Bandwürmern** (Zestoden) findet man Zysten sowie Raumforderungen in den betroffenen Geweben. Am Rand dieser Zysten findet man im Speziellen eosinophile Granulozyten und Granulationsgewebe. In späteren Stadien beobachtet man eine durch Fibrose abgekapselte Zyste. In der Zyste selbst kann man den Wurm erkennen.
Die Eier der **Saugwürmer** (Trematoden) führen in den Organen zu granulomatösen und fibrinösen Entzündungen.

Abwehr von Helminthen

An der Abwehr von Würmern sind eosinophile sowie neutrophile Granulozyten, aber auch Makrophagen, T-Lymphozyten und Antikörper beteiligt. Zytokine der T-Lymphozyten bewirken die Aktivierung von Granulozyten, welche die Helminthen mit Hilfe von Enzymen attackieren.
Bei Wurmbefall des Darms werden die Darmperistaltik und die Sekretproduktion durch Histaminfreisetzung aus Mastzellen angeregt, die durch IgE-Antikörper ausgelöst wird. Der Wurm soll damit „ausgespült" werden.

Infektionen durch Protozoen

Protozoen

Protozoenbefall ist als parasitäre Erkrankung zu sehen, d. h., die Protozoen beziehen ihre Nahrung aus dem menschlichen Organismus, „stehlen" ihm sozusagen lebenswichtige Substrate. Die Reaktion des menschlichen Immun-

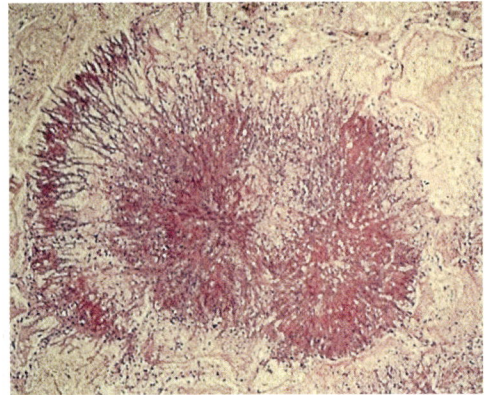

❚ Abb. 1: Pilzpneumonie durch Aspergillen. Man sieht die typische Myzel-Wachsform. [12]

systems auf die Protozoen führt durch Gewebeschädigung ebenfalls zu Symptomen beim Betroffenen.

Die **Amöbenruhr** wird durch den Genuss von verunreinigtem Wasser hervorgerufen. Verantwortlich für diese Erkrankung ist Entamoeba histolytica. Sie gelangen in der magensäureresistenten, reifen Form in den menschlichen Darm und in die Kolonschleimhaut. Dort führen sie zu blutigen Durchfällen. Durch Übertritt in Blut/Lymphgefäße können dann auch innere Organe, am häufigsten die Leber, befallen sein.

Malaria wird durch Plasmodien hervorgerufen. Diese werden in unreifer Form durch Moskitos übertragen, reifen dann in Leberzellen und befallen dann schließlich die Erythrozyten des Menschen. Nach mehreren Teilungen der Plasmodien zerfallen die Erythrozyten und setzen neben den Plasmodien noch andere Substanzen frei, welche zu Fieber, Anämie und Thrombopenie führen.

Toxoplasma gondii wird durch Katzenkot (Katze leckt sich den After, dann das Fell) aufgenommen und führt in der Regel aufgrund der adäquaten Immunreaktion zu keinerlei Symptomen. Bei Immungeschwächten dringen die Toxoplasmen allerdings in die Zelle ein (obligat intrazelluläre Erreger) und führen zu einem Befall von Gehirn und Muskulatur. Man findet geschwollene Lymphknoten, und schließlich kann sich eine Enzephalitis entwickeln. Gefährlich ist insbesondere die konnatale Toxoplasmose, bei der es bei Erstinfektion einer Schwangeren zu Schäden im ZNS des Kindes kommen kann.

Sandmücken übertragen die Leishmanien, die zur **Leishmaniose** führen können. Diese äußert sich in Form von Hautbefall (Orientbeule) oder Organbefall (Kala-Azar).

Trypanosomen führen zur Schlafkrankheit und zur Chagas-Krankheit.

Trichomonaden können zu Infektionen der Vagina führen.

Morphologie von Protozoen-Infektionen

Bei der Amöbenruhr findet man Nekrosen der Kolonschleimhaut.

Typisch für Malaria sind Plasmodien, die in den Erythrozyten zu beobachten sind (▌ Abb. 2).

Bei der Toxoplasmose finden sich Zysten in Gehirn und Muskulatur.

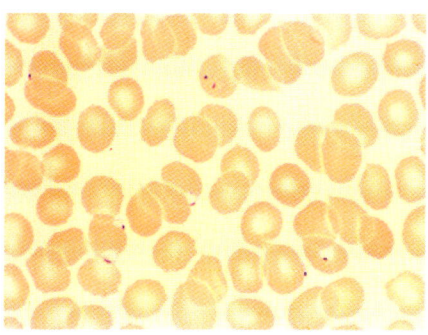

▌ Abb. 2: (Blutausstrich) Plasmodien in Erythrozyten. [1]

Bei der Leishmaniose kann man neben einer Spleno- und evtl. einer Hepatomegalie auch einen Befall von Makrophagen im Knochenmark feststellen.

Abwehr von Protozoen

Antikörper können zum einen die Protozoen opsonieren, zum anderen können sie durch Anlagerung an die menschlichen Zellen ein Eindringen der Protozoen in diese verhindern. Intrazelluläre Protozoen (Toxoplasmen, Leishmanien, Trypanosomen) werden durch Makrophagen samt Körperzelle beseitigt. Auch das Komplementsystem hilft durch Opsonierung. Neutrophile Granulozyten beteiligen sich durch Phagozytose.

Zusammenfassung

✹ **Bakterielle** Infekte führen zu entzündlichen Reaktionen des Immunsystems. Zellen, welche zur Phagozytose befähigt sind (Makrophagen, neutrophile Granulozyten), spielen die Hauptrolle bei der bakteriellen Erregerabwehr.

✹ **Viren** brauchen eine Wirtszelle, um sich zu vermehren. Via Adsorption und Penetration gelangt das Virusgenom in die Wirtszelle. Dort erfolgt nach dem Uncoating die Replikation des Virus. Schließlich werden die Virusnachkommen noch zusammengebaut und dann aus der Zelle freigegeben. Virusinfektionen können zu einer Zelllyse, zu einem malignen Wachstum der Zelle sowie zu einer latenten bzw. persistierenden Infektion führen. Morphologisch führen Virusinfektionen zu Einschlusskörpern, Riesenzellen, Zellverlusten oder aber Zytoplasmatrübungen. An der Abwehr von Viren sind sowohl das unspezifische (Makrophagen, Interferon etc.) als auch das spezifische Immunsystem (Antikörper, T-Killerzellen) beteiligt.

✹ **Pilze** führen eigentlich zu keinen Erkrankungen. Erst bei Immundefizienz können sie u. a. zu Mykosen oder einem Aspergillom führen.

✹ Larven oder Eier von **Würmern** führen beim Menschen zu Gewebeschädigungen.

✹ **Protozoen** können intrazellulär und auch extrazellulär zu schweren Krankheitsbildern führen.

✹ Pilze, Würmer und Protozoen werden durch beide Komponenten des Immunsystems, das unspezifische und das spezifische, effektiv bekämpft.

Überempfindlichkeitsreaktionen I

Überempfindlichkeitsreaktionen (**Hypersensitivitätsreaktionen**) sind der Grund für Allergien und Autoimmunerkrankungen. Man unterscheidet vier verschiedene Typen der Überempfindlichkeitsreaktionen (s. S. 65 ▮ Tab. 2). Die Vorgänge dieser Reaktionen spielen physiologisch eine wichtige Rolle, bei der Überempfindlichkeit schlagen sie aber über die Stränge und führen zu Gewebeschäden. Hierbei kann entweder der humorale Anteil des Immunsystems oder der zelluläre Anteil zur überschießenden Immunantwort führen.

> Bei Allergien spielen für diesen Mechanismus exogene (körperfremde) Antigene eine entscheidende Rolle, bei Autoimmunerkrankungen die endogenen (körpereigenen) Antigene.

Typ-I-Reaktion (vom Soforttyp)

Die Hypersensitivitätsreaktion vom Typ I (Anaphylaxie) ist der entscheidende Pathomechanismus bei Allergien. Sie wird **humoral,** durch Antikörper vom IgE-Typ, vermittelt. Physiologischerweise sind die Vorgänge dieser Reaktion vor allem für die Parasitenabwehr wichtig.
Die Typ-I-Reaktion führt zu einem schnellen Auftreten von klinischen Symptomen (innerhalb 30 min).

Pathogenese

Durch Kontakt mit einem exogenen Antigen stimulieren T-Helferzellen zunächst die B-Lymphozyten zu Plasmazellen, welche IgE-Antikörper fertigen (▮ Abb. 1). Die Antikörper setzen sich nun mit ihrem Fc-Teil auf Mastzellen und Basophile. Dieser Prozess wird als **Sensibilisierung** bezeichnet.
Bei erneutem Kontakt mit dem exogenen Antigen werden nun durch die Plasmazellen vermehrt IgE-Antikörper gebildet. Diese setzen sich zusätzlich auf die Mastzellen und Basophilen. Die auf den Mastzellen/Basophilen sitzenden Antikörper binden mit ihrem Fab-Teil Antigene und bilden so mit anderen Antikörpern regelrechte Netzwerke aus. Dieser Prozess führt zur Degranulation (Freisetzung von Mediatoren aus Granulae) von Mastzellen und Basophilen (▮ Tab. 1).
Es folgt dann eine Sofortreaktion (**Akutphase**), bei der es durch die Degranulation der Mastzellen/Basophilen zu den in ▮ Tabelle 1 genannten Auswirkungen kommt. Eine **Spätphase** folgt etwa 5 h später. Hierbei führen angelockte eosinophile Granulozyten zu einer (chronischen) Entzündungsreaktion.

Morphologie

Während der Akutphase kann man ein Gewebsödem sowie dilatierte Gefäße beobachten. In der Spätphase wird dieses Erscheinungsbild von einer **eosinophilen Entzündungsreaktion** abgelöst (▮ Abb. 2).

Klinik

> Lokale Typ-I-Reaktionen treten im Wesentlichen bei sogenannten Atopikern auf. Dies sind Personen, welche eine erhöhte Bereitschaft besitzen, IgE auf Antigenkontakt zu bilden. Sie haben somit ein erhöhtes Risiko, allergische Typ-I-Reaktionen zu entwickeln.

Die Typ-I-Reaktion kann sowohl lokal als auch systemisch stattfinden. Je niedriger die Menge des Allergens und je geringer deren Eindringtiefe, desto lokaler die Reaktion.
Lokale Reaktionen findet man bei Kontakt von Haut bzw. Schleimhäuten (z. B. Bronchialschleimhaut) mit dem Antigen. Beim **Asthma bronchiale** kommt es nach Antigenkontakt zunächst in der Akutphase zu einer Konstriktion der Bronchien, zu einer Hypersekretion der Bronchialschleimhaut und zu einem Schleimhautödem, das in der Spätphase in eine eosinophile Entzündung übergeht.
Leichte Formen der systemischen Anaphylaxie können durch Nahrungsmittelantigene bzw. Medikamente hervorgerufen werden. Hierbei kommt es zur Ausbildung von **Urtikaria** (Nesselsucht), die sich durch Ödeme,

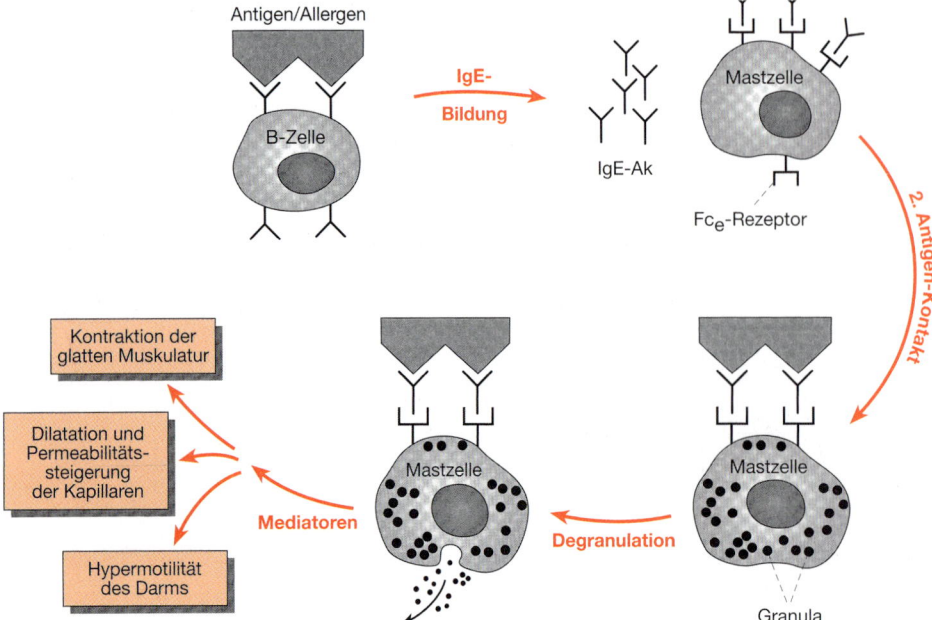

▮ Abb. 1: Mechanismus der Typ-I-Reaktion, Erläuterung siehe Text. [22]

Mediator	Wirkung
Histamin	Dilatation von Gefäßen, Bronchospasmus, Diarrhö, Gefäßdurchlässigkeit↑, Juckreiz, Hypersekretion
PAF (Plättchenaktivierungsfaktor)	Thrombozytenaggregation, Vasodilatation
Interleukin-4, -5	Chemotaxis von eosinophilen Granulozyten → Entzündung
Prostaglandine, Leukotriene	Bronchodilatation/-konstriktion, Vasodilatation/-konstriktion Gefäßdurchlässigkeit↑

Tab. 1: Wirkung von Mediatoren bei einer Typ-I-Hypersensitivitätsreaktion.

Rötung (Gefäßpermeabilität↑) und Jucken an der Haut bemerkbar macht.

Bei der schweren Form der systemischen Anaphylaxie kann es zum lebensbedrohlichen **anaphylaktischen Schock** kommen. Hierbei treten u. a. ein generalisierter Juckreiz, Atemnot, Krämpfe, Urtikaria sowie eine generalisierte Vasodilatation auf, die zu einem Kreislaufzusammenbruch führen kann. Ein anaphylaktischer Schock wird häufig iatrogen ausgelöst, beispielsweise durch die Gabe von Röntgenkontrastmitteln, Antibiotika oder anderen Medikamenten. Insektenstiche können ebenfalls zu einem anaphylaktischen Schock führen.

Typ-II-Reaktion (vom zytotoxischen Typ)

Bei der Typ-II-Reaktion kommt es, vermittelt durch Antikörper der Klassen IgG und IgM, zu einer Zerstörung der Zielzelle.

Pathogenese
Die Antikörper binden an endogenes/exogenes Antigen auf Körperzellen. Dies führt über die Aktivierung des **Komplementsystems** oder der zellulären Zytotoxizität zur Lyse bzw. Phagozytose der Zielzelle.

> Die Komplementaktivierung durch Antikörper der Klasse IgM ist effektiver als die Komplementaktivierung durch IgG-Antikörper.

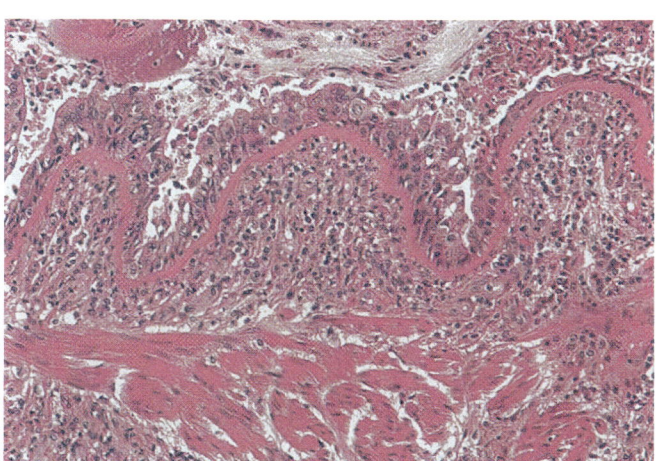

Die Bindung von Antikörpern an einen Rezeptor kann zu dessen Blockierung bzw. Stimulation führen und somit über diesen Weg die Zelllyse hervorrufen.

> Bei der antikörpervermittelten zellulären Zytotoxizität binden IgM-Antikörper an die Zielzelle. Durch Bindung von NK-Zellen, Neutrophilen, Eosinophilen, Monozyten an den Fc-Teil des Antikörpers kann die Zielzelle dann direkt zerstört werden.

Morphologie
Mikroskopisch imponieren lysierte Zellen, welche zu einer Entzündungsreaktion mit konsekutiver Sklerose bzw. Hyalinose führen können. Bei Lyse von Blutzellen kommt es zu einer sekundären Hyperplasie des Knochenmarks.

Klinik
Bei Transfusion inkompatibler Blutgruppen kommt es durch die Typ-II-Überempfindlichkeitsreaktion über Komplementaktivierung zur Lyse der Spendererythrozyten (**Transfusionshämolyse**).

Ist eine rhesusnegative Mutter schwanger mit einem rhesuspositiven Kind, kann es bei stattgehabter Sensibilisierung der Mutter gegenüber dem Rhesusfaktor zur Zerstörung kindlicher Erythrozyten durch IgG der Mutter kommen (**Rhesus-Inkompatibilität**).

Das **rheumatische Fieber** entsteht durch eine Kreuzreaktion von Antikörpern gegen Streptokokken-Antigen und Endo- bzw. Myokard.

Typ-II-Reaktionen findet man auch bei der **Transplantatabstoßung**, der **Hashimoto-Thyreoiditis** (s. S. 64/65 ▮ Abb. 1), beim **Morbus Basedow** sowie bei der **Myasthenia gravis**.

Die humoral vermittelte Zytotoxizität kann auch zur Lyse von Erythrozyten (Autoimmunhämolyse), Leukozyten (Autoimmunleukopenie) oder Thrombozyten führen (Autoimmunthrombopenie).

Beim Goodpasture-Syndrom finden sich Auto-AK gegen Basalmembranbestandteile. Diese führen zu einer Glomerulonephritis sowie zu Lungenblutungen.

▮ Abb. 2: Ausschnitt aus der Lunge bei Status asthmaticus, viele Eosinophile in der Bronchiolenwand, Hyalinose der Basalmembran, entzündliches/hyperplastisches Epithel. [16]

Überempfindlichkeitsreaktionen II

Typ-II-Reaktion (vom zytotoxischen Typ)

Klinik

■ Abbildung 1 zeigt die Hashimoto-Thyreoiditis: eine Kombination aus Typ-II- und Typ-IV-Reaktion.

Typ-III-Reaktion (vom Immunkomplextyp)

Bei Typ-III-Reaktionen kommt es zur Bildung von Immunkomplexen, welche sich im Gewebe ablagern und zu einer Entzündung führen.

Pathogenese

Bei dieser Reaktion wird freies, extrazelluläres Antigen von Antikörpern gebunden. Das Antigen kann dabei wiederum exogener oder endogener Natur sein. Durch Bindung des IgG an Antigen entstehen **Immunkomplexe** (■ Abb. 2). Diese werden normalerweise in der Leber durch Makrophagen phagozytiert. Besteht aber ein Antigenüberschuss oder sind die Makrophagen überfordert, kommt es zur Ablagerung der Immunkomplexe in Organen und Gefäßwänden. Dies führt dazu, dass das Komplementsystem aktiviert wird, Mastzellen degranulieren und Granulozyten angelockt werden. Hieraus resultiert eine Entzündung. Diese ist reversibel bei Antigenkarenz.

Morphologie

Die betroffenen Gewebe sind von Makrophagen und neutrophilen Granulozyten durchsetzt. Diese Entzündung kann Gewebsnekrosen hervorrufen. Typisch für die Arthus-Reaktion (s. u.) ist die fibinoide Nekrose lokaler kleiner Gefäße.

Klinik

Immunkomplexe entstehen infolge von Infektionen oder Injektion von Antigenen (z. B. Medikamenten). Bei **systemischen Immunkomplexerkrankungen** zirkulieren die Immunkomplexe im Blutkreislauf, um sich dann in Gefäßwänden (besonders in den Nierenglomeruli (■ Abb. 2)), in der Synovia der Gelenke, in der Haut und auf serösen Häuten reversibel abzula-

gern. Systemische Immunkomplexerkrankungen entstehen meist im Rahmen einer Autoimmunerkrankung, können jedoch auch durch eine Infektion hervorgerufen werden. Beispiele für die systemischen Immunkomplexerkrankungen sind die Poststreptokokken-Glomerulonephritis sowie die Libman-Sachs-Perikarditis.

Bei der **Serumkrankheit** kommt es durch Injektion eines Fremdantigens (z. B. Medikament) ins Blut zu einer Typ-III-Hypersensitivitätsreaktion. Diese ist gekennzeichnet durch Fieber, Gelenkbeschwerden sowie eine Glomerulonephritis und Vaskulitis. Diese Symptome treten etwa 6 – 8 Tage nach erster Injektion auf.

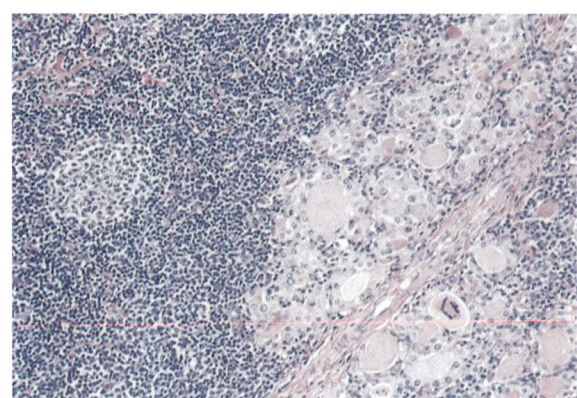

■ Abb. 1: Hashimoto-Thyreoiditis. Links ist das Schilddrüsengewebe von Lymphozyten durchsetzt und zerstört, rechts erkennt man zum Teil noch erhaltene Schilddrüsenfollikel. [2]

Bei der **Arthus-Reaktion** kommt es durch eine lokale Injektion eines Fremdantigens (z. B. Medikament) bei einem sensibilisierten Organismus zu einer lokalen Ablagerung von Immunkomplexen. Diese führen nach ca. 2 – 6 h zu einer fibrinoiden Gefäßnekrose kleiner Gefäße.

> Die Serumkrankheit kann bereits bei einmaliger Antigenexposition auftreten. Für die Arthus-Reaktion ist ein wiederholter Antigenkontakt (Sensibilisierung) vonnöten.

Typ-III-Reaktionen spielen, neben vielen teilweise noch ungeklärten Mechanismen, bei Erkrankungen wie der glutensensitiven Enteropathie (Zöliakie, Sprue) oder der exogen allergischen Alveolitis eine Rolle.

Bei der Sprue existieren Antikörper, welche gegen Gluten (Weizenbestandteil) gerichtet sind. Es kommt zur Immunkomplexablagerung in der Darmwand mit konsekutiven Diarrhöen und Symptomen der Mangelernährung. Zusätzlich finden sich auch Antikörper gegen körpereigenes Gewebe. Histologisch findet man eine Zottenatrophie, eine Kryptenhyperplasie sowie eine Infiltration der Dünndarmschleimhaut durch Leukozyten.

Bei der exogen allergischen Alveolitis führen Antigene in der Lunge zu einer Typ-III-Reaktion. Neben dieser Typ-III-Reaktion finden sich auch Zeichen einer Typ-IV-Reaktion (Granulome vom Sarkoidosetyp) sowie Zeichen von fehlregulierten T- bzw. B-Zellen. Im Endstadium führt die resultierende Entzündung zu einer Lungenfibrose.

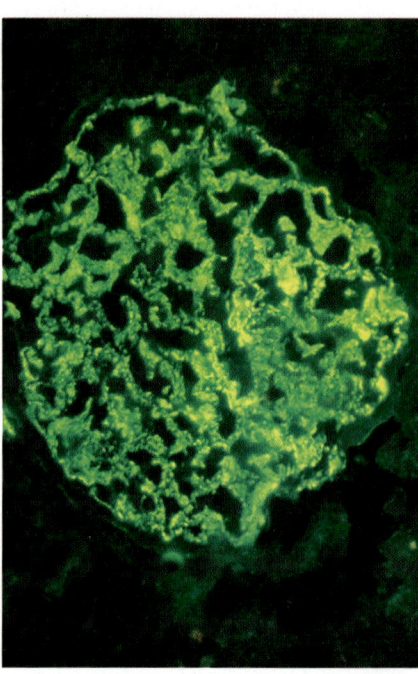

■ Abb. 2: Nachweis der Immunkomplexablagerungen (Poststreptokokkenglomerulonephritis) in der Niere mittels Immunfluoreszenz. [13]

Überempfindlich-keitsreaktionen	Vermittelt durch	Mechanismus	Morphologie	Beispiel
Typ I, Soforttyp	IgE	IgE + Antigen → Degranulation von Mastzellen und Basophilen → Entzündung	Gefäßdilatation, Ödem, Schleimproduktion, Kontraktion der glatten Muskulatur, Entzündungszeichen	Anaphylaxie, Allergie, Asthma bronchiale
Typ II, zytotoxischer Typ	IgM, IgG	IgM, IgG + zellgebundenes Antigen → komplementvermittelte Zytotoxität/zellvermittelte Zytotoxizität/Rezeptorblockade	Zellnekrosen, Entzündungszeichen	Transfusionshämolyse, rheumatisches Fieber, Goodpasture-Syndrom
Typ III, Immunkomplextyp	IgG, IgM, IgA	Immunkomplexe → Komplementaktivierung → Entzündung	Fibrinoide Gefäßnekrosen, Entzündungszeichen	Serumkrankheit, Arthus-Reaktion
Typ IV, Spättyp	T_H1-Zellen	T_H1-Zellen schütten Zytokine aus → Aktivierung von Makrophagen und T-Zellen → Entzündung	Nekrosen, Granulome, Entzündungszeichen	Kontaktekzem, Sarkoidose

▮ Tab. 2: Zusammenfassung der Hypersensitivitätsreaktionen.

Typ-IV-Reaktion (vom Spättyp)

Die Typ-IV-Reaktion ist eine **zellvermittelte** Reaktion, bei welcher es lange (bis zu 2 Tage) dauert, bis sie zu klinischen Symptomen führt.

Pathogenese
Die Hauptrolle spielen dabei T-Zellen vom T_H1-Typ („Entzündungs-T-Zellen"). Die sensibilisierten T_H1-Zellen bekommen das Antigen präsentiert und schütten bei (erneutem) Kontakt mit dem spezifischen endogenen/exogenen Antigen proinflammatorische Zytokine aus. Dies führt zu einer meist **granulomatösen Entzündung** mit Lymphozyten und Makrophagen. Ebenso besteht die Möglichkeit, dass durch die T_H1-Zellen zytotoxische T-Zellen angelockt werden, welche zur Lyse des Gewebes führen.

Morphologie
Neben einer perivaskulären lymphozytären Entzündung können auch Gewebenekrosen beobachtet werden.

Typisch für eine Typ-IV-Überempfindlichkeitsreaktion ist die Bildung von **Granulomen** (▮ Abb. 3).

Klinik
Typisches Beispiel für die Typ-IV-Reaktion ist der **Tuberkulintest.** Bei diesem Test injiziert man intrakutan Proteine der Tuberkuloseerreger. Bei Patienten, die mit diesen Erregern Kontakt hatten (Infektion, Impfung), „reagieren" die sensibilisierten T_H1-Zellen mit dem Protein und führen zu einer Entzündung.

Dies macht sich als positives Testergebnis in Form eines Kontaktekzems (Rötung, Jucken der Haut) bemerkbar. Solch ein **Kontaktekzem** der Haut ist das typische Erscheinungsbild von Typ-IV-Reaktionen.

HIV-Patienten mit stark verminderten oder gar keinen T-Lymphozyten würden keine Reaktion auf den Tuberkulintest zeigen, auch wenn sie schon mit Tuberkuloseerregern in Kontakt gekommen sind.

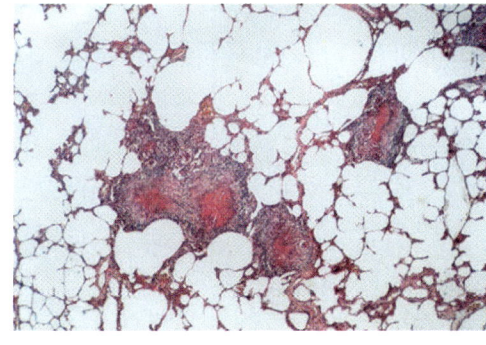

▮ Abb. 3: Mehrere Tuberkulosegranulome in Lungengewebe. [1]

Zusammenfassung
✖ Physiologische immunologische Vorgänge auf humoraler oder zellulärer Ebene, welche auf einen wiederholten Antigenkontakt überschießend aktiviert werden, führen zu den **Überempfindlichkeitsreaktionen.**

✖ Bei der **Typ-I-Reaktion** führen IgE-Antikörper zu einer Degranulation von Mastzellen.

✖ Bei der **Typ-II-Reaktion** führen Antikörper zu einer zytotoxischen Reaktion.

✖ **Typ-III-Reaktionen** führen über Immunkomplexbildung zur Entstehung von Entzündungen.

✖ Bei der **Typ-IV-Reaktion** führen T_H1-Zellen zu einer Entzündungsreaktion.

Autoimmunerkrankungen

Autoimmuntoleranz

Normalerweise herrscht im menschlichen Körper das Prinzip der **Autoimmuntoleranz:** Das menschliche Immunsystem erkennt eigene Körperstrukturen als eigen und geht nicht gegen sie vor.

Zentrale Autoimmuntoleranz

Es handelt sich um klonale Deletion: T-Zellen erlernen die Autotoleranz während ihrer Reifezeit im Thymus. Hierbei bekommen die noch nicht reifen T-Lymphozyten durch Thymusepithelzellen an MHC-I-Proteinen körpereigene Antigene präsentiert. T-Lymphozyten, die auf diese Eigenantigene reagieren, werden durch Apoptose oder Makrophagen eliminiert **(negative Selektion).** Auch bei B-Lymphozyten findet ein Prozess ähnlich der negativen Selektion statt.

Periphere Autoimmuntoleranz

Die periphere Autoimmuntoleranz tritt in Kraft, wenn autoaggressive Lymphozyten „entkommen".
Es handelt sich um **klonale Anergie:** Bei Selbstantigen wird kein kostimulatorisches Signal durch die präsentierende Körperzelle geliefert. Dadurch werden die autoaggressiven Lymphozyten inaktiv gegenüber dem Selbstantigen. Autoaggressive Lymphozyten können durch regulatorische T-Lymphozyten in ihrer Funktion gehemmt werden. Die autoaggressiven Lymphozyten können in die Apoptose übergehen.

Verlust der Autoimmuntoleranz – Autoaggression

Bei jedem Menschen entkommen immer wieder autoreaktive Lymphozyten in die Peripherie. Je älter ein Mensch ist, desto mehr autoreaktive Zellen und Antikörper weist er auf. Demgegenüber nehmen Autoimmunerkrankungen mit steigendem Alter in ihrer Häufigkeit ab. Die periphere Autoimmuntoleranz muss also diese autoreaktiven Bestandteile unter Kontrolle halten.

Folgende Mechanismen fördern die Entstehung von Autoimmunerkrankungen:

▶ **Genetische Veranlagungen** tragen oftmals zur Entstehung von Autoaggressionskrankheiten bei. Träger bestimmter Formen der HLA-II-Proteine weisen ein erhöhtes Vorkommen an Autoimmunerkrankungen auf. Genauso sind Frauen häufiger als Männer von Autoimmunprozessen betroffen.
▶ Antigene mancher Gewebe haben physiologischerweise keinen Kontakt zu den reifenden Lymphozyten. Eine Autotoleranz zu diesen Geweben kann somit auch nicht ausgebildet werden. Hierzu gehören beispielsweise die Augen oder die Hoden. Werden diese Strukturen verletzt, kann es zur Antigenfreisetzung mit konsekutiver Antikörperbildung auf dieses körpereigene Antigen kommen.
▶ Durch **Viren, Bakterien** oder **Medikamente** kann Selbstantigen eine Modifizierung erfahren. Eine begleitende Entzündung liefert die kostimulatorischen Signale.
▶ Durch **Kreuzreaktionen** können autoreaktive Antikörper/T-Lymphozyten entstehen.
▶ Ein Fehlen von regulatorischen T-Zellen kann die periphere Autoimmuntoleranz einschränken.

Pathogenese

Es müssen drei Punkte erfüllt sein, damit eine Autoimmunerkrankung entstehen kann:

▶ Die autoreaktiven Lymphozyten überleben die klonale Deletion.
▶ Die autoreaktiven Lymphozyten werden durch Eigenantigen aktiviert.
▶ Die periphere Autoimmuntoleranz versagt.

Prinzipiell kann jedes Organ und jedes Gewebe von einer autoimmunen Reaktion betroffen sein. Bei Immunerkrankungen durch die Typ-III-Reaktion (Immunkomplexe) kann auch das ganze System Mensch erkranken.

Klinik

Da eine Autoimmunerkrankung immer so lange stattfindet, wie sie Selbstantigen geliefert bekommt, ist ihr Verlauf meist chronisch. Eine Autoimmunerkrankung existiert, wenn neben einem Antikörpernachweis auch Symptome einer Autoimmunerkrankung vorliegen (z. B. Gewebezerstörung).

Rheumatoide Arthritis

Pathogenese

Bei der rheumatoiden Arthritis kommt es zu chronischen Entzündungen von Gelenken, die bis zur Gelenkdestruktion führen können. Die Krankheit findet sich bei genetisch prädisponierten Patienten, bei denen ein spezieller HLA-Subtyp zu finden ist. Verantwortlich für die Erkrankung sind autoreaktive T-Helferzellen. Diese infiltrieren die Gelenkschleimhaut und stimulieren die Antikörperbildung durch Plasmazellen (▮ Abb. 1). **Rheumafaktoren** kommen dabei nicht bei allen Patienten vor. Rheumafaktoren sind meist IgM-Autoantikörper, die gegen den Fc-Teil von IgG-Antikörpern gerichtet sind und zur Bildung von Immunkomplexen führen, die sich ebenfalls in der Synovia ablagern oder im Blut zu finden sind. Die Gewebeschädigung (Synovia, Knorpel, Knochen) findet dann über Komplementaktivierung statt.
Durch die im Blut befindlichen Rheumafaktoren können auch Manifestationen

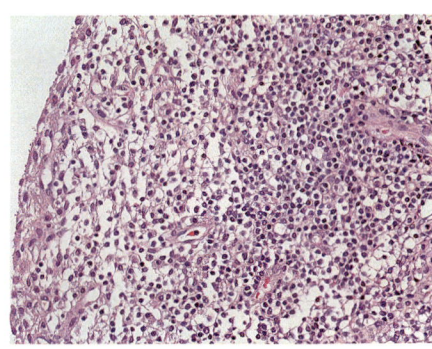

▮ Abb. 1: Chronische Polyarthritis – Synovia mit dichter lymphoplasmozytärer Infiltration. [12]

an anderen Organen auftreten, wie Gefäßen, Herz, Muskulatur oder Uvea.

Morphologie

Rheumaknoten sind rheumatoide Granulome (fibrinoide Nekrose, umgeben von Histiozyten), welche sich an mechanisch belasteten Hautarealen in der Subkutis bilden.

Systemischer Lupus erythematodes (SLE)

> Der systemische Lupus erythematodes schädigt Gewebe durch eine Typ-II- sowie eine Typ-III-Überempfindlichkeitsreaktion.

Beim SLE (■ Tab. 1) kommt es durch gegen Kernstrukturen gerichtete antinukleäre Antikörper **(ANA)** und Immunkomplexe zu einer Gewebeschädigung. Es sind etwa neunmal so viele Frauen betroffen wie Männer. Als Auslöser für einen SLE gelten exogene Faktoren wie Virusinfekte, UV-B-Strahlung oder Medikamente.

Die ANA führen zu einem Untergang von Zellen, welche zunächst ihren Kern verlieren (LE-Korpuskel) und dann phagozytiert werden (LE-Zellen).

Die ANA können aber auch zur Immunkomplexbildung führen. Die Komplexe lagern sich u. a. in Niere, Gelenkschleimhaut, Haut und Gefäßen ab und führen dort zu Komplementaktivierung und Gewebeschädigung.

Systemische Sklerodermie

Für die systemische Sklerodermie (■ Tab. 1) werden autoreaktive T-Helferzellen verantwortlich gemacht, welche über Zytokinsekretion die Fibroblasten der Haut zu einer vermehrten Kollagensynthese anregen. Das Kollagen führt zu einer straffen, festen Haut, die Gelenkbewegungen unmöglich macht und auch die Mimik eines Patienten einfriert. Meist beginnt dieser Vorgang an den Händen und breitet sich dann am restlichen Körper aus. Schließlich befällt die systemische Sklerodermie auch Gelenke und innere Organe (Lunge, Ösophagus, Nieren, Herz etc.). Durch

Beteiligung der Gefäße kann es zu Durchblutungsstörungen kommen. Bei der systemischen Sklerodermie finden sich auch antinukleäre Antikörper (ANA).

Sjögren-Syndrom

Das Sjögren-Syndrom kann im Rahmen anderer Immunerkrankungen, aber auch alleine auftreten. Es kommt dabei zur Zerstörung von Speichel- und Tränendrüsen durch Invasion von Lymphozyten. Dies wird über Auto-AK gegen Gangepithelien vermittelt.

Systemische Vaskulitiden

Autoimmunerkrankungen führen zu Entzündungen mit konsekutiver Destruktion von Gefäßen. Letztendlich kann es durch Immunkomplexe oder Antikörper (ANCA = Anti-Neutrophilen-Zytoplasma-AK) zu einer fibrinoiden Nekrose **(Panarteriitis nodosa),** zu Granulombildung **(Wegener-Vaskulitis),** zu Riesenzellentzündungen **(Arteriitis temporalis)** oder zur Proliferation von Myozyten (bei Lupus und Sklerodermie) kommen (■ Tab. 1).

Organspezifische Autoimmunopathien

Im Bereich der Schilddrüse kommt es zur **Hashimoto-Thyreoiditis** (Typ-II-Reaktion), welche zunächst zu einer leichten Schilddrüsenüberfunktion und schließlich zur Organzerstörung führt. Beim **Morbus Basedow** (Typ-II-Reaktion) sind es Antikörper gegen den TSH-Rezeptor, welche zu einer manifesten Hyperthyreose führen. Für die **perniziöse Anämie** sind Autoantikörper gegen den in der Magenschleimhaut produzierten Intrinsic-Faktor verantwortlich. Vitamin B_{12} kann so nicht mehr resorbiert werden, es kommt zur Anämie. **Diabetes mellitus Typ 1** entsteht durch Autoantikörper, die gegen die insulinproduzierenden Inselzellen der Bauchspeicheldrüse gerichtet sind. Durch Autoantikörper gegen Thrombozyten entstehen **Thrombopenien,** durch Autoantikörper gegen Erythrozyten **Anämien.** Im Bereich der muskulären Endplatte können Autoantikörper den Acetylcholinrezeptor blockieren und damit die Signalübertragung an die Muskulatur beeinträchtigen **(Myasthenia gravis).**

Erkrankung	Systemische Vaskulitiden	Systemischer Lupus erythematodes (SLE)	Systemische Sklerodermie
Symptome	Durchblutungs-störungen	Schmetterlingserythem (Nasenrücken + Jochbögen) Arthritis, Nephritis, Serositis Krampfanfälle Sonnenlichtempfindlichkeit	Straffe, feste Haut (Rattenbiss-)Nekrosen Mimik fehlt, Tabaksbeutelmund Schluckstörungen
Morphologie	Nekrosen, Granu-lome, Riesenzellen	Immunkomplexablagerungen, LE-Korpuskeln, LE-Zellen	Vermehrt Kollagen Gefäße eingeengt, dadurch Nekrosen

■ Tab. 1: Auswahl an Autoimmunopathien, deren Symptomen und Morphologie

Zusammenfassung

✖ Die physiologische **Autoimmuntoleranz** wird durch zentrale und periphere Mechanismen aufrechterhalten.

✖ **Autoimmunerkrankungen** entstehen durch Störungen der Autoimmuntoleranz und sind durch genetische sowie exogene Faktoren in ihrer Entstehung bedingt.

✖ Von einer Autoimmunerkrankung kann jedes Gewebe betroffen sein, die **Gewebeschädigung** erfolgt durch Komplementaktivierung.

✖ Man unterscheidet zwischen **systemischen** und **lokalen** (organspezifischen) Immunerkrankungen.

Transplantationspathologie

Grundlagen

Transplantate werden nach ihrem Ursprung unterschieden:

▶ **autolog:** körpereigenes Material. Der Empfänger ist gleichzeitig auch Spender.
▶ **syngen:** Material vom eineiigen Zwilling
▶ **allogen:** Fremdspende, aber von derselben Spezies
▶ **xenogen:** Material von anderer Spezies (z. B. Herzklappe vom Schwein)
▶ **alloplastisch:** künstliches Transplantat.

Transplantate können dabei von lebenden Personen stammen (Lebendspende) oder aber Personen entnommen sein, bei denen der Hirntod feststeht (Leichenspende).

Wann wird transplantiert?

Eine Transplantation ist immer dann indiziert, wenn ein Organ terminal geschädigt ist, keine andere Therapie mehr greift und durch eine Transplantation die Lebensqualität eines Patienten verbessert werden kann.
Im Prinzip kann beinahe jedes Organ transplantiert werden. Die häufigsten Transplantationen erfolgen heute mit Nieren, Leber, Herz und Lunge. Auch Knochenmarkstransplantationen sind häufig.

Was muss für eine Transplantation erfüllt sein?

Das Organ des Spenders sollte möglichst genau zum Empfänger passen. Diesbezüglich müssen die Antigenmuster, zum einen die Blutgruppenantigene des ABO-Systems, zum anderen die HLA-I- und HLA-II-Antigene, des Empfängers und des Spenders möglichst gleich sein (▮ Tab. 1).

Kontraindikationen	
Absolut	HIV-Positivität
	Generalisiertes Tumorleiden
	Traumatische Zerstörung des Organs
Relativ	Infektionskrankheiten (u. a. Hepatitis oder Zytomegalie)
	Alter

▮ Tab. 1: Kontraindikationen des Spenders für eine Organtransplantation.

Bei einer Leichenspende muss der Hirntod vorliegen bzw. korrekt festgestellt worden sein, und die Einverständniserklärung des Verstorbenen bzw. seiner Angehörigen muss gegeben sein.

Abstoßung transplantierter Organe (Host-versus-Graft-Reaktion [HvG])

Während zu Beginn der Ära der Organtransplantationen (Anfang bis Mitte zwanzigstes Jahrhundert) noch die operativen Techniken Hauptsorge waren, stellen heute immunologische Schwierigkeiten das Hauptproblem dar.
Das Immunsystem erkennt das transplantierte Organ als „Eindringling" und bekämpft es mit den ihm gegebenen Mitteln. Je verschiedener die HLA-Antigene von Spender und Empfänger sind, desto wahrscheinlicher wird eine Transplantatabstoßung. Ferner gibt es zwischen den transplantierten Organen Unterschiede bezüglich der Häufigkeit des Auftretens einer Abstoßungsreaktion.

> Auftreten einer Abstoßungsreaktion in Abhängigkeit vom transplantierten Organ (sortiert von häufig nach selten): Haut > Knochenmark > Darm > Lunge > Herz > Niere > Leber.

Bei einer vorhergehenden Sensibilisierung des Empfängers, d. h., der Empfänger hatte schon ein Spenderorgan, ist die Wahrscheinlichkeit für eine Abstoßung erhöht.

Pathogenese

Man unterscheidet zwischen einer zellulär, durch T-Lymphozyten vermittelten

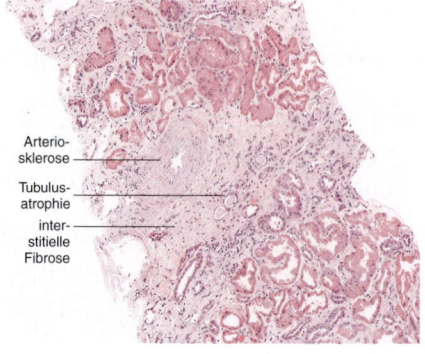

Arteriosklerose
Tubulusatrophie
interstitielle Fibrose

▮ Abb. 1: Chronische Abstoßungsreaktion einer allogen transplantierten Niere: Arteriosklerose, Atrophie der Tubuli, Fibrose. [23]

und einer durch Antikörper vermittelten Transplantatabstoßung.

▶ **zellulär:** CD4- und CD8-positive T-Lymphozyten führen zu einer Zerstörung von transplantierten Zellen. Die Erkennung dieser Fremdzellen erfolgt über die abweichenden MHC-Antigene, welche durch antigenpräsentierende Zellen den T-Lymphozyten dargeboten werden. Es kommt zu Nekrosen, Fibrosen und Antikörperproduktion sowie zu einer Entzündung.
▶ **humoral:** Die durch Antikörper vermittelte Abstoßungsreaktion findet sich insbesondere bei vorsensibilisierten Patienten, die bereits ein Spenderorgan hatten. Durch die Antikörperbindung an Fremdantigen kommt es über Komplementaktivierung zu Schäden an den Gefäßen des Spenderorgans (Nekrosen, Intimafibrose).

Verlauf

Bei der **hyperakuten** Abstoßungsreaktion (Typ-II-Reaktion, nach Minuten bis Stunden) kommt es nach Anschließen des Spenderorgans an den Blutkreislauf des Empfängers zu einer Abstoßungsreaktion. Sie findet sich bei schon sensibilisierten Empfängern. Antikörper binden an das Gefäßendothel und führen zu einer Komplementaktivierung. Schließlich kommt es zur nekrotisierenden Vaskulitis, zum Thrombenbildung und zu einer Ischämie des Organs.
Die **akute** Abstoßungsreaktion (Typ-IV-Reaktion, nach Tagen bis Monaten) führt zur Infiltration des Spenderorgans mit Lymphozyten. Es findet also eine zellulärvermittelte Abstoßungsreaktion statt. Zusätzlich schädigen Antikörper die Gefäße.
Bei der **chronischen** Abstoßungsreaktion kommt es zu zellulär und humoral vermittelter Abstoßung des Organs. Eine Fibrosierung des Organparenchyms und der Gefäßintima führt zur langsamen Organatrophie mit Funktionsverlust (▮ Abb. 1).

Morphologie

▮ Tabelle 2 soll einen Überblick über die morphologischen Veränderungen bei Transplantatabstoßung der verschiedenen Organe geben.

Hyperakute Abstoßungsreaktionen lassen sich morphologisch vor allem durch nekrotische Gefäße mit thrombotischem Material charakterisieren.
Begleitend zu den morphologischen Veränderungen findet man bei Abstoßungsreaktionen auch Allgemeinsymptome wie Fieber oder Symptome durch Ausfallerscheinungen des betroffenen Spenderorgans.
Die Diagnostik der Abstoßungsreaktionen erfolgt immer über Biopsien.

Graft-versus-Host-Reaktion (GvH)

Die GvH findet sich am häufigsten bei der allogenen Knochenmarkspende. Bei der Knochenmarkspende sollen immunsupprimierten Patienten (z. B. Z. n. CML mit Chemotherapie) neue hämatopoetische Stammzellen zur Verfügung gestellt werden. Hierbei kommt es zu einer Übertragung immunkompetenter Zellen des Spenders, welche nun gegen Strukturen des Empfängers vorgehen. Bei der **akuten** Form (Tag 1 – 7) findet man lymphozytäre Entzündungen von Haut, GI-Trakt und Leber mit resultierenden Zellschäden.
Tritt die GvH erst nach etwa 3 Monaten auf, so spricht man von der **chronischen** Form. Auch bei der chronischen Form findet man Entzündungen von Haut, Schleimhäuten und Leber. Zusätzlich kommt es zur schweren Immundefizienz mit heftigen Infektionen.

> Im Falle von hämatologisch-neoplastischen Erkrankungen wird die GvH bewusst in die Therapie mit einbezogen. Es kommt dabei, vermittelt durch die immunkompetenten Spenderzellen, zu einem Untergang der Tumorzellen (Graft-versus-Leukämie).

Immunsuppression
Um eine Transplantatabstoßung zu verhindern, ist eine Immunsuppression zwingend erforderlich. Je besser diese wirkt, d. h., je weniger das Immunsystem auf das Spenderorgan reagiert, desto besser ist die Aussicht auf ein langes Leben mit dem Ersatzorgan. Leider kann eine Immunsuppression zu vielen Komplikationen führen (▮ Abb. 2).

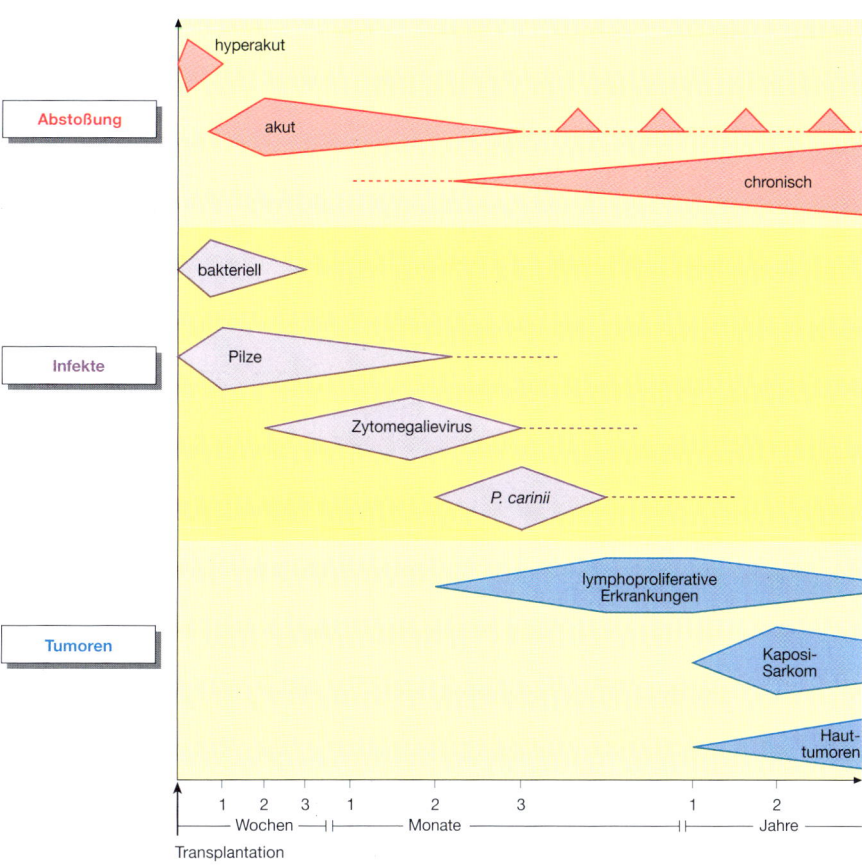

▮ Abb. 2: Zeitliche Abfolge der wichtigsten Erkrankungen nach Transplantation. [6]

Organ	Verlauf	Morphologische Veränderung
Niere	Akut	Infiltration von Lymphozyten in die Tubuli (**Tubulitis**), Gefäße (**Arteriitis/Endothelitis**), Glomeruli (**Glomerulitis**) und Interstitium
	Chronisch	Organfibrose, Gefäßfibrose (verdickte Gefäßwände)
Leber	Akut	Entzündung der Portalfelder, Gallengänge sowie Portal-/Zentralvenen (Arteriitis)
	Chronisch	Verlust an Gallengängen, Gefäßwandfibrosen
Herz	Akut	Lymphozytäre Entzündung, Myozytennekrosen
	Chronisch	Gefäß-Intima-Fibrose
Lunge	Akut	Perivaskuläre lymphozytenreiche Entzündung
	Chronisch	Bronchiolitis obliterans: Verschluss der Bronchiolen durch submuköse Fibrose

▮ Tab. 2: Morphologische Veränderungen bei Abstoßungsreaktion.

Zusammenfassung
✖ Ein Transplantat kann **autologer, syngener, allogener, xenogener** oder **alloplastischer** Herkunft sein.

✖ Die Wahrscheinlichkeit für eine **Abstoßung** steigt, je unterschiedlicher die HLA-Antigene von Spender und Empfänger sind, je nach Organ oder wenn der Empfänger schon einmal ein Organ erhalten hat.

✖ Die Abstoßungsreaktion kann zellulär oder humoral vermittelt sein und **hyperakut, akut** oder aber **chronisch** verlaufen.

✖ Der **Graft-versus-Leukämie-Effekt** ist nützlich bei der Behandlung von hämatopoetischen Tumoren.

✖ Eine adäquate **Immunsuppression** ist unerlässlich nach Transplantation.

Immundefizienz

Definition
Immundefizienz ist ein Immundefekt mit unzureichender Immunantwort auf pathogene Reize. Hiervon ist seltener das unspezifische, sehr häufig hingegen das spezifische Immunsystem betroffen.

Ätiologie

Angeborene Immundefizienz
Diese genetisch hervorgerufenen Immundefekte bezeichnet man auch als **primäre Immundefekte**. Primäre Immundefekte sind selten Ursache für eine Immundefizienz. Angeborene Defekte der unspezifischen Abwehr sind Raritäten, weswegen hier nur die angeborenen Defekte der spezifischen Immunabwehr erwähnt werden sollen.

T-Zell-Defekte
▶ **Di-George-Syndrom:** Unterentwicklung des Thymus (Aplasie), mit mangelnder T-Zell-Reifung
▶ **Wiskott-Aldrich-Syndrom:** Schaden in Signaltransduktion führt zu verminderten T-Zellen (X-chromosomalrezessiv).
▶ **Hyper-IgM-Syndrom:** T-Zell-Defekt führt dazu, dass nur IgM-Antikörper produziert werden (X-chromosomal).
▶ **Nezelof-Syndrom:** Thymusdysplasie und T-Zell-Insuffizienz, autosomal-rezessive Vererbung.

B-Zell-Defekte
▶ **selektiver IgA-Mangel:** häufigster angeborener Defekt, klinisch ohne Bedeutung, Reifung der B-Zellen zu IgA-produzierenden Plasmazellen gestört
▶ (Bruton'sche) **Agammaglobulinämie:** Defekt einer Tyrosinkinase führt zu Reifungsstörungen der B-Lymphozyten (X-chromosomale Vererbung → Jungen betroffen)
▶ **CVI** (Common variable immunodeficiency): Reifungsstörung der B-Zellen, resultierend in einem Antikörpermangel aller Klassen.

Kombinierte Defekte
▶ **SCID (Severe combined immune deficiency):** humorale und zelluläre Komponenten des Immunsystems sind durch Enzymdefekte oder Rezeptordefekte (BCR, TCR, Zytokinrezeptor) gestört.
▶ **Ataxia teleangiectatica (Louis-Bar-Syndrom):** Defekt der T-Helferzellen, kombiniert mit IgG-Mangel (autosomal-rezessiv).

Erworbene Immundefizienz
Erworbene Immundefizienzen sind wesentlich häufiger als angeborene. Sie können zudem in jedem Lebensalter, abhängig von der Grundkrankheit, auftreten (▮ Tab. 1).
Erworbene Immundefekte können durch sogenannte **monoklonale Gammopathien** verursacht sein. Sie entstehen durch Neoplasie der B-Zellen (z. B. Plasmozytom). Hierbei produzieren die Klone einer neoplastischen Plasmazelle vermehrt funktionsunfähige Immunglobuline.
Bei erworbenen Immundefekten ist aufgrund einer Knochenmarkschädigung häufig auch das unspezifische Immunsystem betroffen.

> Im Rahmen eines Diabetes mellitus treten gehäuft Infektionen wie Harnwegsinfekte, Genitalmykosen und Hautinfekte (Furunkel, Mykosen) auf. Dies ist auf eine Störung innerhalb des Phagozytensystems zurückzuführen.

Klinik
Die Gefahr einer unzureichenden Immunabwehr ist immer mit einer erhöhten Infektionsgefahr verbunden. Bei den angeborenen Immundefekten führt dies bereits im Säuglingsalter zu heftigen Erkrankungen, die nicht selten tödlich ausgehen.

AIDS (Acquired immune deficiency syndrome)

Ätiologie
Die AIDS-Erkrankung wird durch Infektionen mit dem HI-Virus hervorgerufen (Serotypen HIV-1/-2). Das HI-Virus ist ein Retrovirus. Hauptübertragungsweg ist der Geschlechtsverkehr, aber auch parenterale Infektionen, z. B. durch infizierte Blutprodukte, sind häufig.

> Eine Infektion durch Urin oder Speichel, solange diese nicht blutig durchsetzt sind, ist nicht möglich.

Erworbene Immundefizienzen		Resultierender Immundefekt (betroffenes System)
Endogene Ursachen	Nierenschäden, Enteropathien, nephrotisches Syndrom	Proteinverluste, Verlust von Immunglobulinen
	Non-Hodgkin-Lymphome	Hypogammaglobulinämie
	Hodgkin-Lymphome	T-Zellen
	CLL	Immunglobuline
	Diabetes mellitus	Phagozytensystem
	Niereninsuffizienz	T-Zellen und Immunglobulinproduktion vermindert
	Alter	Verminderte T-Zell-Funktion, verminderte Knochenmarksreserven
Exogene Ursachen	Malnutrition (häufigste Ursache!)	Insuffiziente Proteinzufuhr: Immunglobulinsynthese vermindert Globale Malnutrition: T-Zellen Überernährung: T-Zellen
	Therapie mit Kortison	Interleukinproduktion vermindert, Lymphopenie
	Therapie mit Immunsuppressiva (z. B. Methotrexat, Azathioprin etc.)	T-Zellen, Depression des Knochenmarks
	Therapie mit Zytostatika	Immunglobuline, Phagozyten, Depression des Knochenmarks
	Splenektomie	IgM vermindert
	Thymektomie	T-Zellen vermindert
	HIV	Siehe unten
	CMV	T-Zell-Antwort vermindert
	Hochgradige Verbrennungen, Gastroenteropathien	Proteinverlust – Verlust von Immunglobulinen
	Ionisierende Strahlung	T-Zellen, lymphatisches Gewebe
Chronisch entzündliche Erkrankungen, z. B. SLE, Sarkoidose		U. a. Leukopenie bzw. Lymphopenie

▮ Tab. 1: Auswahl endogener und exogener Ursachen für eine Immundefizienz.

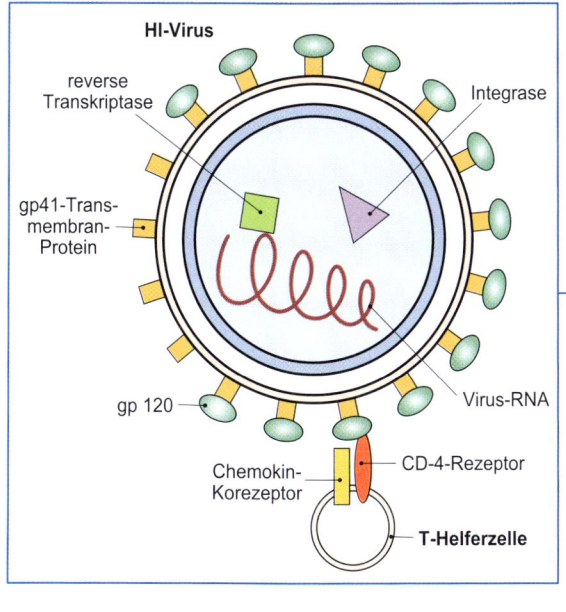

HI-Virus

reverse Transkriptase

Integrase

gp41-Trans-membran-Protein

gp 120

Virus-RNA

Chemokin-Korezeptor

CD-4-Rezeptor

T-Helferzelle

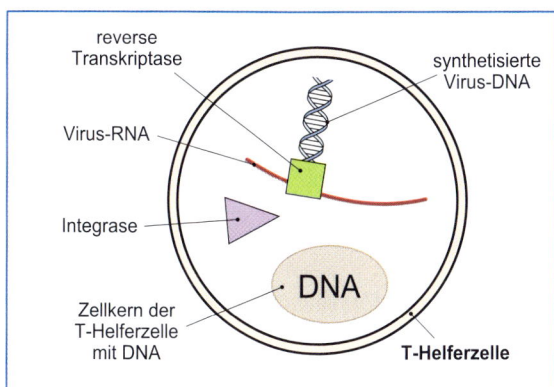

reverse Transkriptase

Virus-RNA

Integrase

Zellkern der T-Helferzelle mit DNA

synthetisierte Virus-DNA

DNA

T-Helferzelle

■ Abb. 1: Pathogenese (schematisch) der HIV-Infektion.

(1) Das HI-Virus dockt mit dem gp120-Protein am CD-4- und Chemokin-Korezeptor der T-Helferzelle an.

(2) Aufnahme der HI-Virus-Bestandteile in die T-Helferzelle
- über rezeptorvermittelte Endozytose
- oder über gp41-vermittelte Fusion von Virus und T-Helferzelle

(3) Viruseigene reverse Transkriptase liest DNA-Strang von Virus-RNA ab.

(4) Integrase integriert Virus-DNA in DNA der T-Helfer-zelle.

(5) Vermehrung der Virus-bestandteile mit der integrierten Virus-DNA

(6) Zerstörung der T-Helferzelle und Freisetzung der neu synthetisierten Viren (Bestandteile)

Erkrankung	Beispiele
ARC (AIDS-related complex)	Fieber, Nachschweiß, Durchfälle, Gewichtsabnahme, Abnahme der T-Helferzellen
Infektionen	Opportunistisch: Aspergillosen, Herpes-simplex-Reaktivierung, Pneumocystis-carinii-Pneumonie etc.
	Sonstige: z. B. Herpes zoster
Neurologische Erscheinungen	AIDS-Enzephalopathie, Gehirn-atrophie, Neuropathien
Malignome	Kaposi-Sarkom (durch HHV 8), NHL etc.

■ Tab. 2: Symptome/Erkrankungen im symptomatischen Stadium der HIV-Infektion.

beobachten. Anfangs findet man hier perivaskuläre Makrophageninfiltrate, später wird das Bild von demyelinisierten Nerven sowie Zellansammlungen von Makrophagen, Lymphozyten und Gliazellen geprägt.

Klinik

Die Phase der **akuten Infektion** durch das HI-Virus, ca. 2–6 Wochen nach Infektion, zeichnet sich durch Symptome aus, die einem grippalen Infekt sehr ähneln (Fieber, Nachtschweiß, geschwollene LK). Es befinden sich viele Viren im Blut, und die Zahl der T-Helferzellen sinkt.

Nach dieser akuten Infektion bleibt die AIDS-Erkrankung bis zu 10 Jahre asymptomatisch. Die Zahl der CD4-positiven T-Lymphozyten nimmt in dieser Zeit kontinuierlich ab. Es folgt darauf das eigentlich als **AIDS** bezeichnete **symptomatische** Stadium (■ Tab. 2). Das symptomatische Stadium ist tödlich, kann aber durch die modernen Medikamente hinausgeschoben werden.

Pathogenese

Im Prinzip kann jede CD4-positive Zelle im Körper vom HI-Virus befallen werden. Die Replikation des Virus erfolgt aber am schnellsten in den T-Lympho-zyten (■ Abb. 1).

Durch folgende Mechanismen gehen die CD4-positiven T-Lymphozyten zugrunde:

▶ Stoffwechsel der Wirtszelle durch Virus gestört (Zytotoxizität)
▶ Effekte des Hüllproteins gp120 (Zytopathogenität)
▶ Immunsystem zerstört die infizierten T-Lymphozyten (Zytolyse).

Morphologie

In der asymptomatischen Phase der HIV-Infektion kommt es zum Lymph-adenopathiesyndrom (LAS) (≥ 2 ge-schwollene [nicht-inguinale] Lymph-knoten, Größe ≥ 1 cm, Zeitdauer ≥ 3 Monate). Man kann mikroskopisch

in diesen Lymphknoten zunächst eine Vergrößerung der Lymphfollikel (B-Zo-nen) beobachten. Es folgt dann eine Verminderung von Lymphozyten in den Lymphknoten, die bis zum Verlust der Lymphozyten führen kann. Die Lymph-knoten atrophieren.

Im symptomatischen Stadium kann man eventuell eine **AIDS-Enzephalopathie**

Zusammenfassung

✖ Erworbene (sekundäre) **Immundefekte** sind häufiger als angeborene (primäre) Immundefekte.

✖ Häufigster angeborener Immundefekt ist der **selektive IgA-Mangel.**

✖ Der häufigste Grund für erworbene Immundefekte ist die **Unterernährung.**

✖ Die Infektion mit HI-Viren erfolgt meist über den Geschlechtsverkehr. Das Virus tritt dann in CD4-positive T-Lymphozyten ein und wird repliziert.

✖ Die HIV-Infektion verläuft in drei Stadien: **akute Phase, asymptomatische Phase, symptomatische Phase (AIDS).**

Grundlagen der Entzündungspathologie

Definition

Eine Entzündung definiert sich als Abwehrreaktion auf die lokale Schädigung von Gewebe. Die Ursachen für die Gewebeschädigung können sowohl exogenen als auch endogenen Ursprungs sein (∎ Tab. 1).

Die Art der Entzündung hängt jeweils von der Ursache und der Lokalisation der Schädigung sowie der Immunkompetenz des betroffenen Organismus ab.

Verlauf

Bei einem **akuten** Verlauf tritt die Entzündung schnell auf, ist aber auch relativ schnell wieder abgeheilt. Beim **perakuten** Verlauf hingegen kommt es zum Tod des Patienten.

> Einen perakuten Verlauf kann man bei schlechter Abwehrlage oder bei hoher Virulenz eines Erregers beobachten.

Von einem **chronischen** Verlauf spricht man, wenn eine Entzündung lange dauert (Monate bis Jahre). Ein **subakuter** Verlauf liegt zeitlich zwischen dem akuten und dem chronischen Verlauf.

Entzündungen sind meist lokal auf einen Entzündungsherd beschränkt, sie können sich jedoch auch hämatogen, lymphogen, neurogen oder anhand anderer Hohlstrukturen (z. B. Gallengänge) ausbreiten.

Komponenten der Entzündungsreaktion
Gefäße

Gefäße spielen die wichtigste Rolle bei einer Entzündungsreaktion, denn ohne Gefäße würden die Entzündungszellen und Entzündungmediatoren nicht an den Ort der Gewebeschädigung gelangen. Die Gefäße des Endstromgebiets (Kapillaren, Venolen, Arteriolen) sind hierbei von immenser Bedeutung.

Im Rahmen der Entzündungsreaktion erfahren die lokalen Kapillaren zunächst eine **Vasokonstriktion** (fakultativ), gefolgt von einer **Vasodilatation** (obligat), vermittelt durch verschiedene Entzündungsmediatoren. In der Folge dieser geänderten Vasomotorik kommt es zu einer **Vasokonstriktion der Venolen** (obligat, ∎ Abb. 1), während die Kapillaren erweitert bleiben. Je nach Schwere des Schadens kommt es zudem zu Kontraktionen bzw. Nekrosen der Endothelzellen und dadurch zu einer erhöhten Gefäßpermeabilität. Im Rahmen dieser erhöhten Permeabilität und des veränderten intravaskulären Drucks entsteht ein eiweißreiches Gewebeödem (Exsudat).

> Die Störung der Gefäßpermeabilität kann abhängig von der Entzündungsreaktion sofort oder verzögert einsetzen sowie schnell vorübergehen oder länger anhalten. Die Endothelzellkontraktion wird dabei durch Entzündungsmediatoren (aus geschädigten Zellen und Entzündungszellen) vermittelt.

Die konsekutiv gesteigerte Aktivität des Gerinnungssystems im geschädigten Bereich führt schließlich durch Thrombozytenaggregationen zur Abdichtung der Gefäße. Die resultierende Thrombenbildung führt gleichzeitig zu einer Verlangsamung des Blutstroms.

In der Folge exprimieren die Endothelzellen an ihrer Oberfläche vermehrt E-Selektine. Diese Proteine vermitteln die Diapedese von Entzündungszellen. Die Endothelzellen produzieren außerdem Entzündungsmediatoren.

Entzündungszellen

Je nach Art der Entzündung können verschiedene Entzündungszellen beteiligt sein: Granulozyten, Mastzellen, Lymphozyten, Makrophagen etc. Wichtig für die Entzündungszellen ist ihre Fähigkeit, aus den Blutgefäßen in das umliegende Gewebe zu gelangen. Diesen Vorgang nennt man **Diapedese** (∎ Abb. 2).

Am Ort der Entzündung beseitigen die Entzündungszellen die zur Entzündung führenden Noxen mittels Zytokinen, Phagozytose und diversen Enzymen (s. S. 12 – 15).

Entzündungsmediatoren

Entzündungsmediatoren (∎ Tab. 2) sind Stoffe, die zur Entstehung und Aufrechterhaltung einer Entzündungsreaktion führen. Sie werden von den Entzündungszellen und

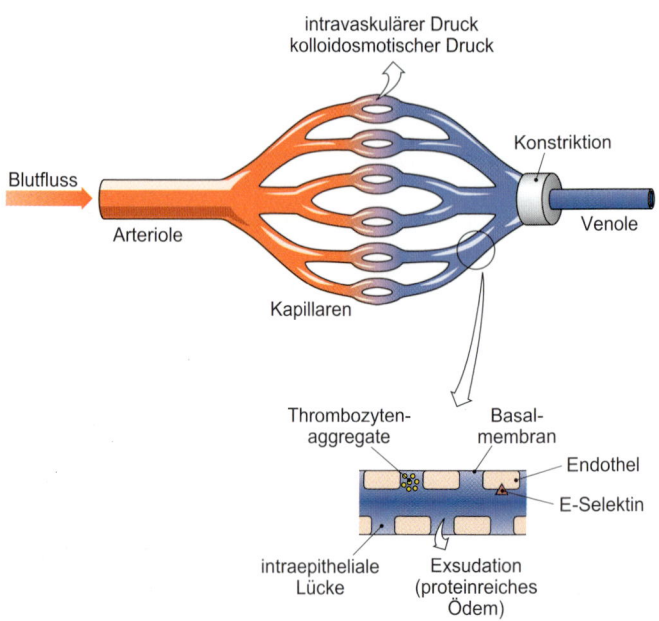

∎ Abb. 1: Schematische Darstellung der Mikrozirkulationsstörung bei Entzündung mit Venolenkonstriktion.

Exogene Ursachen	Physikalisch (Hitze, Kälte, mechanische Gewebeschäden)
	Chemisch (Basen, Säuren etc.)
	Erreger (Viren, Bakterien, Pilze etc.)
Endogene Ursachen	Immunologisch (Überempfindlichkeitsreaktionen)
	Toxische Stoffwechselprodukte
	Nekrosen, Blutung, Thromben
	Kristallablagerungen im Gewebe (Cholesterin, Harnsäure)

∎ Tab. 1: Ursachen für Entzündungen.

Mediator	Permeabilität↑	Gefäßdilatation	Gefäßkonstriktion	Chemotaxis	Plättchenaggregation	Ursprung
Zytokine	Ja	Beeinflussen andere Entzündungszellen				Makrophagen, Lymphozyten etc.
Histamin	Ja	Ja	Nein	Nein	Nein	Gewebemastzellen, Basophile
Prostaglandine	Ja	Ja	Nein	Nein	Nein	Gewebezellen, Immunzellen (Arachidonsäurederivat)
Leukotriene	Ja	Nein	Ja	Ja	Nein	Mastzellen, Granulozyten (Arachidonsäurederivat)
PAF	Ja	Nein	Nein	Nein	Ja	Gefäßendothel, Thrombozyten, Granulozyten
Bradykinin	Ja	Ja	Nein	Nein	Nein	Vorstufen im Plasma
Serotonin	Nein	Ja	Ja	Nein	Nein	Thrombozyten
Komplementsystem	Ja	Ja	Nein	Ja	Nein	Plasma
Gerinnungssystem	Ja	Nein	Nein	Nein	Ja	Plasma

Tab. 2: Wirkung und Ursprung von Entzündungsmediatoren.

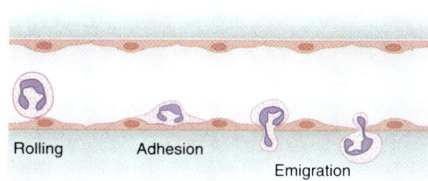

Rolling Adhesion Emigration

Abb. 2: Schematische Darstellung der Leukozytendiapedese: Leukozyten „rollen" über das Endothel hinweg (Rolling), um dann an das Endothel anzudocken (Adhäsion) und durch es hindurchzutreten (Emigration). Dieser Vorgang wird durch Entzündungsmediatoren (z. B. aus Makrophagen) gefördert. [24]

Gewebezellen produziert oder aus Vorstufen, welche im Plasma vorhanden sind, im Rahmen einer Entzündung aktiviert.

Gewebezellen
Gewebezellen (z. B. Mastzellen) produzieren Entzündungsmediatoren.

Fibroblasten werden nach überstandener Entzündung zur Kollagensynthese aktiviert.

Klinik
Entzündungen rufen typische Symptome am betroffenen Gewebe hervor. Diese Kardinalsymptome sind:

▶ **Rubor** (Rötung): vermehrte Blutmenge durch Vasodilatation
▶ **Tumor** (Schwellung): Ödem durch Vasodilatation und gesteigerte Permeabilität
▶ **Calor** (Wärme): durch Vasodilatation
▶ **Dolor** (Schmerz): vermittelt durch Prostaglandine
▶ **Functio laesa:** funktionelle Einschränkung.

Neben diesen lokalen Symptomen einer Entzündung treten auch viele systemische Begleiterscheinungen auf. **Fieber** entsteht durch eine Sollwertverstellung im Hypothalamus. Diese Verstellung wird über Prostaglandin E_2 bewirkt, welches durch Zytokine oder Endotoxine freigesetzt wird. Man findet außerdem eine vermehrte Anzahl an weißen Blutkörperchen im Blut **(Leukozytose).** So sind bei Viren die Lymphozyten, bei parasitärem Befall die Eosinophilen und bei Bakterienbefall die Neutrophilen erhöht. Ebenso steigt die Konzentration der **Akute-Phase-Proteine** im Serum. Generalisierte Schmerzen bei Entzündungen (z. B. Gliederschmerzen) entstehen durch eine Sensibilisierung der Schmerzrezeptoren durch Prostaglandine. Dies führt dazu, dass auch schon geringe Reize zu einer Schmerzempfindung führen.

Zusammenfassung
✖ Eine **Entzündung** ist eine Abwehrreaktion auf eine Gewebeschädigung durch exogene oder endogene Noxen.
✖ Man kann eine Entzündung anhand ihres Verlaufs einteilen.
✖ Bei einer Entzündung erfahren **Vasomotorik** und **Permeabilität** der lokalen Gefäße eine Veränderung.
✖ **Entzündungszellen** und **Entzündungsmediatoren** bekämpfen die entzündungsauslösende Noxe.
✖ Symptome bei einer Entzündung treten sowohl lokal als auch systemisch auf.

Akute Entzündungen

Bei einer akuten Entzündung (exsudative Entzündung) kommt es durch die veränderte Gefäßpermeabilität zur Entstehung eines Exsudats. Die Einteilung erfolgt nach Art des Exsudats.

> Ein Exsudat besteht aus Blutplasmabestandteilen (eiweißreich) und ist immer entzündlich bedingt. Ein Transsudat hingegen besteht aus Blutserumbestandteilen (eiweißarm) und kann auch physiologisch auftreten.

Wichtigste zelluläre Komponente der akuten Entzündung sind die neutrophilen Granulozyten. Diese beginnen mit der Bekämpfung der auslösenden Noxe, bevor andere Leukozyten, Makrophagen etc. zur Verfügung stehen.

Seröse Entzündung

Definition
Bei einer serösen Entzündung ist das Exsudat reich an Albumin und anderen Eiweißen. Die Elektrolytkonzentration entspricht der des Bluts. Die seröse Entzündung ist an Haut, Schleimhäuten, aber auch an serösen Häuten und Organen wie Leber, Nieren und Lunge zu finden.
An Schleimhäuten des GI- oder Respirationstrakts kann zur serösen Komponente eine Schleimbeimengung hinzukommen (**serös-schleimige Entzündung).**

Ätiologie
Immunologische, physikalische, chemische, aber auch mikrobielle Ursachen sind verantwortlich für die seröse Entzündung.

Morphologie
Mikroskopisch imponiert das klare/gelbliche eiweißreiche Ödem, dem eventuell vereinzelt Makrophagen oder Lymphozyten beigemengt sein können.
Bei der serös-schleimigen Entzündung kann man zusätzlich Schleim und abgeschilferte Epithelien beobachten.

Klinik
Seröse Entzündungen zeichnen sich durch einen milden Krankheitsverlauf (Allgemeinsymptome einer Entzündung) aus und heilen meist ohne Defekt ab. Seröse Entzündungen sind typisch für die Cholera oder die Perikarditis. Schnupfen oder Enteritiden stellen serös-schleimige Entzündungen dar.

Fibrinöse Entzündung

Definition
Firbrinöse Entzündungen sind durch ihr **fibrinreiches Exsudat** gekennzeichnet. Permeabilitätsstörungen der Gefäße führen zum Austritt von Fibrinogen und Blutplasma ins Gewebe. Dort wird dann das Gerinnungssystem aktiviert, und es entstehen Fibrinnetzwerke. Die Fibrinnetzwerke bilden eine Barriere für die Ausbreitung der Entzündung.

Ätiologie
Als Ursachen für die fibrinöse Entzündung kommen verstärkte Endothelschädigungen durch chemische, physikalische, mikrobielle, immunologische oder toxische Reize in Betracht. Nach Myokardinfarkt kann man am Perikard eine fibrinöse Entzündung beobachten.

Morphologie
Das histologische Bild ist geprägt von Fibrinauflagerungen, welche den serösen Häuten aufliegen. Das Fibrinnetzwerk wird dann durch Histiozyten abgebaut, und es entsteht Narbengewebe, welches zu Verwachsungen oder Schwartenbildung führen kann.
Auf Schleimhäuten unterscheidet man zwischen einer **pseudomembranösen-kruppösen** Form und der **pseudomembranösen-nekrotisierenden** Form. Bei der kruppösen Form ist das Schleimhautepithel nekrotisch, und das aufliegende Fibrinnetzwerk bildet eine Pseudomembran (**I** Abb. 1), die einfach abziehbar ist (z. B. bei Influenza-Infektion, pseudomembranöse Kolitis). Bei der nekrotisierenden Form reicht die Nekrose bis in die submuköse Schicht. Fibrin bildet auch hier eine schützende Pseudomembran, diese ist jedoch nur sehr schwer ablösbar (z. B. bei Diphtherie).

Klinik
Man findet fibrinöse Entzündungen im Bereich seröser Häute (Pleuritis, Perikar-

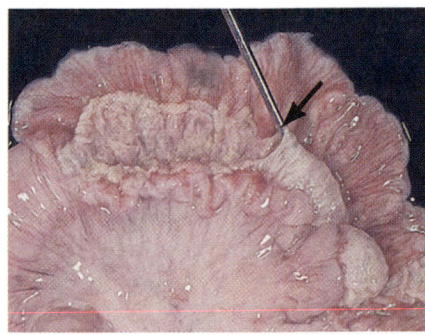

I Abb. 1: Pseudomembranöse Entzündung von Darmschlingen. Man beachte die abziehbare Membran (Pfeil). [14]

ditis etc.) und Schleimhäute (Diphtherie, pseudomembranöse Kolitis), aber auch in der Lunge bei einer Pneumonie.

Eitrige Entzündung

Definition
Bei der eitrigen Entzündung sind dem Exsudat Neutrophile, deren Zerfallsprodukte sowie Zelltrümmer (Detritus) beigemischt.

▶ Bei der **fibrinös-eitrigen** Entzündung ist das Exsudat zusätzlich reich an Fibrin.
▶ Die **mukopurulente** Entzündung weist zusätzlich eine schleimige Komponente auf.
▶ Das **Empyem** bezeichnet eine eitrige Entzündung in einem vorbestehenden natürlichen Hohlraum.
▶ Bei einer **Phlegmone** breitet sich die eitrige Entzündung diffus im Gewebe aus.
▶ Beim **Abszess** kommt es zu einem Gewebezerfall und einer Abkapselung der Entzündung. Der entstehende Hohlraum ist dann mit Eiter und Detritus angefüllt.

Ätiologie
Verantwortlich für die eitrigen (purulenten) Entzündungen sind fast immer die Eitererreger (s. S. 56).

Morphologie
Bei eitrigen Entzündungen lässt sich zentral eine Nekrosezone mit gelblichem Eiter und Zelldetritus beobachten. Diese Nekrosezone wird von einer großen Zahl Neutrophilen umgeben, die

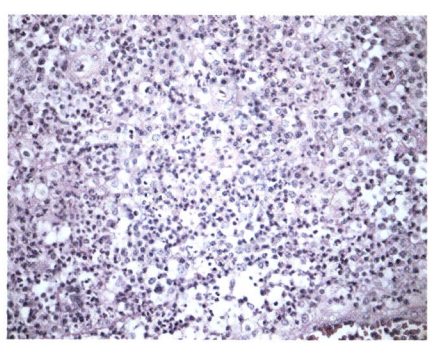

Abb. 2: Zentrum eines Abszesses. Man kann neben den vielen Granulozyten auch Apoptosen beobachten. [24]

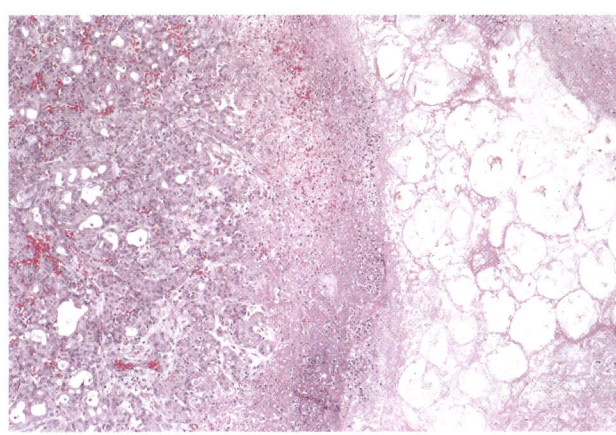

Abb. 3: Nekrotisierende Entzündung bei einer Pankreatitis. Rechts im Bild fällt eine Fettgewebenekrose auf, in der Bildmitte findet sich eine Parenchymnekrose. [23]

wiederum von einem stark durchbluteten, rot erscheinenden Randbezirk umgeben sind.
Bei einem Abszess ist dieser hyperämische Randbezirk von Granulationsgewebe und Makrophagen durchsetzt (Abszessmembran), die für die Organisation und Begrenzung des Abszesses sorgen.

Klinik
Die **fibrinös-eitrige** Entzündung ist typisch für die durch Pneumokokken hervorgerufene Lobärpneumonie. Die Pneumokokken hemmen dabei zuerst die Surfactant-Synthese, um dann durch die Alveolarwand in das Lungenparenchym einzudringen.
Eine **mukopurulente** Entzündung betrifft Schleimhäute des Respirations-, seltener des GI-Trakts (z. B. eitrige Sinusitis).
Ein **Empyem** entsteht bei Durchbruch von Eitererregern in eine Körperhöhle (z. B. Pleuraempyem bei Durchbruch der Pneumonieerreger).

> Ein Empyem erfordert das Eingreifen eines Chirurgen, der für die Drainage/ Eröffnung der Eiteransammlung sorgen muss.

Phlegmone entstehen typischerweise in der Haut (z. B. Erysipel), aber auch in der Muskulatur oder im Mediastinum.
Ein **Abszess** (Abb. 2) kann eigentlich überall im menschlichen Körper vorkommen. Einzige Voraussetzung ist eine gestörte Durchblutung des betroffenen Gewebes (z. B. durch Gefäßnekrosen). Abszesse sind gefürchtete Komplikatio-

nen von Infektionen. Im Rahmen einer Otitis media kann es beispielsweise zu einem Hirnabszess kommen.

Hämorrhagische Entzündung

Definition
Bei der hämorrhagischen Entzündung kommt es infolge von schweren Gefäßschädigungen zu einem Austritt von Blut ins Gewebe.

Ätiologie
Für diese Entzündungsform kommen Gefäßschäden durch bakterielle Toxine/ Enzyme oder körpereigene Enzyme in Frage. Auch Überempfindlichkeitsreaktionen vom Typ II oder III können zu hämorrhagischen Entzündungen führen.

Morphologie
Mikroskopisch findet man ein Exsudat, das reich an Erythrozyten ist.

Klinik
Der Milzbrand, die Grippepneumonie und die Lymphadenitis durch den Pest-

erreger (Yersinia pestis) sind typische Beispiele für hämorrhagische Entzündungen.

Sonderform: nekrotisierende Entzündung

Bei nekrotisierenden Entzündungen stehen weitreichende Gewebsnekrosen im Vordergrund (Abb. 3). Das Immunsystem kann die verursachende Noxe (meist Fäulniserreger) nur unzureichend eindämmen, und es kommt zu fortschreitenden Nekrosen des Gewebes. Auch im Rahmen von Immunreaktionen kann es zu nekrotisierenden Entzündungen kommen.
Bei der **ulzerös-nekrotisierenden** Entzündung findet sich eine Gewebenekrose, die bis in die Submukosa reicht und von Fibrin bedeckt ist (z. B. Magenulkus).
Bei der **gangräneszierenden Entzündung** wird eine nekrotisierende Entzündung zusätzlich sekundär von Fäulniserregern infiziert.

Zusammenfassung
✖ **Akute Entzündungen** werden auch als exsudative Entzündung bezeichnet. Morphologisch lassen sich die Entzündungen anhand der Exsudatbeschaffenheit beschreiben.

✖ Man unterscheidet bei den akuten Entzündungen zwischen einer **serösen, fibrinösen, eitrigen** und einer **hämorrhagischen Entzündung.**

✖ Bei den akut **nekrotisierenden** Entzündungen steht eine massive Gewebenekrose im Vordergrund.

Chronische Entzündungen I

Chronische Entzündungen sind lang anhaltend (Monate bis Jahre) und führen zu einer langsamen Bekämpfung bzw. Eindämmung einer Noxe. Chronische Verläufe können zum einen aus akuten Entzündungen hervorgehen **(sekundär chronisch),** oder sie beginnen, hervorgerufen durch autoimmunologische oder mikrobielle (Mycobacterium tuberculosis) Noxen bzw. Fremdkörper, ohne akute Entzündungsreaktion **(primär chronisch).**

Chronische Entzündungen können auch rezidivierende Verläufe aufweisen, d. h., sie treten in Schüben auf, welche akute Entzündungsreaktionen darstellen.

> Bei chronischen Entzündungen spielen die Makrophagen die Hauptrolle, bei akuten Entzündungen sind es die Neutrophilen.

Chronisch-lymphozytäre Entzündung

Die chronisch-lymphozytäre Entzündung ist typisch für Autoimmunerkrankungen (z. B. lymphozytäre Thyreoiditis Hashimoto, Autoimmunhepatitis). Histologisch dominiert ein lymphozytenreiches Gewebeinfiltrat.

Nach mehrjähriger Persistenz dieser Entzündungsform kann es zu einer Destruktion des Gewebes mit folgender funktioneller Einschränkung kommen (Fibrosierung, Atrophie, kompensatorische Hypertrophie).

Chronisch-granulierende Entzündung

Bei der chronisch-granulierenden Entzündung kommt es zur Ausbildung eines **Granulationsgewebes.** Dieses besteht mikroskopisch aus Makrophagen, Kapillaren und Fibroblasten.

Der Sinn des Granulationsgewebes besteht in einer organisierten Beseitigung des entzündeten Gewebes und der dazu führenden Noxe. Hierzu grenzt das Granulationsgewebe zunächst das erkrankte Gewebe zum gesunden Gewebe ab **(Demarkation),** um es dann zu **resorbieren** (Phagozytose durch Makrophagen) und zu **reparieren** (Narbengewebe, Defektheilung).

> Beim ischämischen Herzinfarkt ist die Demarkation deutlich durch den roten Randsaum zu sehen (s. S. 46, ▌ Abb. 1).

Ätiologie

Chronisch granulierende Entzündungen findet man bei (abakteriellen) Nekrosen oder sekundär chronifizierten fibrinösen bzw. eitrigen Entzündungen (▌ Abb. 1).

Auch Hämatome und Thromben werden durch diesen Entzündungstyp organisiert.

Pathogenese

Im Rahmen dieser chronischen Entzündung kommt es zur Einwanderung von Makrophagen ins Gewebe. Diese phagozytieren zum einen Noxen und geschädigtes Gewebe, zum anderen sezernieren sie Zytokine (Monokine). Durch bestimmte Monokine (z. B. VEGF, bFGF) werden die Endothelien der lokalen Gefäße zur Kapillarneubildung (Angiogenese) animiert. Monokine wie PDGF, TGFβ oder FGF stimulieren Fibroblasten zur Faserbildung, was in einem Narbengewebe resultiert.

Morphologie

Chronisch-granulierende Entzündungen weisen einen typischen dreizonigen Aufbau auf (von innen nach außen):

▶ **Resorptionszone:** bestehend aus Makrophagen, die nekrotisches Material phagozytieren

▶ **Reparationszone:** bestehend aus Granulationsgewebe (Kapillaren, Fibroblasten, Makrophagen, evtl. andere Entzündungszellen, ▌ Abb. 2)

▶ **Bindegewebszone:** bestehend aus neugebildetem, fertigem Bindegewebe (Narbengewebe)

> Schaumzellen bezeichnen Makrophagen, die lipidreiches Material phagozytiert haben. Siderophagen sind Makrophagen, die durch Erythrozyten-Phagozytose (z. B. bei einem Hämatom) Siderin eingelagert haben.

Granulomatöse Entzündung

Granulomatöse Entzündungen sind geprägt durch das Auftreten von sogenannten Granulomen (Knötchen). Granulome bestehen aus Makrophagen, Epitheloidzellen, Riesenzellen sowie geschädigtem Gewebe plus verantwortlicher Noxe.

▶ **Makrophagen:** sind in den Granulomen zuständig für die Phagozytose sowie Stimulation anderer Entzündungszellen mittels Monokinen

▶ **Epitheloidzellen:** entwickeln sich aus Makrophagen, bilden eine Abgrenzung um das entzündliche Gewebe, können nicht mehr phagozytieren, bilden jedoch für den Abwehrprozess wichtige Enzyme und Zytokine. Die Epitheloidzellen besitzen einen schuhsohlenförmigen Kern.

▶ **Riesenzellen:** mehrkernig, entstehen durch Fusion von Makrophagen oder Epitheloidzellen. Man spricht von geordneten Riesenzellen (Langerhans-Riesen-

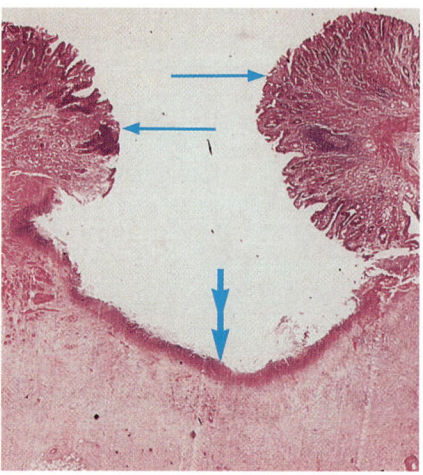

▌ Abb. 1: Chronisches Magenulkus (einfacher Pfeil = normale Mukosa, Doppelpfeil = Ulkusgrund). Im Ulkusgrund färbt sich das nekrotische Gewebe. Unter dieser Nekrose wäre bei stärkerer Vergrößerung Granulationsgewebe zu finden, unter dem wiederum fibrotisches Material lagert. [15]

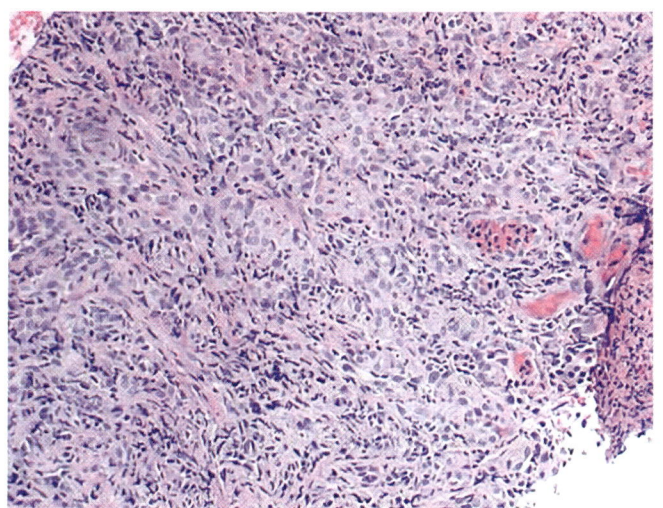

Abb. 2: Granulationsgewebe: reich an Kapillaren, Fibroblasten und Entzündungszellen. [24]

zellen = Kerne liegen geordnet) und von ungeordneten Riesenzellen (Kerne liegen verteilt im Zytoplasma). Ungeordnete Riesenzellen können sowohl sternförmige (Asteroidkörper) als auch wolkenförmige (Konchoidkörper) Einschlusskörper enthalten.

Epitheloidzellige Granulome

Die epitheloidzelligen Granulome (Tab. 1) bestehen zu einem großen Teil aus Epitheloidzellen. Diese entstehen durch den Einfluss schwer abbaubarer Substanzen (z. B. Mycobacterium tuberculosis) oder aber durch chronisch entzündliche Systemerkrankungen (z. B. Sarkoidose).

Tuberkulosegranulom

Diese Granulomform wird vor allem durch Mykobakterien (z. B. Tuberkulose) hervorgerufen. Durch ihre wachs- und lipidreichen Zellwände ist eine Phagozytose durch die Makrophagen erschwert. Eine Überempfindlichkeitsreaktion vom

Typ IV (hypererge Abwehrlage) führt dazu, dass sich Makrophagen, unter dem Einfluss von T-Zell-Lymphokinen, zu **Epitheloidzellen** umwandeln. Diese bilden einen Wall, der einem Epithel sehr ähnelt. Durch den Einfluss von Epitheloidzellen, B-Zellen, des Komplementsystems und Makrophagen kann die Abwehr der Mykobakterien wirkungsvoller gestaltet werden, sodass die Erreger samt Gewebe zugrunde gehen. Es entsteht eine zentrale verkäsende Nekrose.
Mikroskopisch imponiert das Tuberkulosegranulom durch ein zentrales verkäsendes Nekroseareal, welches von Epitheloidzellen, Lymphozyten und vereinzelten Langerhans-Riesenzellen umgeben ist (Abb. 3). Betroffen sind meist Lunge oder Lymphknoten.

> T-Lymphozyten sind maßgeblich an der Abwehr der Mykobakterien beteiligt. Liegt eine T-Zell-Immundefizienz vor, so kommt es zur ungebremsten Ausbreitung der Mykobakterien und zur gefürchteten Landouzy-Sepsis (septischer Schock, Tod).

Sarkoidosegranulom

Sarkoidosegranulome kommen im Rahmen der Sarkoidose (Morbus Boeck) vor.
Bei der Sarkoidose ist die Ätiologie bisher ungeklärt. Vermittelt durch T-Helferzellen in Lunge, lungenhilusnahen Lymphknoten sowie anderen Organen (u. a. Leber, Haut), kommt es zu Makrophagenanreicherungen. Diese wandeln sich zu Epitheloidzellen. Eine zentrale Nekrose fehlt bei diesem Granulomtyp (nicht verkäsend).
Histologisch findet man beim Sarkoidosegranulom Epitheloidzellen und Riesenzellen (geordnete und ungeordnete), welche von Lymphozyten umgeben sind.

> Bei einer Tuberkulose beobachtet man bei guter (normerger) Abwehrlage Granulome vom Sarkoidosetyp, also ohne zentral verkäsende Nekrose.

Granulomtyp	Hervorgerufen durch
Tuberkulosegranulom	▶ Mykobakterien.
Sarkoidosegranulom	▶ Sarkoidose (M. Boeck) ▶ Morbus Crohn (chron.-entzündliche Darmerkrankung) ▶ Primäre biliäre Leberzirrhose (PBC) ▶ Pneumokoniosen (Lungenerkrankung durch Inhalation von organischen bzw. anorganischen Stäuben).
Pseudotuberkulose-granulom	▶ Yersinia pseudotuberculosis ▶ Schistosomen ▶ Actinomyces.
Kleine Granulome	▶ Tumoren ▶ Infektiös: z. B. Toxoplasmose.

Tab. 1: Ursachen epitheloidzelliger Granulome.

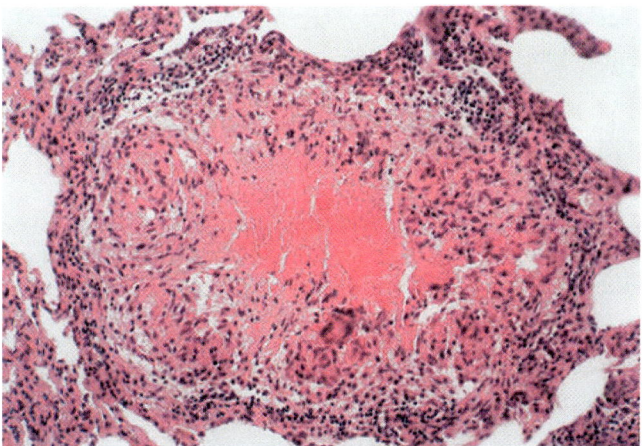

Abb. 3: Tuberkulosegranulom in der Lunge bei einer Miliartuberkulose. Man erkennt zentral eindeutig ein Nekroseareal, auf 6 Uhr ist eine Langerhans-Riesenzelle zu sehen, um die Nekrose finden sich Makrophagen, Lymphozyten und Epitheloidzellen. [1]

Chronische Entzündungen II

Granulomatöse Entzündung

Epitheloidzellige Granulome

Sarkoidosegranulom

> Bei einer Tuberkulose beobachtet man bei guter (normerger) Abwehrlage Granulome vom Sarkoidosetyp, also ohne zentral verkäsende Nekrose (❙ Abb. 1).

Weitere epitheloidzellige Granulome

Kleine epitheloidzellige Granulome treten im Zusammenhang mit tumorösen oder infektiösen Erkrankungen auf. Pseudotuberkulosegranulome finden sich nicht an Eintrittspforten von Infektionen, sondern in den regionalen Lymphknoten. Durch eine Noxe kommt es hierbei zur Makrophagenaktivierung in den Lymphknoten. Die Makrophagen locken per Chemotaxis Granulozyten und Lymphozyten an und wandeln sich schließlich in Epitheloidzellen um. Bei **Pseudotuberkulosegranulomen** kann eine granulozytenreiche Nekrose im Zentrum vorliegen, welche leicht mit dem Tuberkulosegranulom zu verwechseln ist. Mikroskopisch imponieren die Pseudotuberkulosegranulome durch eine zentrale Nekrose, welche mit Granulozyten und Detritus angefüllt und von weiteren Granulozyten, Epitheloidzellen sowie Lymphozyten umgeben ist. Riesenzellen sind nur sporadisch anzutreffen.

Histiozytäre Granulome

Die histiozytären Granulome sind reich an Histiozyten (Gewebsmakrophagen) und besitzen keine Epitheloidzellen. Riesenzellen sind auch bei diesem Granulomtyp auffindbar.

Fremdkörpergranulom

Fremdkörpergranulome entstehen durch in den Körper gelangte Stoffe (inhalagen, traumatisch, iatrogen etc.) (❙ Tab. 1), die nicht abgebaut werden können.
Makrophagen bauen den Fremdkörper am Ort seines Eintritts ab. Kleine Fremdkörper können dabei zwar phagozytiert, aber nicht verdaut werden. Der Fremdkörper kann dann die Makrophagen zerstören, was eine Freisetzung der makrophagozytären lysosomalen Enzyme zur Folge hat. Diese Enzyme verursachen eine Gewebezerstörung. Verbleibende Makrophagen führen zu einer Monokin-getriggerten Fibroblastenaktivierung.
Bei großen Fremdkörpern schließen sich die Makrophagen zu Riesenzellen (ungeordnet) zusammen. Durch eine Typ-IV-Überempfindlichkeitsreaktion kommt es dann zur Fibroblastenaktivierung und Sklerosierung des betroffenen Gewebes.

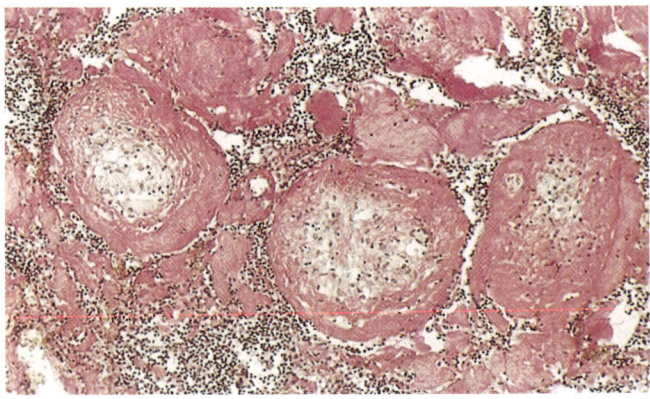

❙ Abb. 1: Sarkoidosegranulom, im Vergleich zum Tuberkulosegranulom (s. S. 77 ❙ Abb. 3) fehlt die zentrale Nekrose. [2]

Mikroskopisch sind Fremdkörpergranulome aus Riesenzellen zusammengesetzt (❙ Abb. 2), welche dem Fremdkörper anlagern oder ihn phagozytiert haben. Makrophagen, Granulozyten und Lymphozyten sind dabei ebenso zu finden wie Fibroblasten und evtl. auch einsprossende Kapillaren.

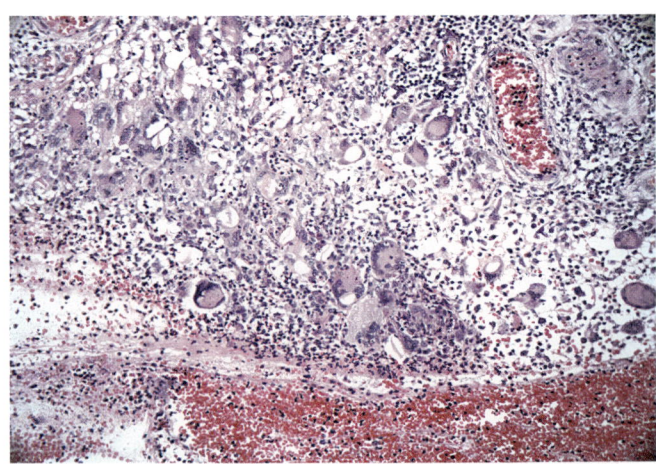

❙ Abb. 2: Fremdkörpergranulom. Die Fremdkörper (weiße Korpuskeln) sind diffus von Entzündungszellen und Riesenzellen umgeben, in manchen dieser Riesenzellen kann man Fremdkörperbestandteile ausmachen. [24]

Endogene Ursachen	Exogene Ursachen
Cholesterinkristalle	Insektenbestandteile (z. B. Zecken)
Uratkristalle	Fäden nach OP
Fettgewebsnekrosen (Schaumzellen)	Staubpartikel, Holzsplitter, Metalle

❙ Tab. 1: Endogene und exogene Ursachen eines Granuloms vom Fremdkörpertyp.

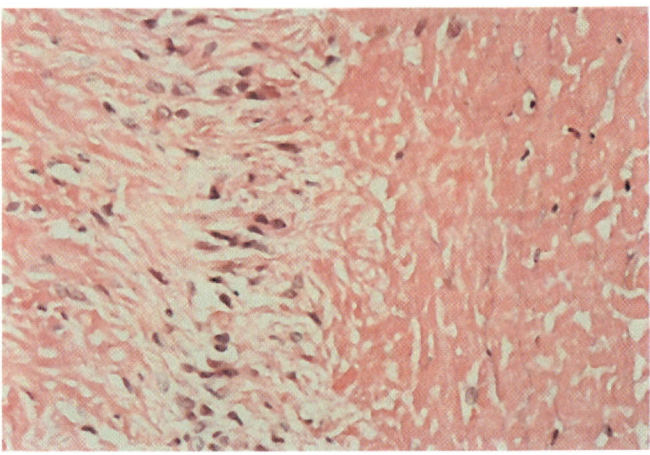

❙ Abb. 3: Ausschnitt aus einem Rheumaknoten. Rechts sieht man die fibrinoide Nekrose, der sich in der Bildmitte palisadenartig Entzündungszellen anschließen. Ganz links findet man kollagenes Gewebe. [14]

Rheumatisches Granulom (Aschoff-Knötchen)

Ein rheumatisches Granulom kommt u. a. in der Herzmuskulatur in der Nähe von Koronarvenen, Gelenken, der Aderhaut und den Nierenglomeruli vor. Es entsteht durch eine zunächst stattfindende Kollagenfasernekrose (fibrinoide Nekrose), welche durch autoreaktive Antikörper mit konsekutiver Komplementaktivierung im Rahmen des rheumatischen Fiebers (durch β-hämolysierende Streptokokken) auftritt.

Das rheumatische Granulom zeichnet sich durch eine Ansammlung von Makrophagen um die fibrinoide Nekrose aus. Die Makrophagen weisen im Fall des rheumatischen Granuloms eine spezielle raupenartige Nukleolusstruktur auf. Sie werden als Anitschkow-Zellen bezeichnet. Ferner findet man Lymphozyten, Plasmazellen und Riesenzellen um die fibrinoide Nekrose.

Rheumatoides Granulom

Rheumatoide Granulome (Rheumaknoten) treten im Zuge einer rheumatoiden Arthritis (s. S. 66/67) in Gelenken, Subkutis, Herz, Lunge, Augen oder Gefäßen auf. Die Rheumaknoten bestehen aus einer zentralen fibrinoiden Nekrose, die von Makrophagen, Lymphozyten und frischem Bindegewebe umgeben ist (▌ Abb. 3).

Mischzellige Granulome

Mischzellige Granulome enthalten sowohl Epitheloidzellen als auch Makrophagen. Daneben weisen sie auch Riesenzellen, Lymphozyten, Plasmazellen, Granulozyten und Nekrosen auf. Mischzellige Granulome findet man bei abdominalem Typhus, Kryptokokkose, Histoplasmose, Listeriose oder Brucellose.

Einen Überblick über alle Granulomtypen gibt ▌ Abbildung 4.

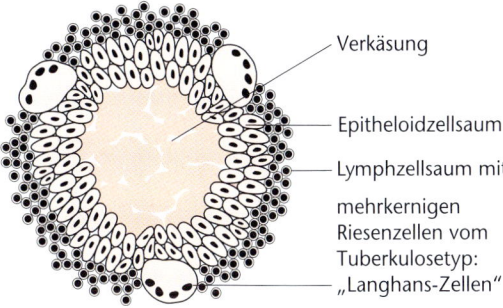

Verkäsung

Epitheloidzellsaum

Lymphzellsaum mit

mehrkernigen
Riesenzellen vom
Tuberkulosetyp:
„Langhans-Zellen"

Epitheloidzellgranulom
mit Verkäsung

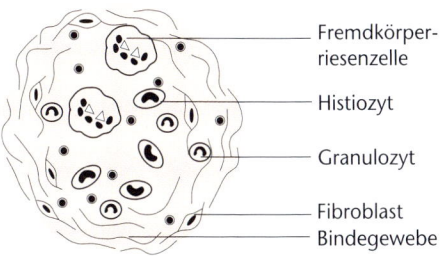

Fremdkörper-
riesenzelle

Histiozyt

Granulozyt

Fibroblast
Bindegewebe

Fremdkörpergranulom

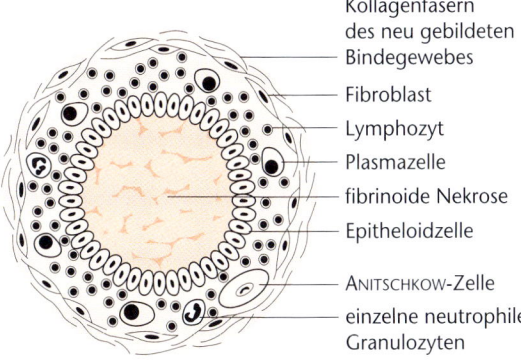

Kollagenfasern
des neu gebildeten
Bindegewebes

Fibroblast

Lymphozyt

Plasmazelle

fibrinoide Nekrose

Epitheloidzelle

ANITSCHKOW-Zelle

einzelne neutrophile
Granulozyten

Granulom vom Typ des
rheumatischen Fiebers

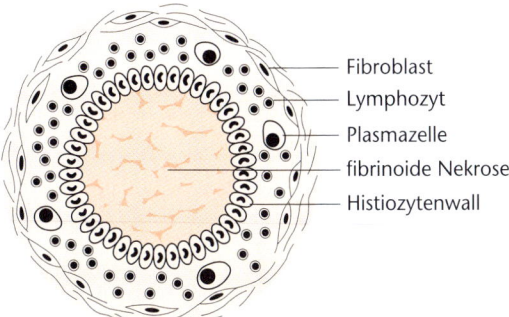

Fibroblast

Lymphozyt

Plasmazelle

fibrinoide Nekrose

Histiozytenwall

Granulom vom Typ der
chronischen Polyarthritis

▌ Abb. 4: Schematische Darstellung der verschiedenen Granulomtypen. [2]

Zusammenfassung

✖ **Chronische Entzündungen** haben eine lange Krankheitsdauer und können primärer oder sekundärer Genese sein.

✖ Die chronisch-**lymphozytäre** Entzündung ist geprägt von vielen Lymphozyten und hat eine funktionelle Einschränkung des betroffenen Gewebes zur Folge.

✖ Bei chronisch-**granulierenden** Entzündungen kommt es zur Demarkation, Resorption und anschließenden Reparation des betroffenen Gewebes mittels Granulationsgewebe.

✖ **Granulomatöse** Entzündungen sind charakterisiert durch die Bildung von Granulomen. In diesen Knötchen findet die Abwehrreaktion statt, die je nach Ursache unterschiedlich abläuft und eine unterschiedliche Morphologie aufweist.

✖ Typisch für **Granulome** ist das Auftreten von Makrophagen, Epitheloidzellen und Riesenzellen.

Folgen, Komplikationen und klinische Beispiele von

Entzündungsfolgen

Entzündungen können entweder folgenlos abheilen **(Restitutio ad integrum)** oder aber mit einem Defekt ausheilen:

▶ **Vernarbung** durch eine erhöhte fibroblastische Kollagenfaserbildung (z. B. Infarktnarbe nach Herzinfarkt)
▶ **Gewebezerstörungen:** z. B. Abszesse oder Perforationen (z. B. Perforation eines Magenulkus)
▶ **Verwachsungen:** z. B. nach Appendizitis mit Peritonitis → Verwachsungen → Ileus (Bridenileus)
▶ **Fisteln:** Verbindungen zwischen zwei Hohlräumen zur Ableitung des entzündlichen Sekrets (z. B. beim Morbus Crohn)
▶ **Funktionsstörungen** finden sich eigentlich immer nach Defektheilung (z. B. Gelenkentzündungen führen zu Bewegungseinschränkungen)
▶ **Gewebsatrophie:** z. B. chronische atrophische Gastritis
▶ **kompensatorische Hypertrophie.**

Komplikationen bei Entzündungen

Entzündungen laufen normalerweise lokal ab. Kann eine Entzündung lokal durch das Immunsystem nicht eingedämmt werden, kommt es zur Ausbreitung einer Entzündung. Dies kann auf direktem Weg anhand vorgegebener Strukturen (Sehnen, Nerven etc.) oder über die Blutbahn, Lymphbahn sowie Hohlorgane erfolgen.
Komplikationen treten dabei größtenteils bei akuten Entzündungen auf, welche vom Immunsystem nicht unter Kontrolle gebracht werden können (z. B. bei Immundefizienz).

Bakteriämie

Durch Übertritt von bakteriellen Erregern in die Blutbahn kann man diese im Blut nachweisen. Man spricht dann von einer Bakteriämie (Viren = Virämie, Pilze = Fungämie). Der Patient weist im Falle einer Bakteriämie keine Symptome auf. Eine Fungämie geht bereits mit Symptomen einher.

Sepsis

Eine Sepsis ist die häufigste Todesursache auf Intensivstationen.

Bei einer Sepsis findet man Bakterien oder Pilze im Blut mit begleitender Symptomatik beim Patienten.

Ätiologie
Folgende Erreger sind meist verantwortlich: Kokken, Klebsiellen, Enterobakterien, Pseudomonas aeruginosa. Ursächlich für eine Sepsis sind infizierte Zentralvenenkatheter oder Portsysteme, Entzündungen im Harntrakt (Urosepsis), Endokarditiden oder aber Wundinfektionen nach Operationen bzw. Traumata.

Pathogenese
Eine Sepsis entsteht, wenn Erreger in ihrer Anzahl und Virulenz zu übermächtig sind oder wenn das Immunsystem des Patienten geschwächt ist.
Durch die unzureichende Immunabwehr gelangen Erreger ins Gefäßsystem, wo es zu Endothelschäden kommt. Die Schäden entstehen zum einen durch die Erreger selbst oder durch deren Toxine, zum anderen durch Maßnahmen des Immunsystems. Kann dieser Prozess nicht aufgehalten werden, kommt es zum septischen Schock.

Septischer Schock
Bei einem septischen Schock (s. S. 100/101) kommt es durch die Endothelschäden zu einer Gefäßdilatation in der Endstrombahn. Der entstehende Blutdruckabfall wird zunächst mit einer konsekutiven Tachykardie beantwortet. Zusätzlich aktivieren Erreger und Toxine Entzündungsmediatoren (IL-1, TNF-α aus Makrophagen), Komplementsystem und Gerinnungssystem. Dies führt zu einer weiteren Schädigung der Gefäßendothelien mit folgender Permeabilitätsstörung, Blutvolumenverlust, sowie zu einer generalisierten Vasodilatation. Durch die Endothelschäden kommt es zu einer gesteigerten Blutgerinnung (**DIG** = disseminierte intravasale Gerinnung) in den Endstrombahnen mit entstehenden Mikrothromben.

Der hohe Verbrauch an Gerinnungsfaktoren resultiert schließlich in einer Verbrauchskoagulopathie. Die Durchblutung von Organen ist nun nicht mehr gewährleistet – es kommt zu einem Multiorganversagen und damit auch zum Tod. Die am häufigsten betroffenen Organe sind hierbei Lunge, Herz, Gehirn und Nieren (▪ Abb. 1). Morphologisch findet man neben Mikrothromben der Endstrohmbahn auch Organnekrosen sowie eiweißreiche Ödeme.

Klinik
Symptome einer Sepsis sind Fieber, positive Blutkultur (Bakteriämie), Leukozytose oder Leukopenie, Thrombopenie und Azidose (metabolisch). Eine Sepsis macht die intensivmedizinische Überwachung notwendig.

Bestehen Symptome einer Sepsis jedoch ohne Nachweis einer Bakteriämie, so liegt ein SIRS (systemic inflammatory response syndrome) vor. Dabei kommt es infektiös/nicht infektiös (Trauma oder Hypoxie) bedingt zur Ausschüttung von proinflammatorischen Zytokinen (z. B. TNF-α oder IL-1) und damit zu den schweren Allgemeinsymptomen einer Sepsis.

Septikopyämie

Von einer Septikopyämie spricht man, wenn es im Rahmen einer Sepsis zur Entstehung von weiteren Entzündungsherden in anderen Organen kommt (septikopyämischer Ausscheidungsherd).

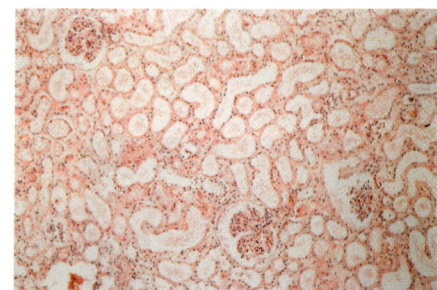

▪ Abb. 1: Schockniere, erweitertes Tubulusgangsystem mit nekrotischem/ödematösem Epithel, vereinzelte punktförmige Ödeme im Interstitium. [1]

Entzündungen

Stadium	Zeitpunkt	Pathogenese	Morphologie
Anschoppung	Tag 1 – 2	Seröse Entzündungsreaktion, Kapillaren hyperämisch	Rot erscheinende Schnittfläche mit schaumig-rotem Exsudat
Rote Hepatisation	Tag 3	Hämorrhagische Entzündungsreaktion, einsetzende fibrinöse Entzündungsreaktion, evtl. fibrinöse Pleuritis	Rot erscheinende Schnittfläche mit Fibrinauflagerungen
Graue Hepatisation	Tag 4 – 6	Fortschreitende fibrinöse Entzündungsreaktion mit Granulozytenanreicherung	Grau erscheinende Schnittfläche mit vermehrten Fibrinauflagerungen
Gelbe Hepatisation	Tag 7	Eitrige Entzündungsreaktion	Gelb erscheinende Schnittfläche mit Eiter
Lyse	Tag 8 – 9	Resorption durch Makrophagen	Material abgeräumt, Alveolen können sich entfalten

▌ Tab. 1: Stadien der Lobärpneumonie.

Beispiel: Pneumonie

Bei Pneumonien unterscheidet man zwischen **Lobärpneumonien,** bei denen sich eine Entzündung in einem Lungenlappen ausbreitet, **Herdpneumonien,** bei denen sich der Entzündungsprozess über mehrere Lappen ausbreitet, jedoch auf die Lobuli beschränkt ist, und **interstitiellen Pneumonien.** Infektionen finden fast immer auf aerogenem Weg statt.

Pathogenese und Morphologie
Pneumokokkenpneumonien sind Prototypen der Lobärpneumonien. Dabei breiten sich die Pneumokokken bei immungeschwächten Patienten in einem gesamten Lungenlappen aus. Man unterscheidet histologisch verschiedene Stadien der Infektion (▌ Tab. 1). Bei den Herdpneumonien (Bronchopneumonien) findet man die Stadien der Lobärpneumonie nebeneinander, da die Infektionen an verschiedenen Stellen der Lunge zu unterschiedlichen Zeitpunkten ausbrechen. Bei der interstitiellen Pneumonie imponiert eine Infiltration des Lungeninterstitiums mit Lymphozyten/Leukozyten, während ein Exsudat in den Alveolen fehlt. Diesen Typ der Pneumonie findet man verstärkt bei immundefizienten Patienten.

Beispiel: Lungentuberkulose

Ätiologie
Die Tuberkulose wird durch das Mycobacterium tuberculosis hervorgerufen.

Pathogenese und Morphologie
Die Infektion erfolgt meist aerogen. In der Lunge kann der Erreger sich zunächst trotz exsudativer Entzündungsreaktion ausbreiten, bevor mittels T-Helferzell-Antwort eine effektive Immunabwehr erfolgen kann. Verbleibende Erreger werden mit Hilfe einer granulomatösen Entzündungsreaktion weiter bekämpft (s. S. 76). Diese Granulome finden sich zumeist in der Lungenspitze (Simon'scher Spitzenherd). Durch Reaktivierung der Bakterien bei sich verschlechterndem Immunstatus oder Superinfektion dieser Granulome sowie erneute Infektion durch Mycobacterium tuberculosis kommt es zur postprimären Lungentuberkulose. In diesem Fall breiten sich die Erreger weiter aus – Lungenparenchym wird zerstört –, und es bleiben erregergefüllte Hohlräume (Kavernen) zurück. Findet solch eine Kaverne Anschluss an einen Bronchialast, kann es zur Aushustung der Erreger kommen.

Beispiel: Chronisch-entzündliche Darmerkrankungen

Ätiologie
Colitis ulcerosa und Morbus Crohn sind chronisch-entzündliche Darmerkrankungen, welche, so wird heute angenommen, aus einer Kombination von ökologischen, immunologischen (Störung der Toleranz gegenüber Antigenen) und genetischen Faktoren entstehen.

Pathogenese und Morphologie
Die **Colitis ulcerosa** beginnt rektal und breitet sich nach proximal im Dickdarm aus. Dabei ist der Dickdarm kontinuierlich von der Entzündung betroffen. Mikroskopisch kann man eine Entzündung der Darmschleimhaut (Mukosa/Submukosa) beobachten. Diese geht mit Infiltration durch Granulozyten, Lymphozyten und Mastzellen einher. Des Weiteren findet man Granulozyten in den Schleimhautkrypten (Kryptenabszess), Schleimhautulzerationen und dadurch ein pseudopolypöses Erscheinungsbild der Schleimhaut.
Der **Morbus Crohn** ist meist im terminalen Ileum zu finden, kann aber im gesamten GI-Trakt auftreten. Beim Morbus Crohn ist der Darm segmental von Entzündungen befallen, die sich über die gesamte Darmwand erstrecken. Die Schichten der Darmwand sind dabei z. T. transmural von Entzündungszellen durchsetzt. Man kann auch nichtverkäsende Granulome und Lymphfollikel mit aktiviertem Keimzentrum beobachten. Die Krypten weisen seltener Abszesse auf.

Zusammenfassung
✖ Eine **Entzündung** kann folgenlos ausheilen oder zum Verbleib von Defekten führen.
✖ Die **Sepsis** ist eine gefürchtete Komplikation einer Entzündung, da sie in Form des **septischen Schocks** zum Tode führen kann.
✖ Der Ablauf einer **Pneumokokkenpneumonie** erfolgt stadienhaft, während bei einer **Bronchopneumonie** alle Stadien gleichzeitig beobachtet werden können.
✖ Die **Colitis ulcera** und der **Morbus Crohn** sind chronisch-entzündliche Darmerkrankungen, unterscheiden sich aber in ihrem Darmbefallsmuster sowie histologischen Bild.

Grundlagen der Tumorpathologie

Der Begriff **Tumor** beschreibt eigentlich eine Volumenzunahme von Gewebe, also eine **Gewebeschwellung,** unabhängig davon, wie diese zustande gekommen ist. In der engeren Bedeutung meint Tumor die Schwellung durch Neubildung (Neoplasie) von abnormem Gewebe aus körpereigenen Zellen, die entweder gutartig (benigne) oder bösartig (maligne) sein kann (▌ Tab. 1/▌ Tab. 2).

Tumoren bestehen aus den eigentlichen Tumorzellen (Tumorparenchymzellen) und Tumorstroma, welches Gefäße beinhaltet.

Benigne Tumoren

Benigne Tumoren bestehen aus ausgereiftem Gewebe, welches ihrem Ursprungsgewebe sehr ähnelt (Gewebe mit hohem Differenzierungsgrad). Sie wachsen **lokal verdrängend,** d.h., sie wachsen nicht in benachbarte Strukturen hinein und streuen daher auch nicht. Unbehandelt führen gutartige Neubildungen nur selten zum Tod.

Benigne Tumoren bilden meist eine **Kapsel** (Bindegewebe) bzw. eine **Pseudokapsel** (Verdichtung von angrenzendem Gewebe) aus.

Nach Entfernung kommt es nur in Ausnahmefällen zu einem Rezidiv.

> Gutartige Tumoren wachsen langsam, bleiben klinisch somit meist lange unbemerkt.

Ätiologie
Unter anderem sind genetische Faktoren, Umwelt- und hormonelle Einflüsse für die Entstehung eines gutartigen Tumors verantwortlich.

Pathogenese
Genläsionen (s. S. 86/87) führen zu einer erhöhten Proliferationsrate eines Zellklons. Dabei behält die Zelle weitestgehend die Morphologie ihres Ursprungsgewebes und bleibt in einem differenzierten Zustand.

Komplikationen
Benigne Tumoren können andere wichtige Organe/Strukturen komprimieren bzw. verdrängen und so zu deren Funktionseinschränkung führen. Bei Hirntumoren kann es hierdurch zu lebensgefährlichen Situationen kommen. Manche benigne Tumoren produzieren weiterhin Hormone ihrer Ursprungsgewebe, was z.B. im Rahmen eines benignen Schilddrüsentumors zu Symptomen einer Hyperthyreose führen kann. Viele benigne Tumoren besitzen keinen Krankheitswert (z.B. Leberhämangiom) und führen zu keinen Komplikationen.

Maligne Tumoren

Bösartige (maligne) Tumoren wachsen lokal **infiltrierend** und **destruierend,** d.h., sie wachsen in angrenzendes Gewebe ein und zerstören es. Unbehandelt führen sie rasch zum Tod. Nach chirurgischer Exzision ist ein Nachwachsen des Tumors häufig **(Tumorrezidiv).** Maligne Tumoren wachsen meist schnell und brechen auch in Lymph- bzw. Blutgefäße ein. Hierdurch metastasieren sie, d.h., Tumorzellen werden in andere Gewebe verschleppt und bilden dort Zweitgeschwüre. Maligne Tumoren weisen Gewebe mit niedrigem Differenzierungsgrad auf.

Ätiologie, Pathogenese und Komplikationen von malignen Tumoren werden getrennt in den folgenden Kapiteln besprochen.

> Bei malignen Tumoren spricht man im Volksmund auch von Krebs.

Tumor	Ursprung	Benigner Tumor	Maligner Tumor	
Epitheliale Tumoren	Plattenepithel	Papillom	Plattenepithelkarzinom	Karzinome
	Drüsenepithel, Schleimhautepithel	Adenom	Adenokarzinom	
	Übergangsepithel der ableitenden Harnwege	Papillom	Urothelkarzinom	
Mesenchymale Tumoren	Fibrozyt	Fibrom	Fibrosarkom	Sarkome
	Adipozyt	Lipom	Liposarkom	
	Gefäße	Hämangiom	Angiosarkom	
	Osteoblast	Osteoblastom		
	Osteozyt	Osteom	Osteosarkom	
Sonstige Tumoren	Schwann-Zelle	Neurinom	Neurogenes Sarkom	
	Nervenzelle	Gangliozytom	Neuroblastom	
	Melanozyt	Melanozytennävus	Malignes Melanom	
	Epitheliale und mesenchymale Komponente		Karzinosarkom	
Dysontogenetische Tumoren (primäre Entwicklungsstörung)	Aus allen drei Keimblättern: Entoderm, Mesoderm, Ektoderm	Reifes Teratom	Unreifes Teratom (kann auch als Keimzelltumor auftreten)	
	Embryonaler Tumor mit mesenchymaler und epithelialer Komponente		Blastom	

▌ Tab. 1: Ursprung benigner und maligner Tumoren.

	Benigne Tumoren	Maligne Tumoren
Wachstum	Lokal verdrängend	Lokal invasiv und destruierend
Wachstumsgeschwindigkeit	Langsam, niedrige Mitoserate	Schnell, hohe Mitoserate
Metastasierung	Keine	Ja
Tumorrezidiv	Sehr selten	Häufig
Krankheitsverlauf	Symptomarm, langsam, meist nicht tödlich	Anfangs fehlende Symptome, im fortgeschrittenen Tumorstadium symptomreich; schnelle Allgemeinzustandsverschlechterung; Tod

▌ Tab. 2: Unterschiede zwischen benignen und malignen Tumoren.

Semimaligne Tumoren

Semimaligne Tumoren wachsen lokal invasiv und destruierend, zeigen aber keine Metastasierung. Beispiel für einen semimalignen Tumor ist das Basaliom der Haut.

Tumorepidemiologie

Benigne Tumoren treten meist in jüngerem Lebensalter auf, während maligne Tumoren ältere Menschen betreffen. Unter den malignen Tumoren gibt es wiederum unterschiedliche Altersgipfel für ihr Auftreten: z. B. Magenkarzinome und Nierenzellkarzinome jenseits des 50. Lebensjahr, hepatozelluläre Karzinome 50.–60. Lebensjahr, Plasmozytom 60.–70. Lebensjahr, Osteosarkom um das 20. Lebensjahr, ALL im Kindesalter, AML > 70. Lebensjahr etc.

Neben dem **Alter** hat auch das **Geschlecht** Einfluss auf die Art der Tumorerkrankung. Verantwortlich hierfür sind die unterschiedliche Risikoexposition bzw. anatomische Gegebenheiten (▮ Abb. 1).

Auch der Wohnort **(geographischer Unterschied)** beeinflusst Inzidenz und Mortalität maligner Tumoren. Dies ist mit einer unterschiedlichen Risikofaktor-exposition zu erklären. Für das Zervixkarzinom findet sich beispielsweise die höchste Inzidenz im ostafrikanischen, indischen sowie südamerikanischen Raum. In den Industrienationen liegt eine höhere Inzidenz für Lungen-, Darm-, Mamma- und Prostatakarzinom vor.

> Der Unterschied in den Ernährungs- und Lebensgewohnheiten der verschiedenen Bevölkerungsgruppen der Erde geht mit unterschiedlichen Inzidenzen von Tumorerkrankungen einher.

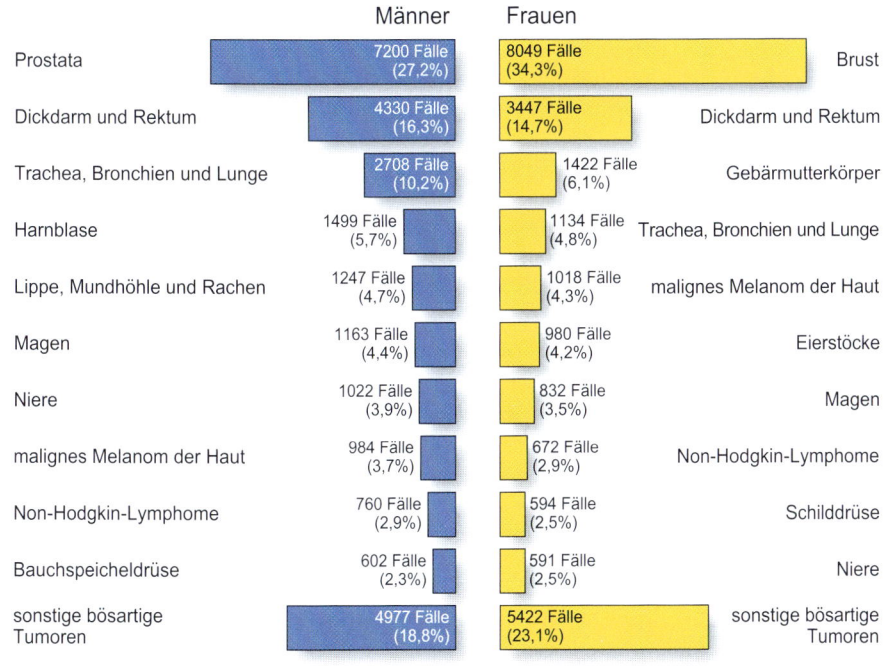

▮ Abb. 1: Häufigste Tumormeldungen bei Mann und Frau im Jahr 2004 gemäß dem Bayerischen Krebsregister, Jahresbericht 2006. Quelle: Bevölkerungsbezogenes Krebsregister Bayern. [25]

Zusammenfassung

✖ „Tumor" an sich bezeichnet nur eine **Schwellung von Gewebe.**

✖ Tumoren in der Bedeutung „Schwellung durch **Neubildung von Gewebe"** lassen sich in **benigne, maligne** und **semimaligne** trennen, wobei sich diese dann durch ihre unterschiedlichen Eigenschaften voneinander unterscheiden.

✖ Das Auftreten und der Verlauf von Tumorerkrankungen sind u. a. von **Alter, Geschlecht** und **geographischer Lage** abhängig.

Risikofaktoren der Tumorentstehung

Genetische Risikofaktoren

Familiäre Formen von malignen Tumoren sind eher selten (ca. 5% der Fälle). Verantwortlich für familiäre Tumorsyndrome (▮ Tab. 1) ist eine Keimbahnmutation. Diese führt dazu, dass ein **Tumorsuppressorgen** (s. u.) durch Mutation einen Funktionsverlust erfährt.

Bei familiär bedingten Tumorsyndromen kommt es häufig zu **multifokalem Auftritt** von malignen Tumoren sowie einem **frühen Krankheitsbeginn** (meist noch vor dem 40. Lebensjahr). Oft kommen familiär gehäuft maligne Tumoren vor, ohne dass eine Genmutation bekannt ist. Klinisch ist daher die Familienanamnese sehr wichtig!

Chemische Noxen

Die bedeutendste chemische Noxe (▮ Tab. 2) ist der **Zigarettenrauch.** Durch die vielen kanzerogenen Stoffe, die Zigarettenrauch enthält, kommt es nachweislich zu erhöhten Raten von malignen Tumoren. Hierzu gehören das Bronchialkarzinom, bösartige Neubildungen des oberen Aerodigestivtrakts sowie das Pankreaskarzinom und viele mehr.

Auch **Alkohol** stellt einen Risikofaktor für die Krebsentstehung dar. Mundhöhlenkarzinom und Ösophaguskarzinom treten gehäuft bei Alkoholikern auf.

> Bis zu 30% aller Todesfälle durch maligne Tumoren sind auf Rauchen zurückzuführen. In etwa 80% der Fälle ist das Bronchialkarzinom durch Rauchen verursacht.

Chemische Noxen in Form von Magensäure o. Ä. können durch eine chronische Entzündung ebenfalls zur Malignomentstehung beitragen.

Pathogenese

Chemische Kanzerogene können direkt wirken, oder sie treten als **Präkanzerogene** in den Organismus ein und werden dort erst durch Enzyme aktiviert (▮ Abb. 1). Je nachdem, wo sich die spezifischen Mischoxidasen befinden, findet die Bioaktivierung der Präkanzerogene fokal, multifokal oder ubiquitär statt.

Es entstehen Radikale und **Epoxide.** Diese führen zu Störungen im normalen zellulären Ablauf. Angriffspunkte sind die DNA-Reparatur, Tumorsuppressor- und Onkogene.

> Die chronische Exposition gegenüber Karzinogenen führt zur Tumorentstehung.

Physikalische Noxen

Ionisierende Strahlung

Ionisierende Strahlung führt zur Bildung von **Radikalen** in Zellen. Diese Radikale führen schließlich zu **Strangbrüchen** und **Strangvernetzungen** in der DNA. Zu den ionisierenden Strahlen zählen neben Röntgenstrahlen und Neutronenstrahlen auch α-Strahlen, β-Strahlen und γ-Strahlen, welche bei radioaktivem Zerfall entstehen (z. B. Atombombe, Reaktorunfälle).

▶ **α-Strahlen:** Sie stellen die potenteste Strahlung dar. Sie haben eine kurze Reichweite und sind daher nur bei intensivem Kontakt kanzerogen. Die Folge können Malignome und Leukämien sein. Emitter: z. B. Uran, Radium, Plutonium und Thorium.

▶ **β-Strahlen:** ^{90}Sr kann sich wegen seiner Ähnlichkeit zu Kalzium im Knochen ablagern und dort Tumoren verursachen. ^{131}Iod führt zu papillären Schilddrüsenkarzinomen.

▶ **γ-Strahlung:** Diese Strahlung führt zu Leukämien (besonders bei Kindern), Mammakarzinom, Bronchialkarzinom

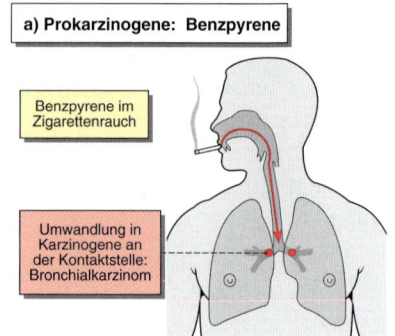

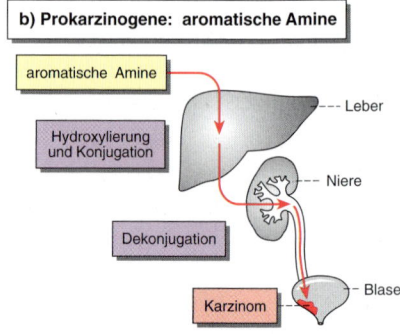

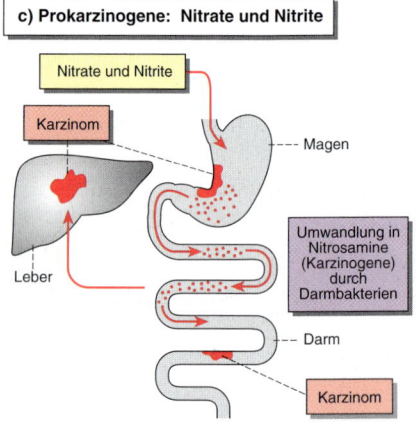

▮ Abb. 1: Chemische Präkanzerogene. [12]
a) Benzpyrene (aromatischer Kohlenwasserstoff).
b) Aromatische Amine (z. B. Anilin).
c) Nitrate und Nitrite (aus Pökelsalz).

Tumorsyndrom	Vererbung	Betroffenes Gen	Tumorart
Familiäres Mamma-Ca	Autosomal-dominant	BRCA-1, BRCA-2	Mamma-, Ovarial-, Endometrium-Ca
Neurofibromatose Typ I	Autosomal-dominant	NF-1	Neurofibrom, Optikusgliom, Café-au-lait-Flecken u. a.
Neurofibromatose Typ II	Autosomal-dominant	NF-2	Neurofibrom, Neurinom, Meningeom, Ependymom u. a.
Familiäre adenomatöse Polyposis (FAP)	Autosomal-dominant	APC	Polypen, kolorektale Karzinome, Karzinome im Dünndarm (z. B. Papillen-Ca)
Lynch-Syndrom = HNPCC: hereditäres, nicht-polypöses Kolonkarzinom-syndrom	Autosomal-dominant	DNA-Mismatch-Reparatur-gene (hMLH1, hMSH-2)	Polypen, kolorektale Karzinome. Endometrium-Ca, Magen-Ca, Leber-Ca etc.
Xeroderma pigmentosum	Autosomal-rezessiv	Endonuklease (NER)	Plattenepithel-Ca der Haut

▮ Tab. 1: Beispiele für familiäre Tumorsyndrome.

und Magenkarzinom. Als therapeutisches Mittel bei der Strahlentherapie ist das Risiko für Malignome, verglichen am Nutzen der Therapie, relativ gering.

▶ **Röntgenstrahlen** und **Neutronenstrahlen:** Treffen sie auf Osteoblasten, kann es zu einem Osteosarkom kommen. Treffen sie auf im Knochenmark enthaltene hämatopoetische Stammzellen, kann es zur Leukämie kommen.

Ultraviolette (UV-)Strahlung

UV-Strahlung ist für viele der malignen Hauttumoren (Basaliome, Plattenepithelkarzinom, Melanome) verantwortlich. Besonders die kurzwellige **UV-B-Strahlung** ist hierbei als Übeltäter auszumachen. Die Malignome entstehen bevorzugt an den sonnenexponierten Arealen des Körpers (Gesicht!!) nach intensiver, jahrelanger Sonnenbestrahlung.
Die UV-Strahlung führt zu einem direkten Schaden an der DNA von Hautzellen. Es bilden sich **Thymindimere.** Bei der **Xeroderma pigmentosum** (▌Tab. 1) ist die Reparatur der gebildeten Thymindimere gestört. Maligne Hauttumoren treten dann auch schon nach kurzer UV-Exposition auf.

Infektionen

Verschiedene Erreger können beteiligt sein (▌Tab. 3).

Pathogenese
Die **DNA-Viren** führen über DNA-Einbau in das Wirtsgenom dazu, dass das Gleichgewicht der normalen Genexpression gestört ist. Zelluläre Gene werden nun verstärkt (z. B. Onkogene) oder aber abgeschwächt exprimiert (z. B. Tumorsuppressorgene).
Die von der infizierten Wirtszelle erzeugten viralen Proteine können Tumorsuppressorgene durch Komplexbildung inaktivieren.
Das **RNA-Virus** HTLV-I besitzt ein eigenes Onkogen, dessen Aktivierung zur Dauerproliferation der infizierten Zelle führt. Dies hat zur Folge, dass die Zelle ständig neue Virusproteine produziert oder aber maligne entartet.

Chemische Noxe		Vorkommen	Hervorgerufener Tumor
Aromatische Kohlenwasserstoffe	Benzol	Benzin, Zigarettenrauch	Leukämien
Halogenierte Kohlenwasserstoffe	Vinylchlorid	PVC-Herstellung	Angiosarkom der Leber, Glioblastom
Nitrosamine	Dimethyl-, Diäthylnitrosamin	Zigarettenrauch, Dünger, Alkohol	Gastrointestinale Tumoren (Magen-, Darm-, Leber-Ca)
Anorganische Verbindungen	Arsen	Medizin, Bergbau	Bronchial-Ca, Spinaliome
	Asbest	Wärmetechnik, Bau	Pleuramesotheliom, Bronchial-Ca
	Chrom	Industrie, Bergbau	Bronchial-Ca
	Nickel	Raffinerie	Nasenhöhlen-Ca
Biologische Substanzen	Aflatoxin	Getreide (Aspergillus flavus)	Leberzell-Ca

▌ Tab. 2: Chemische Noxen und von ihnen verursachte maligne Tumoren.

Organismus	Erreger		Tumor
Bakterien	Helicobacter pylori (H. p.)		Magen-Ca
Papovaviren (DNA-Viren)	Humane Papillomaviren (HPV)	Typen 6, 8, 11	Zervixkondylom, Larynxpapillom (benigne Tumoren!!!)
		Typen 16, 18, 31, 33, 35	Zervix-Ca
DNA-Viren	Hepatitisviren	Typen B, D, E	Leberzell-Ca
RNA-Virus		Typ C	
Herpesviren (DNA-Viren)	Herpesviren	Humanes Herpesvirus 8 (HHV-8)	Kaposi-Sarkom bei HIV-Infektion
		Epstein-Barr-Virus (EBV)	Burkitt-Lymphom (Afrika), Nasopharynx-Ca
RNA-Viren	Humanes T-Zell-Leukämie-Virus	HTLV-I	Leukämie, T-Zell-Lymphome
Parasit	Schistosoma haematobium		Harnblasen-Ca

▌ Tab. 3: Mögliche an einer Tumorentstehung beteiligte Erreger.

H. p. und **Parasiten** führen über eine chronische Entzündung zur Tumorentstehung. Hierbei kommt es zu einer Metaplasie der betroffenen Zellen und schließlich zur Neoplasie (s. S. 86 – 89).

Ernährung

Fettreiche, ballaststoffarme Ernährung, Bewegungsmangel und Genussstoffe wie Alkohol oder Nikotin erhöhen das Risiko für Malignome.

Zusammenfassung
✖ Bei **familären Tumorsyndromen** kommt es durch vererbten Genschaden zu einer erhöhten Malignominzidenz innerhalb der Familie sowie zu einem frühen Auftreten des Malignoms beim betroffenen Patienten.
✖ **Chemische Noxen** und **Strahlen** fördern über DNA-Schäden die Tumorentstehung.
✖ **Chronische Infektionen,** vor allem viraler Genese, können über Eingriffe in die normale Genexpression zu deren Störung führen und damit zur Karzinogenese beitragen.
✖ Eine fettreiche, ballaststoffarme **Ernährung** fördert das Tumorrisiko.

Kanzerogenese I

Siehe hierzu auch Seite 8–11.
Die Kanzerogenese beschreibt den Mechanismus der Entstehung von malignen Tumoren (Syn.: Tumorigenese). Dabei ist es wichtig, dass die Genese nicht in einem einzigen Schritt erfolgt, sondern sich aus einer Abfolge verschiedener Vorgänge zusammensetzt. Man spricht deshalb auch von der **Mehrschritthypothese** der Krebsentstehung (▮ Abb. 1).
Am Anfang **(Initiation)** steht dabei die Schädigung der DNA durch ein Kanzerogen (s. S. 84/85). Führen mehrere karzinogene Stoffe zur Initiierung einer Tumorzelle, spricht man auch von Synkarzinogenen. Normalerweise wird solch ein Schaden durch das Reparatursystem ausgebessert. Kann dieser Schaden nicht repariert werden und die geschädigte Zelle proliferiert, d. h., sie teilt sich und gibt den erworbenen Defekt an ihre Tochterzellen weiter, spricht man von der **Promotion.** Die DNA-Schädigung führt dabei zumeist zu Funktionsstörungen von Reparaturgenen oder Tumorsuppressorgenen und stört damit die Zellregulation.

Ein Tumor entsteht meist nach mehreren Genläsionen durch die klonale Expansion (Proliferation eines Zellklons) einer einzigen Körperzelle.

Zwischen dem Schritt der Promotion und dem nächsten Schritt, der **Progression,** bei der ein Tumor klinisch manifest wird, vergehen meist mehrere (5–30) Jahre. Man spricht hier auch von der **Latenzzeit,** in welcher die Zellen ruhen und sich nicht teilen. Zusätzliche DNA-Läsionen, die zumeist wieder die **Onkogene** und **Tumorsuppressorgene** (s. u.) betreffen, führen schließlich zur **Progression** der Tumorzellen. Da die Läsionen auf die Tochterzellen unterschiedliche Einflüsse haben und sie unterschiedlich betreffen können, entstehen heterogene Zelllinien (jede Zelllinie weist andere Merkmale auf). Durch Progression und Proliferation der neoplastischen Zelllinien (immer mehr Läsionen) kommt es zu weiteren Differenzierungverlusten der Zellen. Dabei werden andere Strukturen beim Wachstum nicht mehr beachtet (Invasion) und Zellen lösen sich aus ihrem Verband, um in andere Organe im Körper zu streuen (Metastasierung). Diesen Vorgang nennt man **maligne Transformation** (ab ca. 6–10 Genläsionen) (▮ Tab. 1).

Malignität wird schrittweise durch genetische Läsionen erworben, die bei der Tumorprogression stattfinden.

Onkogene

Die Umwandlung von Protoonkogenen in Onkogene kann auf verschiedenen Wegen erfolgen (▮ Tab. 2). Bei der **Punktmutation** führt ein Nukleotidaustausch zur Onkogenaktivierung. **Chromosomales Rearrangement (Translokation)** kann zu Überexpression führen, wenn das Protoonkogen unter die Kontrolle eines starken Promotors gerät. Die Folge ist ein Signal, welches die Zelle z. B. zur Dauerproliferation anregt. Rearrangement kann auch eine Genfusion hervorrufen, durch welche ein aus beiden Genprodukten zusammengesetztes Onkoprotein (Chimär) entsteht.
Bei der **Genamplifikation** werden vermehrt Kopien eines Protoonkogens hergestellt. Hierdurch werden auch die Genprodukte vermehrt exprimiert. Durch vermehrtes Vorliegen der Protoonkogene werden diese funktionell zu Onkogenen.

Die Wirkung von aktivierten Onkogenen ist immer dominant, d. h., es kommt zur Wirkungsausprägung, auch wenn nur ein Allel von einer Punktmutation, Translokation bzw. Amplifikation betroffen ist.

Gestörte Apoptose
Gestörte proliferative Aktivität → autonomes Wachstum durch:
▮ Missachtung von Differenzierungssignalen
▮ Erhöhte Stimulation von Wachstum
▮ Erniedrigte Inhibition von Wachstum.
Invasion und Metastasierung

▮ Tab. 1: Eigenschaften von malignen Tumorzellen.

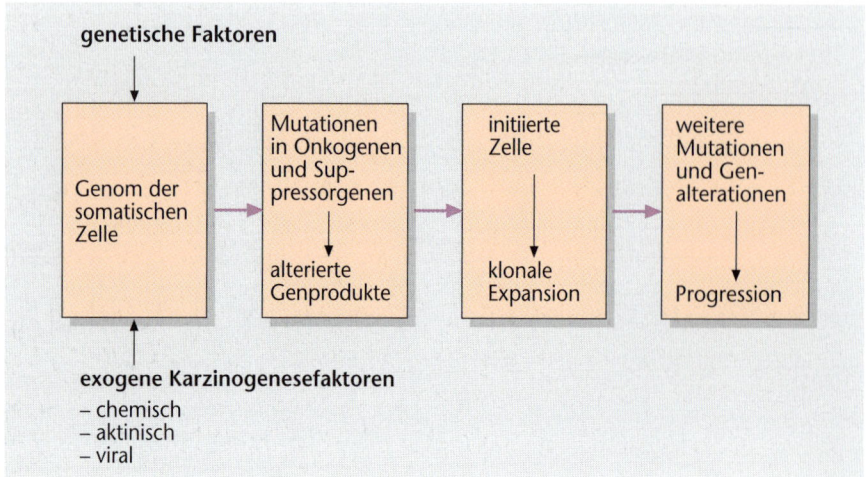

▮ Abb. 1: Schematische Darstellung der Mehrschrittkanzerogenese. [13]

Protoonkogen		Onkogenaktivierung	Assoziiertes Malignom
Wachstumsfaktoren	Fibroblasten-Wachstumsfaktor: HST-1	Überexpression	Magen-Ca
Wachstumsfaktor-Rezeptoren	EGF-Rezeptor: ERB-B2	Amplifikation	Mamma- und Ovarial-Ca
Signaltransduktion	GTP-bindend: K-ras	Punktmutation	Kolon-, Lungen-, Pankreas-Ca
	GTP-bindend: N-ras	Punktmutation	Melanome, hämatologische Neoplasien
	GTP-bindend: H-ras	Punktmutation	Blasen- und Nierentumoren
	Membranassoziierte Tyrosinkinase: ABL	Translokation, dadurch Genfusion zu BCR-ABL: „Philadelphia-Chromosom"	CML, ALL
Kern-Regulator-Proteine	Transkriptionsaktivator: C-MYC	Translokation	Burkitt-Lymphom
Zell-Zyklus-Regulatoren	Zyklin E	Überexpression	Mamma-Ca
	CDK4	Amplifikation/Punktmutation	Glioblastom, Melanom, Sarkom

▌ Tab. 2: Protoonkogene und assoziierte Malignome.

Tumorsuppressorgen	Funktion	Assoziiertes Malignom
Retinoblastomgen	Regulator des Zellzyklus	Retinoblastom, Osteosarkom
p53-Gen	Bestimmt über Reparatur der DNA oder Apoptose der Zelle in Zellzyklus	Die meisten Malignome beim Menschen
BRCA-1, BRCA-2	DNA-Reparatur	Mamma-Ca, Ovarial-Ca
TGF-β-Rezeptor	Wachstumsinhibition	Kolon-Ca
WT-1	Transkription in Zellkern	Wilms-Tumor
APC	Inhibitor der Signaltransduktion	FAP, GI-Malignome

▌ Tab. 3: Tumorsuppressorgene und assoziierte Malignome.

Tumorsuppressorgene

Anders als bei Protoonkogenen müssen bei Tumorsuppressorgenen (▌ Tab. 3) beide Allele mutiert sein (**rezessive Mutation**), damit es zu deren Inaktivierung kommt.

Familiäre Tumorsyndrome sind häufig bedingt durch Aktivitätsverlust der Tumorsuppressorgene. Hierbei kommt es durch Keimbahnmutation zum Funktionsverlust eines Allels in allen Körperzellen. Durch Mutation des anderen Allels (somatische Mutation) kommt es dann zum endgültigen Funktionsverlust.

Bei nichtfamiliären Formen ist anfangs eine Zelle durch somatische Mutation eines Allels betroffen.

Für die Tumorentstehung sind Genläsionen an vier wichtigen Genklassen verantwortlich: wachstumsfördernde Onkogene, wachstumshemmende Tumorsuppressorgene, apoptoseregulierende Gene und Gene für die DNA-Reparatur.

Kanzerogenese II

Krebsvorstufen (Präkanzerosen)

Eine Präkanzerose (▌Tab.1) stellt atypisches Gewebe dar, welches dazu neigt, maligne zu entarten. Präkanzerosen sind Vorstufen für Malignome. **Fakultative Präkanzerosen** gehen nur in seltenen Fällen, und wenn, dann nur sehr langsam, in ein Malignom über. **Obligate Präkanzerosen** hingegen führen oft und sehr schnell zur Krebsentstehung.

Zellatypien bezeichnen morphologische Zellveränderungen wie die Pleomorphie (Kerngrößenunterschiede), Mitosen (Hinweis auf erhöhte Zellteilungsrate) und den Polaritätsverlust (polare Ausrichtung der Epithelien fehlt) von Epithelien.

> Bei der Metaplasie kommt es zur Umwandlung eines differenzierten Gewebes zu einem anderen differenzierten Gewebe (s. S. 52/53). Eine Metaplasie ist eigentlich nicht als präkanzeröse Läsion zu betrachten, es kann jedoch ebenso wie in normalem Gewebe zur Entstehung von Dysplasien kommen.

Dysplasie

Eine Dysplasie entsteht ebenso wie die Metaplasie durch chronische Einflüsse auf Gewebe. Im Unterschied zur Metaplasie entstehen dabei aber keine anders differenzierten Gewebe, sondern atypische Zellen. Diese Zellen weisen Kernatypien und Zellatypien (Differenzierungsverlust) auf, wobei noch geregelte Proliferationseigenschaften bestehen. Eine geringgradige Dysplasie ist prinzipiell ein reversibler Zustand. Fällt die chronische Reizung weg, so können sich die Veränderungen wieder rückbilden.

Fortgeschrittene Dyplasien haben eine erhöhte Tendenz, maligne zu entarten (Dysplasie-Karzinom-Sequenz). Ist die Dysplasie mit ihren zellmorphologischen Unregelmäßigkeiten noch gering ausgeprägt, bezeichnet man dies auch als **niedriggradige intraepitheliale Neoplasie**. Ist die Dysplasie fortgeschritten, so spricht man von der **hochgradigen intraepithelialen Neoplasie**.

Carcinoma in situ

Ein Carcinoma in situ ist geprägt durch atypische Zellveränderungen. Dabei respektiert es aber noch andere Gewebstrukturen, d. h., es wächst nicht invasiv und weist keine Metastasierung auf.

Klinische Beispiele zur Kanzerogenese

Um die Krebsentstehung ein wenig anschaulicher zu erläutern, soll sie in diesem Abschnitt an einigen Beispielen näher erklärt werden. Speziell im GI-Trakt lässt sich häufig die Abfolge von Metaplasie, Dysplasie, Carcinoma in situ und schließlich dem invasiven Karzinom beobachten (Metaplasie-Dysplasie-Karzinom-Sequenz).

Ösophaguskarzinom bei chronischem Reflux

Bei chronischem Reflux (Sodbrennen, Rücklauf von Magensäure in die Speiseröhre) kommt es im Rahmen der Regeneration zur Metaplasie der Schleimhaut im unteren Anteil des Ösophagus (Barrett-Metaplasie). Dieser erste Schritt erfolgt relativ schnell. Durch weitere Einwirkung der Magensäure kommt es

zu intraepithelialen Neoplasien (IN). Dieser Schritt ist langwierig. Die intraepitheliale Neoplasie ist zunächst niedriggradig, kann sich aber zu einer hochgradigen intraepithelialen Neoplasie entwickeln. Aus dieser hochgradigen intraepithelialen Neoplasie kann sich dann wiederum ein Adenokarzinom des unteren Ösophagus entwickeln (▌Abb. 1). Dieser letzte Prozess erfolgt relativ schnell. Insgesamt vergehen so etwa 10–20 Jahre vom Auftreten des Refluxes bis zur Entwicklung eines Karzinoms.

Magenkarzinom bei chronischer Gastritis

Im Rahmen einer chronischen Gastritis durch autoimmune oder aber mikrobiologische (Helicobacter pylori) Einflüsse kommt es zu einer Atrophie der Magenschleimhaut. Neben der Atrophie kommt es zu einer intestinalen Metaplasie der Magenschleimhaut. Hierbei finden sich ebenso intraepitheliale Neoplasien, welche zur Entstehung eines Magenkarzinoms führen können.

> Die chronische Gastritis durch H. pylori führt nur im Korpusbereich zur Metaplasie-Dysplasie-Karzinom-Sequenz.

Kolorektales Karzinom

> Mindestens 90% der kolorektalen Karzinome entstehen aus einem Adenom.

Die Adenom-Karzinom-Sequenz, bei welcher ein Karzinom aus einem Adenom über die Zwischenstufe eines atypischen Adenoms entsteht, ist bezüglich der Genschäden gut erforscht. Hierbei kann man zwar sagen, welche Schäden letztendlich zur Karzinomentstehung führen, die genaue Reihenfolge der Schäden ist bislang aber unbekannt.

Der Funktionsausfall des APC-Gens führt zu einer Hyperproliferation des Epithels und fördert so die Adenomentstehung. Durch Aktivierung u. a. des Onkogens K-ras gerät die Zellproliferation außer Kontrolle. Durch Verlust

Fakultative Präkanzerosen	Obligate Präkanzerosen
Chron. atrophische Gastritis	Hochgradige intraepitheliale Neoplasien
Colitis ulcerosa	Carcinoma in situ
Leberzirrhose	Polyposis coli (FAP)
Adenome des Kolons (solitär)	Aktinische Präkanzerose
Neurofibromatose	

▌ Tab. 1: Beispiele für fakultative und obligate Präkanzerosen.

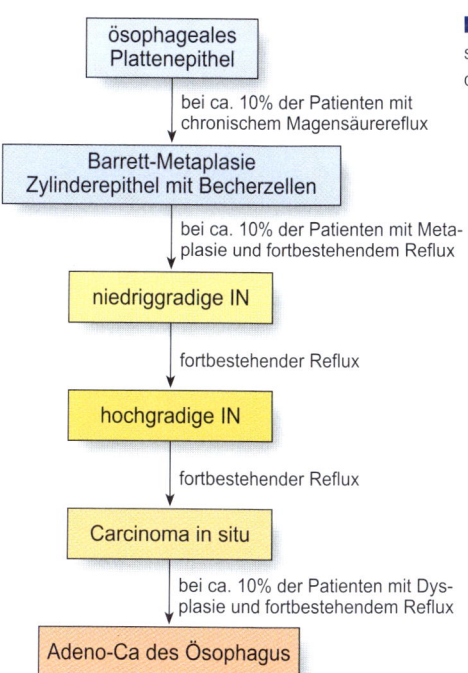

Abb. 1: Schematische Darstellung der Entstehung eines Ösophagus-Adenokarzinoms bei chronischem Reflux.

Flussdiagramm:
- ösophageales Plattenepithel
  - bei ca. 10% der Patienten mit chronischem Magensäurereflux
- Barrett-Metaplasie Zylinderepithel mit Becherzellen
  - bei ca. 10% der Patienten mit Metaplasie und fortbestehendem Reflux
- niedriggradige IN
  - fortbestehender Reflux
- hochgradige IN
  - fortbestehender Reflux
- Carcinoma in situ
  - bei ca. 10% der Patienten mit Dysplasie und fortbestehendem Reflux
- Adeno-Ca des Ösophagus

von p53 oder anderen Genen kommt es dann schließlich zur Entstehung eines invasiven Karzinoms.

Zervixkarzinom durch humanes Papillomavirus

Die Gefahr der Entstehung eines Zervixkarzinoms durch Papillomaviren (HPV) ist bei den HPV-Typen 16 und 18 erhöht. Die Viren verursachen im Zylinderepithel eine chronische Entzündung mit konsekutiver Plattenepithelmetaplasie. Zusätzlich führen die Viren u. a. zu einer Inaktivierung von p53 und des Retinoblastomgens sowie zur Aktivierung von Onkogenen. Die daraus entstehende intraepitheliale Neoplasie kann schließlich zu einem Zervixkarzinom werden.

Hepatozelluläres Karzinom durch Hepatitisviren

Das Vorkommen von hepatozellulären Karzinomen (HCC) steht oftmals in einem Zusammenhang mit einer chronischen HBV- bzw. HCV-Infektion. Diese Viren führen zunächst zu einer Entzündung der Leber (Hepatitis) und schließlich zu einem zirrhotischen Umbau der Parenchymstruktur. Durch Aktivierung von Onkogenen und Deaktivierung von Tumorsuppressorgenen,

getriggert durch den Einbau der Virus-DNA in das Wirtsgenom, kommt es schließlich über Vorstufen (Dysplasien von Leberzellgruppen, welche sich in der zirrhotischen Leber zu sogenannten dysplastischen Knoten formieren können) zur Entwicklung eines HCC. HCCs entstehen u. a. nicht selten bei alkoholkranken Patienten (äthyltoxische Leberzirrhose) sowie bei Patienten mit Stoffwechselstörungen wie der Hämochromatose oder Glykogenosen. Hepatozelluläre Karzinome entstehen häufig auf dem Boden einer Zirrhose, können aber auch unabhängig von einer Zirrhose auftreten.

> Die grobknotige Leberzirrhose ist aufgrund der höheren regeneratorischen Aktivität häufiger mit der Entstehung von HCCs assoziiert als die feinknotige Leberzirrhose.

Pankreaskarzinom

In der Bauchspeicheldrüse führen Mutationen zur Entwicklung von Krebsvorstufen, welche sich schließlich zu einem invasiven Karzinom weiterentwickeln. Beim duktalen Adenokarzinom des Pankreas (häufigster Typ der Pankreaskarzinome) werden die Vorstufen als PanIN- (pankreatische intraepitheliale Neoplasien) Läsionen Grad I–III bezeichnet. Dabei bestehen bei der PanIN-I-Läsion u. a. durch Ki-ras-Aktivierung flache Läsionen des Gangepithels. Bei der PanIN-II- und PanIN-III-Läsion sind durch weitere Onkogenaktivierungen und Suppressorgendeaktivierungen (u. a. p53) geschwulstige Anordnungen des Epithels, bei der PanIN-III mit Ausbildungen von Zellatypien zu finden.
Die genaue Ursache für die Entstehung von Pankreaskarzinomen ist unbekannt, Patienten mit chronischer (besonders der erblich bedingten) Pankreatitis und Raucher haben jedoch ein erhöhtes Risiko.

Zusammenfassung

✖ **Maligne Tumoren** bestehen aus einem proliferierten Zellklon und stellen eine genetische Erkrankung dar.

✖ Genetische Schäden, welche zur Tumorentstehung führen, betreffen **Protoonkogene, Tumorsuppressorgene, DNA-Reparaturgene** sowie **apoptoseregulierende Gene.**

✖ Die **Tumorentstehung** ist ein Prozess, der in mehreren Schritten durch mehrere DNA-Läsionen abläuft.

✖ **Präkanzerosen** werden in fakultative und obligate unterteilt.

✖ Das **Carcinoma in situ** weist höchst atypische Merkmale auf, ist aber noch nicht invasiv und metastasierend aktiv.

✖ Im GI-Trakt kann man häufig die Sequenz von **Metaplasie – Dysplasie – Karzinom** beobachten.

Wachstum, Invasion und Metastasierung von Tumoren

Tumorwachstum

Während eine Zellteilung in normalem Gewebe nur aus Stammzellen erfolgt, können sich alle Zellen eines Tumorgewebes teilen. Diese Fähigkeit erhalten die Tumorzellen während der Kanzerogenese.

Tumorzellen befinden sich zur Mehrzahl in der G_0-Phase, und nur wenige Tumorzellen proliferieren aktiv. Die **Wachstumsfraktion** (Anteil der sich aktiv teilenden Zellen) maligner Tumoren ist somit normalerweise eher gering. Ausnahmen bilden hier die weit fortgeschrittenen, entdifferenzierten (anaplastischen) Tumoren, bei denen eine hohe Wachstumsfraktion nachweisbar ist. Die Geschwindigkeit des Tumorwachstums wird ferner durch den Zellverlust eines Tumors und die Mitoserate der einzelnen Zellen bestimmt.

Damit Tumorgewebe überhaupt wachsen kann, benötigt es immer die Versorgung durch das Blutsystem. Hierzu werden für den Tumor neue Gefäße gebildet **(Angiogenese)**. Zudem ist es von immenser Bedeutung, dass der Tumor nicht durch das Immunsystem zerstört wird **(Tumorimmunologie)**.

Angiogenese

Die Gefäßneubildung (Angiogenese) ist für das Wachstum von Tumoren sehr wichtig. Die neugebildeten Gefäße entspringen dabei präexistenten Gefäßen und weisen aus diesem Grund keine atypischen Zellen auf. Die Gefäßneubildung und -einsprossung erreicht der Tumor durch die Sezernierung von Wachstumsfaktoren (z. B. VEGF = vaskulärer endothelialer Wachstumsfaktor). Durch diese Wachstumsfaktoren werden Endothelzellen zur Chemotaxis (aus bestehenden Gefäßen) in die Tumorregion animiert. Dort proliferieren die Endothelzellen. Dieser Vorgang wird durch Gewebezellen, welche dem Tumor anliegen, begünstigt.

Die neu entstandenen Blutgefäße bringen dem Tumor viele Vorteile. Neben der grundlegenden Versorgung mit Sauerstoff und Nährstoffen führen die Blutgefäße auch zu einem Abtransport der Stoffwechselprodukte. Zusätzlich liefert das Gefäßendothel antiapoptotische Faktoren, und die neuen Gefäße ermöglichen dem Tumor die Metastasierung.

Bei schnell wachsenden Tumoren reicht die Angiogenese oftmals nicht aus, sodass zwar die Randbereiche suffizient mit Blut versorgt sind, die Tumormitte allerdings einen Mangel an Nährstoffen erfährt. In solch einer Situation entsteht dann meist eine **Tumornekrose** (s. S. 48) im Zentrum des Tumors.

Tumorimmunologie

Wie genau Tumoren dem Immunsystem entgehen, ist noch nicht vollständig aufgeklärt. Man vermutet, dass sich in frühen Stadien von Tumoren, wenn diese noch klein sind, eine Toleranz des Immunsystems gegenüber den Tumorantigenen ausbildet. Diese Toleranz wird dann erst nach Wachstum des Tumors überwunden, wenn dem Immunsystem große Mengen der Tumorantigene dargeboten werden. Es kommt dann zu einer Infiltration von Lymphozyten und Leukozyten in die Umgebung des Tumorgewebes **(perifokale Entzündung)**, aber auch in den Tumor selbst. Meist gelingt es dem Immunsystem jedoch nicht, das Malignom aufzuhalten, sodass diese Reaktion leider nur sehr selten zu einem Rückgang des Tumorgewebes **(Regression)** führt. Malignome machen es dem Immunsystem zusätzlich schwer, da ihre MHC-Proteine oftmals nur inkomplett vorliegen. Die Wirkung des T-Zell-Systems kann sich dadurch nicht voll entfalten. Prostaglandine und andere Stoffe, die von Tumorzellen gebildet werden, hemmen das Immunsystem zusätzlich. Malignomzellen können Antigenstrukturen, gegen die das Immunsystem bereits aktiv geworden ist, durch ihre ständige Proliferation ablegen (Selektion). Andere Tumoren benutzen indes Antikörper, die an ihre Antigene binden, als Wachstumssignal, um dann noch schneller zu proliferieren (Enhancement).

Antikörper, die gegen Tumorantigen gebildet wurden, können zu einer Kreuzreaktion mit Antigenen anderer Gewebe führen. Dieser Vorgang führt zu einem paraneoplastischen Syndrom.

Tumorinvasion

Wenn proliferierende Zellen andere Zellen berühren, tritt normalerweise eine Kontakthemmung in Kraft und führt zu einer Terminierung der Zellteilung. Bei Tumorzellen ist dieser Mechanismus gestört, sodass der Tumor die Grenzen anderer Gewebe nicht mehr respektiert. Ebenso ist in Tumoren der Zusammenhalt der Zellen (Adhäsion) gestört, sodass sich Zellen voneinander lösen können und auf diesem Weg in benachbarte Gewebe gelangen. Viele Tumorzellen haben die Fähigkeit, sich aktiv zu bewegen, was eine Invasion fördert.

Für die Invasion von Blutgefäßen müssen Tumoren deren Basalmembran überwinden. Dies gelingt mit Hilfe von Proteasen, welche die Tumorzellen überwiegend selbst herstellen.

> Bei einem mikroinvasivem Karzinom ist der Tumor nur minimal (ca. 3 – 5 mm) in angrenzende Gewebe eingedrungen.

Tumormetastasierung

Die Metastasierung von Tumoren kann auf lymphogenem, hämatogenem, kavitärem (über Körperhöhlen) oder kanalikulärem (entlang von Gallenwegen, Bronchien etc.) Weg erfolgen. Damit ein Tumor lymphogen oder hämatogen metastasieren kann, muss er zuvor ein invasives Stadium erreicht haben, d. h., er muss in Lymphgefäße/ Blutgefäße oder Ähnliches eingewachsen sein.

> Da die Lymphkapillaren keine Basalmembran aufweisen, ist die Invasion durch Tumorgewebe erleichtert. Daher erfolgt die lymphogene Metastasierung meist vor der hämatogenen.

Aufgrund der Invasion und der verminderten Zelladhäsion lösen sich immer wieder einzelne Tumorzellen aus dem Verband und werden mit dem Blutstrom (Lymphstrom etc.) fortgetragen. Meist sorgen Lymphoyzten, speziell die NK-Zellen dafür, dass diese einzelnen Tumorzellen vernichtet werden. Wenn die Tumorzellen jedoch den Lymphozyten „entkommen", lagern sie sich fernab des Primärtumors auf dem Gefäßendothel ab **(Adhäsion)**. Durch denselben Mechanismus wie bei der Invasion durchbrechen die Tumorzellen dann Gefäßwand und Basalmembran und setzen sich im Gewebe ab. Gelingt es der Tumorzelle, die Angiogenese zu induzieren, um ihre Versorgung sicherzustellen, kann sie sich teilen und eine Tochtergeschwulst **(Filiae)** bilden. Gelingt die Angiogenese nicht, so gehen die Tumorzellen entweder zugrunde oder sie gehen in die G_0-Phase über und können später zu einem Auftreten eines Spätrezidivs beitragen.

Metastasenlokalisation

Die Lokalisation von Metastasen ist zum einen vom Metastasierungsweg, zum anderen von Vorlieben einzelner Tumorzellen für bestimmte Organe (Homing) abhängig.

Bei einer **lymphogenen Metastasierung** sind Tochtergeschwulste in den lokalen Lymphknoten zu finden. Dort befallen sie zunächst oft nur den Randsinus, um dann schließlich durch Proliferation den gesamten Lymphknoten zu durchsetzen. Der **Sentinel-Lymphknoten** (Wächter-Lymphknoten) bezeichnet den ersten Lymphknoten im Lymphabflussgebiet eines Tumors. Er fängt damit die ersten Tumorzellen ab und ist auch meist zuerst von einer Tochtergeschwulst betroffen. Bei der Lymphangiosis carcinomatosa kommt es zu einem Wachstum von Tumorzellen in den Lymphgefäßen. Dies führt zum Verschluss des Lymphgefäßlumens mit konsekutiver Aufstauung der Lymphe.

> Der Sentinel-Lymphknoten hat eine wichtige prognostische Bedeutung, speziell für die Behandlung des Brustkrebses. Ist er von Tumorzellen durchsetzt, besteht ein höheres Risiko, dass auch schon andere Lymphknotenstationen betroffen sind.

Bei der **hämatogenen Metastasierung** bestimmt der Ort des Primärtumors die Lokalisation der Metastasen (❙ Abb. 1). Bricht der Tumor in eine Vene ein, die im Abflussgebiet der

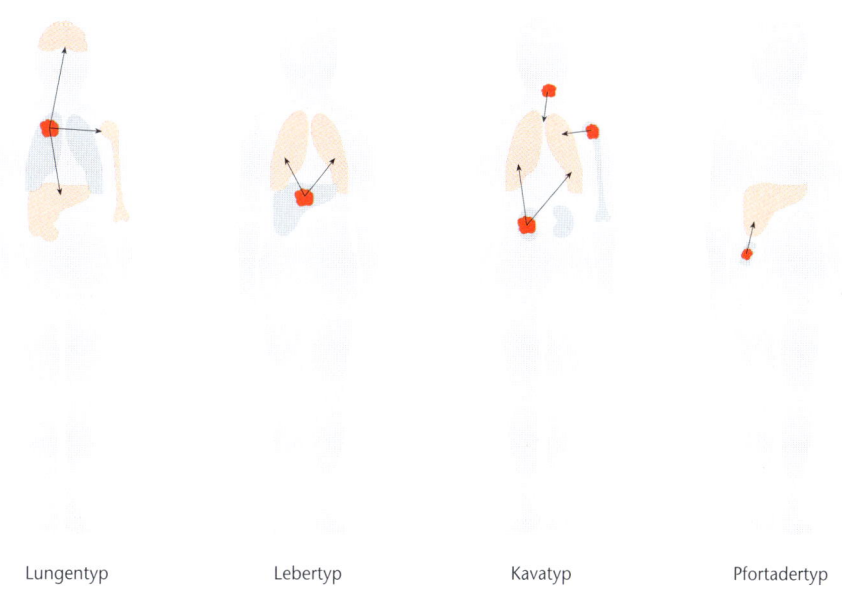

| Lungentyp | Lebertyp | Kavatyp | Pfortadertyp |

❙ Abb. 1: Hämatogene Metastasierungswege. [2]

V. portae liegt (Pfortadertyp), so kommt es zu Lebermetastasen. Sind die Venen Abflussgebiet der Hohlvenen (Kavatyp), so entstehen die Metastasen in der Lunge. Eine Metastasierung über Lungenvenen (Lungentyp) führt zu Filiae entlang des arteriellen Systems. Primärtumoren der Leber führen zu Metastasen in der Lunge (Lebertyp).

Ein Primärtumor in der Prostata kann über venöse Anastomosen mit dem Venenplexus, welcher die Wirbelsäule umgibt, zu Metastasen in den Wirbelkörpern führen.

> Am häufigsten von Metastasen betroffen sind Lunge, Leber, Knochen sowie das ZNS.

Die **kavitäre Metastasierung** entsteht bei Durchbruch von Tumoren in Körperhöhlen. Auf diesem Weg entstehen Metastasen beispielsweise an Pleura, Peritoneum oder im Liquorraum.

Homing beschreibt die Tatsache, dass bestimmte Tumorzellen bei der Metastasierung bestimmte Gewebe bevorzugen. Dieser Prozess wird besonderen Endotheleigenschaften zugeschrieben, welche von Gewebe zu Gewebe variieren können und für eine bessere Adhäsion bestimmter Tumorzellen sorgen. Ebenso sorgen Faktoren im Gewebe selbst (z. B. Wachstumsfaktoren) dafür, dass dieses Gewebe von bestimmten Tumorzellen vermehrt angesteuert wird.

Zusammenfassung

✖ Für das Tumorwachstum ist die **Angiogenese** essentiell. Eine insuffiziente Angiogenese drückt sich in Form einer Tumornekrose aus.

✖ Die **Tumorinvasion** (-infiltration) wird durch Störungen der Kontaktinhibition und der Zelladhäsion ermöglicht.

✖ Die **Metastasierung** kann auf verschiedenen Wegen erfolgen.

✖ Die Lokalisation der Metastasen ist abhängig vom Metastasierungsweg und vom Homing der Tumorzellen.

✖ Die Metastasierung vieler Tumoren erfolgt **organspezifisch**.

Tumorfolgen und Tumormarker

Tumorfolgen

Lokale Tumorfolgen

Malignome führen zu lokalen Zerstörungen von Gewebe (■ Abb. 1), und dabei machen sie auch vor Blutgefäßen nicht halt. Dies führt zu Durchblutungsstörungen der jeweiligen Organe. Zusätzlich geben manche Tumoren gerinnungsfördernde Faktoren ins Blut ab und führen damit zu einer erhöhten Thrombosegefahr. Hierdurch ist im lokalen Umfeld von Tumoren das Risiko für Nekrosen gesteigert. Die Nekrosen sind gefährlich, da sie zu massiven Einblutungen oder Fistelbildungen führen können. Nekrosen können auch von Erregern infiziert werden und dann zu schweren septischen Krankheitsbildern führen.

Durch das lokal destruierende Wachstum von Malignomen kommt es auch zur Zerstörung normaler Organstrukturen. Dies führt zu Funktionseinschränkungen der jeweiligen Organe bis hin zum kompletten Funktionsverlust.

Systemische Auswirkungen

Manche Tumorzellen produzieren Substanzen, die systemische Symptome hervorrufen können (■ Abb. 1). Man spricht hier von **paraneoplastischen Symptomen.** Diese paraneoplastischen Symptome können sich in Störungen des Nervensytems, des blutbildenden Systems und des endokrinen Systems äußern. Auch an der Haut manifestieren sich solche paraneoplastischen Symptome häufig in Form von diversen Effloreszenzen (■ Tab. 1).

Im Rahmen einer Tumorerkrankung kommt es auch immer wieder zu einem massiven Verlust an Körpergewicht und damit auch von Muskelmasse. Diese **Tumorkachexie** entsteht hauptsächlich durch die Wirkung von Substanzen (z. B. TNFα), welche von Tumorzellen, aber auch von Makrophagen produziert werden. Diese Substanzen führen zusätzlich häufig zu Fieberschüben. Auch die vermehrten Infektionen führen zu Fieber.

> Durch TNFα kommt es bei Tumorpatienten zu einem Appetitverlust und zu vermehrtem Energieumsatz.

Tumorrezidiv

Bei einem Tumorrezidiv tritt der Tumor nach chirurgischer Entfernung erneut an gleicher Stelle auf (Lokalrezidiv). Ein Rezidiv beruht darauf, dass nicht alle Tumorzellen bei der chirurgischen Exzision reserziert wurden und somit lokal im Gewebe verbleiben. Abhängig von den verbliebenen Zellen kann es schon innerhalb von Wochen bis Monaten zu einem Rezidiv **(Frührezidiv)** oder auch erst Jahre später **(Spätrezidiv)** kommen.

Verbleiben viele Zellen zurück, die hochmaligne sind, kommt es meist früher zu einem Rezidiv als bei wenig zurückgebliebenen Tumorzellen eines eher niedrigmalignen Tumors. Nebenbei können Tumorzellen über Jahre in der nicht teilungsfähigen G_0-Phase verweilen, um dann bei Anschluss an Blutgefäße wieder in die G_1-Phase und damit in die Proliferation überzugehen.

Oft kommt es Monate bis Jahre nach Entfernung des Primärtumors zu einem Auftreten von Metastasen dieses Tumors. Diese lassen sich damit erklären, dass sich Tumorzellen bereits vor Entfernung des Tumors in die Organe verteilt haben, dort aber in der G_0-Phase ruhen. Die Aktivierung für den Übertritt in die G_1-Phase erhalten G_0-Tumorzellen oftmals durch einen Anschluss an Blutgefäße. Dieser Anschluss ans Blutsystem liefert ihnen Nährstoffe für die Proliferation.

Paraneoplasie	Symptome	Vorkommen	Mechanismus
Neurologisch (neuromuskulär)	Rasche muskuläre Ermüdbarkeit	Diverse maligne Neoplasien	Nervenzelluntergang/Muskelfaseruntergang → durch den Tumor ausgelöste autoimmune/toxische Prozesse
	ALS (amyotrophe Lateralsklerose)	Mamma-Ca, Lungen-Ca	
	Myasthenia gravis	Thymom	
	Lambert-Eaton-Syndrom	Lungen-Ca	
	Dermatomyositis	Lungen-Ca	
Hämatologisch	Anämien ▶ Anaplastisch ▶ Hämolytisch.	▶ Leukämien ▶ Thymome.	Tumor sezerniert Substanzen, die Erythrozyten zerstören/Blutbildung stören
	Thrombosen	Pankreas-Ca	Tumorsubstanzen fördern Blutbildung, Thrombozytenbildung
	Verbrauchskoagulopathie	Leukämien	
	Polyglobulie	Nierenzell-Ca	
Endokrin	Flush-Syndrom: Hitzewallung, Herzrasen, Schwitzen, Gesichtsrötung	Karzinoide (maligne Tumoren des neuroendokrinen Systems)	Malignom produziert Serotonin
	Cushing-Syndrom: u. a. Gewichtszunahme, Osteoporose	Kleinzelliges Lungen-Ca	Tumor produziert ACTH
	Andere Syndrome jeweils abhängig von produzierter Substanz	Vor allem kleinzelliges Lungen-Ca	Tumor produziert: Insulin, Vitamin D, ADH etc.
Dermatologisch	Obligat paraneoplastische Effloreszenzen der Haut Fakultativ paraneoplastische Effloreszenzen der Haut	Diverse maligne Neoplasien	Reaktion des Immunsystems auf den Tumor

■ Tab. 1: Auftreten und Mechanismus von paraneoplastischen Symptomen.

Tumormarker

Tumormarker sind von Tumoren produzierte Antigene (Proteine), welche im Serum oder im Gewebe nachweisbar sind. Bei Gesunden findet man diese Stoffe entweder gar nicht oder nur in sehr geringen Dosen. Die Antigene bilden dabei entweder eine neue, ganz eigene Gruppe von Antigenen (Neoantigene), oder sie entsprechen Antigenen der Fetalzeit.

▶ **karzinoembryonales Antigen (CEA):** Neoantigen bei Tumoren des Kolons und der Lunge
▶ **α-Fetoprotein (AFP):** fetales Antigen, bei Leberzellkarzinom, Keimzelltumoren
▶ **β-HCG:** fetales Antigen, bei Keimzelltumoren
▶ **prostataspezifisches Antigen (PSA):** Neoantigen, bei Prostatakarzinom, wichtigster und zuverlässigster Tumormarker
▶ **CA 19–9:** Neoantigen, bei Tumoren der Gallengänge, des Pankreas oder des Magens/Dickdarms
▶ **Gewebemarker:** z. B. Desmin, Vimentin, Thyreoglobulin durch Immunhistochemie nachweisbar.

Die Tumormarker dienen der Verlaufskontrolle von Tumorerkrankungen. So werden sie nach Resektion eines Tumors oftmals regelmäßig bestimmt. Ein krasser Anstieg der Marker deutet dann auf ein Rezidiv des Tumors hin. Die Tumormarker können auch zum Staging herangezogen werden.

Als Suchtest für Tumoren (Screening) eignen sich Tumormarker in der Regel nicht. Lediglich das PSA wird auch zum Screening verwendet.

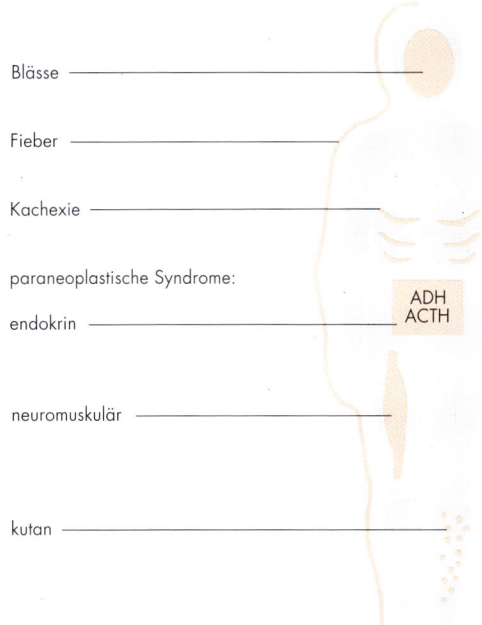

systemisch

Blässe

Fieber

Kachexie

paraneoplastische Syndrome:

endokrin — ADH ACTH

neuromuskulär

kutan

lokal

Gefäßarrosion

Ulzeration

Perforation

Kompression von Nachbarorganen

Fistelbildung

Stenose (Serviettenring)

Lumenverlegung

▮ Abb. 1: Lokale und systemische Auswirkungen von Tumoren. [2]

Zusammenfassung

✖ Tumoren haben vielfältige lokale und systemische Auswirkungen.

✖ Beim **Tumorrezidiv** unterscheidet man zwischen einem Frührezidiv und einem Spätrezidiv, wobei dem Spätrezidiv zumeist Tumorzellen in der G_0-Phase zugrunde liegen, die durch Anschluss an das Gefäßsystem zur Proliferation aktiviert werden.

✖ **Tumormarker** sind vom Tumor produzierte Proteine/Antigene, welche beim gesunden Menschen nicht oder nur in geringen Mengen nachweisbar sind. Tumormarker sind ein wichtiges Mittel zur Verlaufskontrolle von Tumoren.

Morphologie und Klassifikation von Tumoren

Morphologie von benignen Tumoren

Makroskopie

Benigne Tumoren erscheinen als abgekapselte Gewebevermehrungen (gut abgrenzbar, ▌Tab. 1).
Das tumorumgebende Gewebe erscheint dabei komprimiert und verdrängt (▌Abb. 1). Durch diese Kompression kann man evtl. Nekrosen im Gewebe beobachten.

Mikroskopie

Benigne Tumoren bestehen morphologisch aus demselben ausgereiften Gewebe wie das umgebende Ursprungsgewebe. Dabei sind benigne Tumoren meist von einer Kapsel umgeben, welche aus Bindegewebe besteht (▌Abb. 1 und 2).
Durch das expansive Wachstum benigner Tumoren wird das umliegende Gewebe verdrängt und komprimiert. Hierdurch entsteht die sogenannte **Pseudokapsel.**
Die Zellanordnung benigner Gewebevermehrungen entspricht weitestgehend der des Ursprungsgewebes. Benigne Tumoren weisen keine atypischen Mitoseformen auf, Tumornekrosen sind selten.
Die proliferative Aktivität in gutartigen Geschwulsten ist gegenüber Normalgewebe gesteigert, meist aber geringgradiger als in bösartigen Tumoren.

Morphologie von malignen Tumoren

Makroskopie

Im Gegensatz zu den benignen Tumoren kann man Malignome oft nur sehr schwer vom umliegenden Gewebe abgrenzen (▌Tab. 1). Dies ist auf die invasive und infiltrierende Wachstumseigenschaft zurückzuführen (▌Abb. 1).
Maligne Tumoren erscheinen sonst als Gewebevermehrung. Diese können **regressive Veränderungen** wie Nekrosen, Einblutungen oder Verkalkungen aufweisen.
Maligne Tumoren weisen z. T. ein sehr

heterogenes Gewebe auf, welches makroskopisch als „bunte Schnittfläche" imponiert.
Eine Tumorkapsel, wie sie bei benignen Tumoren vorkommt, findet man selten.

Mikroskopie

Maligne Tumorzellen haben oft Zellkerne, welche in Größe und Form untereinander variieren **(Polymorphie).**
Sie weisen häufig eine unregelmäßige Chromatinverteilung auf und zeigen z. T. gehäuft Mitosen. Die Zellkerne sind meist sehr groß, sodass die Kern-Plasma-Relation zugunsten der Zellkerne überwiegt.
Die Tumorzellen variieren oft in Größe und Form untereinander. Sie sind z. T.

nicht mehr in der Lage, die Struktur des Muttergewebes zu imitieren, da ihnen sowohl die Adhäsionsfähigkeit als auch diverse Strukturproteine abhanden gekommen sind.
Die polymorphen Eigenschaften von Zellkernen und Zellkörpern sind mit der Heterogenität des Tumorgewebes zu erklären. Durch diese Heterogenität findet man verschiedene Differenzierungsstufen der Tumorzellen nebeneinander.
Maligne Tumorzellen sind **polychromatisch,** d. h., sie weisen eine verstärkte Anfärbbarkeit auf (▌Abb. 3). Zusätzlich kann man auch Glykokalyxveränderungen auf malignen Tumorzellen nachweisen.
Maligne Tumoren sind von einer perifokalen Entzündungsreaktion umgeben.

Histologische Eigenschaften	Benigne Tumoren	Maligne Tumoren
Abgrenzung zu Gewebe / Kapsel	Bindegewebige Kapsel bzw. Pseudokapsel, dadurch: ▶ Gut verschieblich zu umliegendem Gewebe ▶ Gut abgrenzbar.	Zum Teil keine Kapsel, infiltriert umliegendes Gewebe, dadurch: ▶ Meist keine Verschieblichkeit zu umliegendem Gewebe ▶ Oftmals schlecht abgrenzbar.
Zellgröße / -form	Ähnlich Muttergewebe	Polymorph
Zellanordnung	Ähnlich Muttergewebe	Ungeordnet
Kerngröße / -form	Ähnlich Muttergewebe	Polymorph
Mitosen	Seltener	Häufiger
Chromatinverteilung	Regelmäßig	Unregelmäßig
Nukleolen (Kernkörperchen)	Ähnlich Muttergewebe	Vermehrt, polymorph
Kern-Zytoplasma-Relation	Ähnlich Muttergewebe	Verschoben zugunsten Kern
Perifokale Entzündung	Fehlt z. T.	Vorhanden
Hyperchromasie	Selten	Ja
Differenzierung	**Gut: ähnlich Muttergewebe**	**Schlecht: atypisches, entdifferenziertes Gewebe**

▌Tab. 1: Morphologische Unterschiede zwischen benignen und malignen Tumoren.

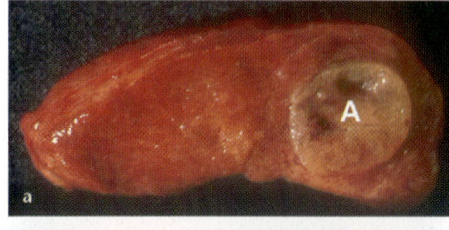
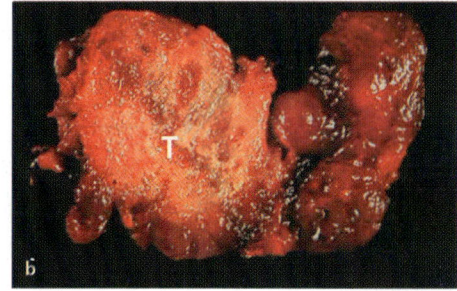

▌Abb. 1: Benigner und maligner Tumor und umgebendes Gewebe. [13]
a) Benigner Tumor (Adenom der Schilddrüse). Expansives Wachstum, scharfe Abgrenzung zu umliegendem Gewebe durch Kapsel.
b) Maligner Tumor (Schilddrüsenkarzinom). Invasives Wachstum in angrenzendes Gewebe, daher schwierige Abgrenzung.

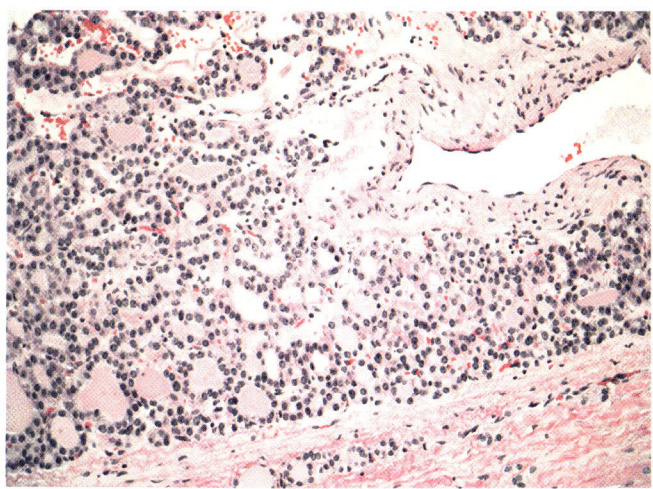

Abb. 2: Ausschnitt aus einem follikulären Adenom der Schilddrüse. Man sieht monomorphe Zellen, die kleine follikuläre Strukturen aufbauen. Am rechten unteren Bildrand erkennt man die umgebende fibröse Kapsel. [24]

Klassifikation von Tumoren

Die Klassifikation von Tumoren erfolgt nach drei Grundprinzipien. Zum einen gibt es das **Typing,** bei dem die Tumoren anhand ihres Ursprunggewebes eingeteilt werden. Man unterscheidet epitheliale, mesenchymale, neuronale, dysontogenetische und Keimzelltumoren.

Beim **Grading** wird ein Tumor histologisch nach seinem Differenzierungsgrad beurteilt. Hierbei besagt G1, dass der Tumor gut differenziert ist, d. h. eine gute Prognose besteht. Ein Tumor wird als G4 eingestuft, wenn er am schlechtesten differenziert ist. Die Prognose ist ungünstig (▌Tab. 2).

Der Begriff der Differenzierung meint die histopathologische und funktionelle Veränderung in einem Tumorgewebe im Vergleich zum Ursprungsgewebe. Eine gute Differenzierung besagt, dass das Tumorgewebe noch viele Gemeinsamkeiten mit dem Ursprungsgewebe besitzt. Je undifferenzierter, desto maligner ist ein Tumor.

Grading		
	Gx	Differenzierungsgrad nicht bestimmbar
	G1	Gute Differenzierung (hoch differenziert)
	G2	Mittelgradig differenziert
	G3	Wenig differenziert
	G4	Undifferenziert (anaplastisch)
Staging		
pT (Primärtumor)	Tx	Ausdehnung der Invasion kann histopathologisch nicht bestimmt werden
	Tis	Präinvasives Karzinom (Carcinoma in situ)
	T0	Kein Anhalt für Primärtumor bei histopathologischer Untersuchung des Resektats
	T1, 2, 3, 4	Evidenz für zunehmende Ausdehnung des Primärtumors (bei T4 am intensivsten ausgedehnt)
pN (Lymphknoten)	Nx	Ausdehnung der Tumorinvasion nicht bestimmbar
	N0	Keine Evidenz für den Befall von Lymphknoten
	N1, 2, 3	Evidenz für zunehmenden Befall regionärer Lymphknoten
	N4	Evidenz für den Befall juxtaregionärer (in anderer Körperregion als Primärtumor)
pM (Fernmetastasen)	Mx	Vorliegen von Fernmetastasen kann nicht bestimmt werden
	M0	Keine Evidenz für Fernmetastasen
	M1	Evidenz für Fernmetastasen

Tab. 2: Übersicht über Grading und Staging (pTNM-Klassifikation).

Mit dem **Staging** bestimmt man das Stadium bzw. die Ausbreitung eines Tumors. Dies erfolgt anhand des pTNM-Systems, welches postoperativ (p) Tumorausdehnung (T), Befall von regionären Lymphknoten (N) und Fernmetastasen (M) bestimmt (▌Tab. 2). Das Staging erlaubt Aussagen über Prognose und Behandlungsstrategien eines Tumors.

Abb. 3: Magenkarzinom (rechts), normale Magenmukosa (links). Die atypischen Drüsenformationen wachsen invasiv in die Magenschleimhaut. Bei dieser schwachen Vergrößerung fällt vor allem die Polychromasie der Tumorzellen auf. [14]

Zusammenfassung

✖ **Benigne** Tumoren lassen sich makroskopisch vor allem an ihrer guten Abgrenzbarkeit zum Gewebe durch ihre Kapsel erkennen. Mikroskopisch imponieren sie als Gewebevermehrung durch Zellen des Ursprungsgewebes.

✖ **Maligne** Tumoren sind makroskopisch schwer von umliegendem Gewebe abgrenzbar, man findet jedoch z. T. Tumornekrosen, Verkalkungen und Einblutungen. Mikroskopisch sind maligne Tumoren oft durch atypische, polymorphe Zellen aufgebaut.

✖ Tumoren lassen sich durch **Typing, Grading** und **Staging** histologisch klassifizieren.

Klinische Beispiele der Tumorpathologie

Beispiele für benigne Tumoren

Adenom

Adenome können praktisch in jedem Organ vorkommen und bestehen aus dysplastischen Schleimhaut- oder Drüsenepithelien.

Häufig kann man Adenome im Dickdarm (adenomatöser Polyp) beobachten, auf deren Boden Karzinome entstehen können (Adenom-Karzinom-Sequenz).

> Gewebevermehrungen, welche im Darm ins Lumen ragen, werden allgemein als Polypen bezeichnet. Das kolorektale Adenom ist ein dysplastischer Polyp.

Makroskopisch erscheinen kolorektale Adenome entweder als gestielter Polyp oder als schmal- bzw. breitbasige Geschwulst. Mikroskopisch kann man dabei drei Adenomtypen unterscheiden. Beim **tubulären Adenom** findet man tubuläre Drüsenschläuche mit dysplastischem Epithel, welche zu Knäulen angeordnet sind. Das **villöse Adenom** ist durch fingerförmige Auswucherungen geprägt, die aus dsyplastischen Drüsenformationen bestehen und dem Darm zumeist breitbasig aufsitzen (▌Abb. 1). Der Mischtyp des **tubulovillösen Adenoms** weist histologische Kennzeichen des villösen und des tubulösen Adenoms auf.

Beispiele für maligne Tumoren

Magenkarzinom

Risikofaktoren für ein Magenkarzinom sind eine nitratreiche Ernährung, eine chronische Gastritis und genetische Prädispositionen. Makroskopisch wächst ein fortgeschrittenes Magenkarzinom polypös-exophytisch (Typ I), erhaben exulzerierend (Typ II), flach ulzerierend (Typ III) oder diffus infiltrierend (Typ IV). Histologisch kann man nach der Laurén-Klassifikation zwei Arten des Magenkarzinoms unterscheiden. So wachsen Magenkarzinome vom **intestinalen Typ** in atypischen Drüsenverbänden und führen lokal zu erhabenen Geschwülsten. Sie treten vor allem auf dem Boden einer intestinalen Metaplasie der Magenschleimhaut auf. Magenkarzinome vom **diffusen Typ** weisen Siegelringzellen auf, die zu einer diffusen Infiltration der Magenschleimhaut zu führen. **Siegelringzellen** (s. S. 128 ▌Abb. 1) produzierten viel Schleim, der im Zytoplasma liegen bleibt und den Zellkern flach an den Rang drängt. Sie können bei allen Neoplasien von Drüsengewebe (Adenokarzinome) vorkommen.

Mischtypen zeigen Eigenschaften der diffusen und der intestinalen Wuchsformen.

Adenokarzinom des Dickdarms

Kolorektale Karzinome entstehen in 90 % der Fälle aus einem dysplastischen Polypen. Histologisch weisen diese Karzinome ein atypisches Drüsengewebe auf. Die Adenokarzinome wachsen meist erhaben ulzerierend, können aber auch polypös-exophytisches oder diffus infiltrierendes Wachstum aufweisen.

Muzinöse kolorektale Karzinome weisen eine hohe Schleimproduktion auf.

Mammakarzinom

Maligne Tumoren der weiblichen Brustdrüse haben ein erhöhtes Vorkommen bei genetischer Prädisposition, bei fett-

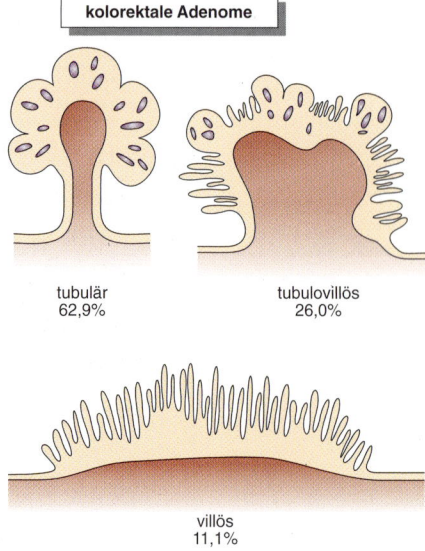

kolorektale Adenome

tubulär
62,9 %

tubulovillös
26,0 %

villös
11,1 %

▌ Abb. 1: Schematische Darstellung der kolorektalen Adenome (Häufigkeitsangaben des Pathologischen Instituts der Universität Heidelberg). [6]

reicher Ernährung und Adipositas, bei früher Menarche und später Menopause, bei Nullipara (keine Geburt) sowie bei einer Östrogendysbalance. Die Entstehung eines Mammakarzinoms verläuft dabei über dysplastische Vorstufen zu einem Carcinoma in situ, welches dann in ein invasives Karzinom übergeht.

Histologisch lässt sich ein lobuläres vom duktalen Mammakarzinom abgrenzen. Das **lobuläre Mammakarzinom** geht von den Epithelien der Drüsenendstücke aus und ist von einem diffusen Tumorzellwachstum geprägt. Dabei können die Tumorzellen hintereinanderliegen (Gänsemarschmuster) oder um nichtneoplastische Milchgänge angeordnet sein (Schießscheibenmuster) (▌ Abb. 2).

Das **duktale Mammakarzinom** entspringt dem Epithel der endständigen Drüsengänge.

Prostatakarzinom

Das Prostatakarzinom nimmt seinen Ausgang in Epithelien von in äußeren Regionen stationierten Drüsen. Das Tumorgewebe ist aus atypischen Tumorzellen aufgebaut, welche in kleinen drüsenartigen Verbänden wachsen, aber vor allem auch diffus das Gewebe infiltrieren. Myoepitheliale Zellen, wie sie im normalen Prostatagewebe vorkommen, fehlen (▌ Abb. 3).

Zervixkarzinom

Gebärmutterhalskrebs kann in Form eines Adenokarzinoms oder des häufigeren Plattenepithelkarzinoms auftreten. Das Plattenepithelkarzinom der Zervix tritt vermehrt nach chronischen Entzündungen durch die humanen Papillomaviren (HPV, s. S. 85) an der Übergangszone von Plattenepithel zu Zylinderepithel auf. Das Plattenepithelkarzinom kann exophytisches, aber auch ulzerierendes oder infiltrierendes Wachstum aufweisen. Histologisch zeigt sich das Plattenepithelkarzinom in Form von verhornenden oder auch nichtverhornenden atypischen Tumor-(Epithel-) Zellen, welche oftmals strangartig angeordnet sind.

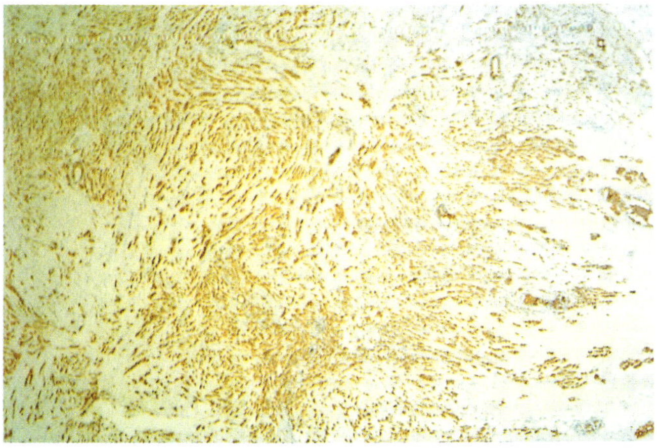

Abb. 2: Invasiv-tubuläres Mammakarzinom. Tumorzellen sind im Gänsemarschmuster angeordnet, teilweise ist auch ein Schießscheibenmuster zu erkennen. [2]

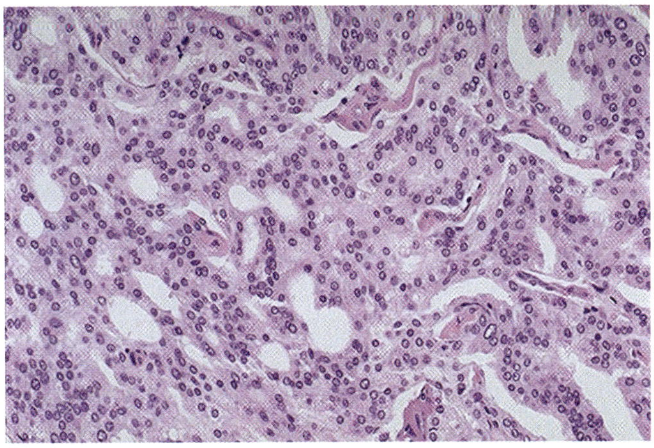

Abb. 3: Gut differenziertes Adenokarzinom der Prostata. Die Tumorzellen ahmen kleine irreguläre Drüsenformationen nach, Stroma und Myoepithelzellen fehlen. [26]

Die Adenokarzinome der Zervix sind ebenfalls mit einer HPV-Infektion assoziiert, zeigen histologisch jedoch drüsig imponierende Tumorzellverbände.

Im Oktober 2006 wurde ein Impfstoff (Gardasil®) zugelassen, der vor HPV 6, 11, 16, 18 schützen soll. Er ist jugendlichen Mädchen vor dem ersten sexuellen Kontakt zu verabreichen. Ein Rückgang des Zervixkarzinoms daraufhin bleibt noch abzuwarten.

Hodgkin-Lymphome (Morbus Hodgkin)

Hodgkin-Lymphome sind eine Gruppe der malignen Lymphome, deren Tumorzellen von den B-Lymphozyten, seltener von den T-Lymphozyten abstammen. Sie manifestieren sich in Lymphknoten. Bei den Hodgkin-Lymphomen finden sich große Zellen mit großen Kernkörperchen. Diese Zellen können sowohl einkernig (Hodgkin-Zellen) als auch mehrkernig sein (Sternberg-Reed-Zelle). Hin und wieder lassen sich auch Lakunarzellen (Sternberg-Reed-Zellen mit vermehrtem Zytoplasmaanteil, die durch Fixation erheblich schrumpfen) beobachten. Begleitend bei den Hodgkin-Lymphomen findet sich immer ein entzündliches Infiltrat.

Das klassische Hodgkin-Lymphom kann in vier verschiedenen Varianten auftreten. Bei der häufigsten **nodulär-sklerosierenden** Variante sind die Tumorzellen knotig angeordnet und von Sklerosegebieten voneinander abgegrenzt. Die **lymphozytenreiche** Variante ist geprägt durch eine diffuse Anordnung der Tumorzellen. Seltener sind Mischtypen sowie lymphozytenarme Varianten.

Plasmozytom (multiples Myelom)

Das Plasmozytom ist eine monoklonale Proliferation von atypischen Plasmazellen. Diese atypischen Zellklone sind in hämatopoetischem Knochenmark (z. B. Becken, Rippen, Schädel) massiv vermehrt und verdrängen das normale hämatopoetische Knochenmark. Die atypischen Plasmazellen können funktionslose Immunglobuline (Bence-Jones-Proteine) produzieren. Morphologisch ist das Plasmozytom durch eine dichte Ansammlung aus atypischen Plasmazellen (Plasmazellen weisen die sogenannte Radspeichenstruktur auf) mit Osteosklerose- und Nekrosearealen (Osteolyse) gekennzeichnet.

Zusammenfassung

- **Adenome** können tubulär, villös oder tubulovillös aufgebaut sein.
- Beim **Magenkarzinom** unterscheidet man einen intestinalen von einem diffusen Typ.
- **Mammakarzinome** sind zumeist Adenokarzinome vom lobulären bzw. duktalen Typ.
- Das häufigste **Hodgkin-Lymphom** ist die nodulär-sklerosierende Variante.
- Beim **Plasmozytom** kommt es zur monoklonalen Proliferation einer atypischen Plasmazelle.

Generalisierte Störungen I

Arterielle Hypertonie

Definition
Wenn der Blutdruck den Normaldruck im arteriellen Gefäßsystem überschreitet, spricht man von einer Hypertonie. Damit die Diagnose der arteriellen Hypertonie bestätigt ist, müssen bei mindestens drei verschiedenen Messungen zu drei unterschiedlichen Zeitpunkten Blutdruckwerte von systolisch über 140 mmHg und diastolisch über 90 mmHg gemessen worden sein.

Pathogenese

> Bei einem erhöhten Blutdruck ist entweder das Herzminutenvolumen oder der Gefäßwiderstand bzw. beides gesteigert.

Grundsätzlich kann man zwischen primären und sekundären Hypertonieformen unterscheiden. Ferner unterteilt man in:

▶ **Volumenhypertonie:** Bluthochdruck bedingt durch ein erhöhtes Blutvolumen bzw. ein erhöhtes Herzminutenvolumen (HZV)
▶ **Widerstandshypertonie:** Bluthochdruck in der Folge eines erhöhten peripheren Gefäßwiderstands
▶ **Elastizitätshypertonie:** Bluthochdruck aufgrund einer eingeschränkten Elastizität der Aorta durch z. B. Arteriosklerose, wodurch deren Windkesselfunktion verloren geht.

Essentielle (primäre) Hypertonie

Eine essentielle Hypertonie liegt immer dann vor, wenn eine organische Ursache, also eine sekundäre Hypertonie, ausgeschlossen werden kann.

Ätiologie
Die Entstehung einer primären Hypertonie ist multifaktorieller Genese. Der essentiellen Hypertonie liegt eine genetische Prädisposition, vermutlich polygenetischer Vererbung, zugrunde. Die Kombination aus genetischer Prädisposition, Umweltfaktoren (z. B. Rauchen, Stress) sowie Ernährungsgewohnheiten (z. B. hoher Salzkonsum, Adipositas,

Alkohol) führt schließlich zu vaskulären sowie endokrinen Störungen. Diese Störungen betreffen vermutlich lokale vaskuläre Autoregulationsmechanismen und das Angiotensin-Aldosteron-System.

> Die essentielle Hypertonie ist in mehr als $^2/_3$ der Fälle die Ursache einer Hypertonie.

Symptomatische (sekundäre) Hypertonie

Sekundäre Hypertonien beruhen auf nachweisbaren organischen Störungen (▮ Tab. 1).
Erkrankungen der Nierenglomeruli oder der zuführenden Nierengefäße gehen mit einer konsekutiven Durchblutungsminderung der Niere einher. Hierdurch resultiert durch Aktivierung des Renin-Angiotensin-Aldosteron-Systems eine Erhöhung des Blutdrucks. Es liegt dann eine **renal induzierte Hypertonie** vor.
Bei einer hormonell bzw. **endokrin induzierten Hypertonie** führt ein hormonelles Ungleichgewicht durch Erhöhung des Gefäßwiderstandes oder des Blutvolumens zu einem Hochdruck.
Eine **kardiovaskulär induzierte Hypertonie** entsteht bei einer gestörten Windkesselfunktion der Aorta oder bei arteriosklerotischen Gefäßstenosen

Sek. Hypertonie	Beispiele
Renal	Glomerulonephritis Nierenarterienstenose Chronische Nierenerkrankung Renale Vaskulitis
Endokrin	Cortisol↑: Morbus Cushing Aldosteron↑: Morbus Conn Katecholamine↑: Phäochromozytom Schilddrüsenhormone↑: Hyperthyreose
Kardio-vaskulär	Arteriosklerose (Widerstand↑, Elastizität↓) Insuffizienz der Aortenklappe (HZV↑) Vaskulitiden Aortenisthmusstenose
Neurogen	Hirndruck↑: Tumoren, Traumata, Entzündung Zerstörung der Barorezeptoren im Karotissinus

▮ Tab. 1: Beispiele für sekundäre Hypertonien.

proximal der Stenose. Volumen-, Widerstands- und Elastizitätshypertonie lassen sich ebenfalls zu den kardiovaskulär induzierten Hypertonien rechnen.
Bei der **neurogen induzierten Hypertonie** besteht eine gestörte nervale Regulation des Blutdrucks.

Folgen der arteriellen Hypertonie am Herzen

Durch erhöhten peripheren Widerstand bzw. ein erhöhtes Herzminutenvolumen kommt es zu einer funktionellen Mehrbelastung des Herzens. Die Herzmuskulatur reagiert hierauf mit einer kompensatorischen Hypertrophie.

Herzhypertrophie
Liegt eine Volumenhypertonie vor, kommt es zu einer **exzentrischen (symmetrischen)** Hypertrophie des gesamten Herzens. Die Kardiomyozyten erweitern bei dieser Hypertrophieform den kontraktilen Apparat durch vermehrten Sarkomereinbau.
Bei der Widerstandshypertrophie kommt es zu einer **konzentrischen** Hypertrophie des linken Herzens (▮ Abb. 1). Hierbei produzieren die Myozyten vermehrt kontraktile Myofibrillen.

> Die exzentrische Hypertrophie geht mit einem vergrößerten Ventrikelvolumen einher, während bei der konzentrischen Hypertrophie das Volumen nicht beeinflusst ist.

Ab einem Gewicht von ca. 500 g (**kritisches Herzgewicht**) ist eine Kompensation durch die Volumenzunahme von Myozyten nicht mehr möglich. Wird dieses kritische Herzvolumen überschritten, kommt es zu Blutmangelversorgung des subendokardialen Myokards. Dieser Mangelzustand endet mit vereinzelten Myozytennekrosen, welche durch Narbengewebe ersetzt werden. Hierdurch kommt es zu einer höheren Belastung der verbliebenen hypertrophierten Myozyten und deren Myofibrillen, welche schließlich immer mehr gedehnt werden. Durch die Dehnung kommt es langsam zu einer Erweiterung des Ventrikels (Dilatation) und zu einer Störung der Myofibrillen-

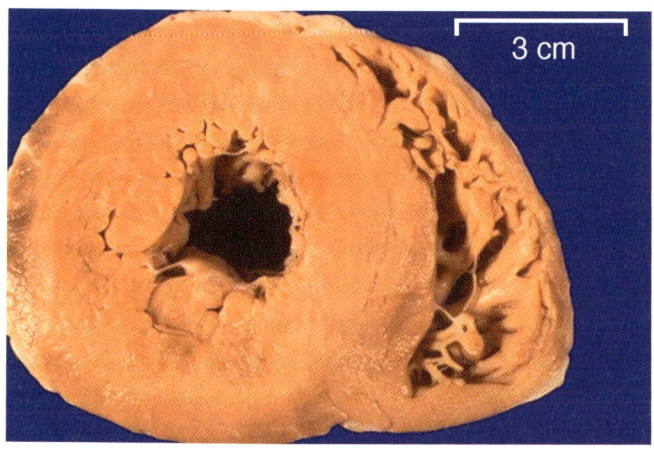

■ Abb. 1: Makroskopische Ansicht eines hypertrophierten Herzens. Die Muskulatur des linken Ventrikels ist extrem verdickt. [26]

anordnung. Man spricht bei diesem Vorgang auch von einer **Gefügedilatation.** Dieser gesamte Prozess endet schließlich in einer Herzinsuffizienz.

Herzinsuffizienz

Bei der Herzinsuffizienz reicht die gepumpte Blutmenge nicht aus, um den Blutbedarf der Organe zu stillen (■ Tab. 2).
Für die **chronische Herzinsuffizienz** ist der oben geschilderte Mechanismus der Gefügedilatation verantwortlich. Diese führt zu einer Einschränkung der Kontraktionsfähigkeit des Myokards. Zusätzlich befindet sich aufgrund der Dilatation ein erhöhtes enddiastolisches Volumen im Ventrikel. Diese hohe Vorlast kann gegenüber dem normalen Herzen nur unter einem erhöhten Energieaufwand ausgeworfen werden und führt zu einer weiteren Kontraktionseinschränkung. Letztendlich führt die eingeschränkte Kontraktionsfähigkeit zu einem verminderten Blutvolumenauswurf.

Zu einer **akuten Herzinsuffizienz** kommt es bei akuten energetischen Mangelzuständen, die durch eine insuffiziente Blutversorgung ausgelöst werden. Hierbei kommt es ebenfalls zu einer Dilatation des Herzens.
Bei einer akuten Linksherzinsuffizienz unterscheidet man ferner zwischen einem Vorwärtsversagen und einem Rückwärtsversagen. Beim **Vorwärtsversagen** ist der Blutauswurf so weit vermindert, dass es zu Mangelversorgungen von Gehirn und anderen Organen kommt.
Beim **Rückwärtsversagen** kommt es zu einem Blutrückstau in das Gefäßsystem der Lunge, was sich in Form von Atemnot, Zyanose sowie Lungenödemen äußert.

Folgen der arteriellen Hypertonie an Gefäßen

Hypertone Vaskulopathie
Durch den erhöhten intraluminalen Druck werden die Intima- und Mediamyozyten der größeren Arterien durch das Gefäßendothel zur Hyperplasie stimuliert. Die Intimamyozyten reagieren mit einer vermehrter Faserbildung (Intimafibrose). Die Hyperplasie der Mediamyozyten hat vermehrt fibrinoide Nekrosen bzw. Apoptosen zur Folge, die von kollagenem und elastischem Fasergewebe ersetzt werden. Dies führt schließlich zur **Arteriosklerose** und damit zu einer Verengung des Gefäßlumens.
In kleineren arteriellen Gefäßen kommt es zur sogenannten **Arteriolosklerose** (s. S. 102–105). Besonders betroffen von der hypertonen Vaskulopathie sind Gefäßverzweigungen, große Arterien sowie periphere Organarterien von Herz und Niere.
Bei sehr hohen Blutdruckwerten kommt es zu massiven Nekrosen in der Gefäßwand (**Arteriolonekrose**).

> Die Genese von Aneurysmen der Gefäßwände wird durch die hypertone Vaskulopathie ebenso begünstigt wie die Entstehung von Thromben.

Durch die Arteriosklerose kommt es zu funktionellen und morphologisch fassbaren Einschränkungen der Organe.
So kann es in der Niere zu kleineren Infarkten kommen, welche schließlich zur **arteriosklerotischen Schrumpfniere** führen.
Am Auge kann chronischer Bluthochdruck bis zur Erblindung führen. Im Gehirn ist der chronische Bluthochdruck ein Risikofaktor für Schlaganfälle und Massenblutungen.
Die chronische Hypertonie führt auch zu einer Schlängelung von Gefäßen, welche sich besonders gut bei der Spiegelung des Augenhintergrunds beobachten lassen.

Herzinsuffizienz		Ursache	Histologie
Chronische Insuffizienz	Rechtsherzinsuffizienz	Chronische Lungenerkrankungen (z. B. COPD, Staublunge etc.)	Gefügedilatation mit chronischer Hypertrophie
	Linksherzinsuffizienz	Art. Hypertonus, KHK, Mitralklappeninsuffizienz, Aortenklappeninsuffizienz/Stenose, Kardiomyopathien	
Akute Insuffizienz	Rechtsherzinsuffizienz	Lungenembolie, Infarkt, Lungenemphysem, Myokarditis	Gefügedilatation ohne chronische Hypertrophie
	Linksherzinsuffizienz	Myokardinfarkt, Myokarditis, Elektrolytstörungen etc.	

■ Tab. 2: Ursachen und Histologie der chronischen bzw. akuten Herzinsuffizienz.

Generalisierte Störungen II

Arterielle Hypertonie

Folgen der arteriellen Hypertonie an Gefäßen

Morphologie
Arteriolen fallen durch eine Hyalinose der Gefäßintima auf, die zu einer Einengung des Gefäßlumens führt.
Bei größeren arteriellen Gefäßen kann man eine Hyperplasie der Intima und der Media sowie sklerotische Anteile in diesen beiden Schichten beobachten (▌ Abb. 1).
Bei der Arteriolonekrose findet man neben Hyalin viele Nekrosen. Die Gefäßwand ist von einem Entzündungsinfiltrat durchsetzt.

Pulmonale Hypertonie

Eine pulmonale Hypertonie besteht, wenn die Blutdruckwerte im pulmonalen Kreislauf in Ruhe über 30/15 mmHg liegen.

Ätiologie
Wie bei der arteriellen Hypertonie unterscheidet man zwischen einer **primären** pulmonalen Hypertonie, bei der die Ursache ungeklärt ist, und einer **sekundären** pulmonalen Hypertonie.
Die sekundäre pulmonale Hypertonie entsteht bei Erkrankungen des linken Herzens, bei Schädigung des Lungenparenchyms sowie bei restriktiven bzw. obstruktiven Veränderungen der Lungengefäße (z. B. bei chronisch obstruktiver Lungenerkrankung = COPD).

Folgen
Bei einer pulmonalen Hypertonie muss das rechte Herz eine vermehrte Pumpleistung erbringen. Hierdurch kommt es zu einer Hypertrophie des rechten Ventrikels und zu dessen Insuffizienz. Sind Lungenerkrankungen für diese Rechtsherzinsuffizienz verantwortlich, spricht man auch vom chronischen **Cor pulmonale.**
Typisch für die pulmonale Hypertonie ist die Schädigung pulmonaler Gefäße. So kommt es z. B. in elastischen Lungenarterien zu einer Hyperplasie und Sklerose der Media bzw. Intima.

Portale Hypertonie

Definition
Bei der portalen Hypertonie ist der Blutdruck im Einflussbereich der Pfortader erhöht.

Ätiologie
Die portale Hypertonie entsteht durch einen behinderten Blutabfluss aus dem portalen Gefäßsystem. Hierfür kann die Ursache sowohl **prähepatisch** (z. B. durch Pfortaderthrombose), **intrahepatisch** (z. B. bei Leberzirrhose) oder auch **posthepatisch** (z. B. durch eine Herzinsuffizienz) zu finden sein.
Bei der posthepatischen Abflussbehinderung kommt es zu einer Blutstauung innerhalb der Leber. Dies kann bei chronischem Verlauf zum typischen Bild der **Muskatnussleber** führen, die durch Fibrose, Hyperplasie und Atrophie der Hepatozyten sowie durch blutgefüllte Lebervenen und Sinusoide zum Ausdruck kommt (▌ Abb. 2).

Folgen
Durch den insuffizienten Blutabfluss kommt es zur Ausbildung von Umgehungskreisläufen. Das Blut fließt dann nicht mehr über das Gefäßsystem der Leber ab, sondern sucht sich andere Wege, um wieder zum Herz zu gelangen. Die typischen **Umgehungskreisläufe** sind dabei u. a. die Ösophagusvenen (**Ösophagusvarizen**), aber auch subkutane epigastrische Venen, welche auf dem Bauch blau hervortreten und zum klinischen Bild der **Caput medusae** führen. Ebenso kommt es durch die Blutrückstauung zu einer Splenomegalie, sowie zur Entstehung von Aszites.

Schock

Definition
Als Schock bezeichnet man ein akutes Versagen des Kreislaufs. Hierbei kommt die Mikrozirkulation zum Erliegen, und es entsteht ein Sauerstoffdefizit mit konsekutiver Gewebeschädigung.

Ätiologie
Man unterscheidet verschiedene Schockformen, die eine unterschiedliche Genese aufweisen:

▶ **kardiogener** Schock: z. B. bei Herzinfarkt, akuter Herzinsuffizienz
▶ **hypovolämischer** Schock: z. B. bei Blutungen, Verbrennungen
▶ **neurogener** Schock: (selten) bei Schädigung des vasomotorischen Zentrums
▶ **anaphylaktischer** Schock: bei Überempfindlichkeitsreaktion Typ I
▶ **septischer** Schock: siehe Seite 80.

Pathogenese
Das akute Kreislaufversagen äußert sich zunächst in einem Blutdruckabfall in den großen Körperarterien. Dies führt über eine Sympathikusaktivierung zu einer Vasokonstriktion der peripheren kleinen Arterien (Katecholamine an α-Rezeptor). Die Arterien lebenswichtiger Organe wie Gehirn oder Herz (β-Rezeptoren) erfahren dabei allerdings keine Konstriktion. Den folgenden Zustand nennt man auch **Zentralisation:** Die peripheren Organe, z. B. die Haut, sind minderdurchblutet, während Hirn

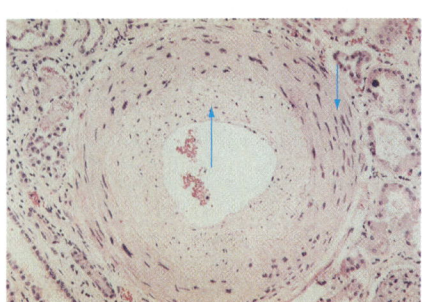

▌ Abb. 1: Hypertensive Vaskulopathie bei einer Nierenarterie (dünner Pfeil = Intima, dicker Pfeil = Media), alle Wandschichten sind verdickt. Die Intima weist eine Fibrose auf, die Media neben der Fibrose auch eine Hyperplasie der Muskelzellen. [15]

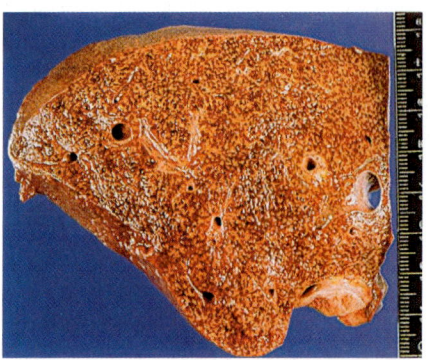

▌ Abb. 2: Makroskopischer Aufblick auf angeschnittene Leber bei chronischer Blutstauung. Die Schnittfläche imponiert wie die einer Muskatnuss (Muskatnussleber). [1]

und Herz noch eine normale Blutversorgung aufweisen.

Die entstehende Hypoxidose in den peripheren Organen führt zu einer Schädigung der peripheren Gefäßendothelien. Dadurch erweitern sich zum einen die Gefäße (Arteriolen), zum anderen kommt es zu einer Aktivierung des Gerinnungssystems und zur Bildung von hyalinen Thromben (**DIG** = disseminierte intravasale Gerinnung). Dieser massive Verbrauch an Gerinnungsfaktoren führt zu Blutungen im gesamten Organismus **(Verbrauchskoagulopathie).** Die DIG und die Verbrauchskoagulopathie betreffen dann auch wieder Herz und Gehirn.

Die durch die Hypoxie ausgelöste Arteriolendilatation führt zu einem erhöhten Plasmaaustritt in der Endstrombahn (Filtrationsdruck↑). Hierdurch kommt es zu einem nicht unerheblichen Volumenverlust, der die Mikrozirkulation zusätzlich zur DIG weiter einschränkt.

Folgen

Im Zuge eines Schocks kommt es aufgrund der gestörten Mikrozirkulation zum Multiorganversagen und dadurch zum Tod des Patienten. Die Organe weisen dabei typische Schockzeichen auf (**Schockorgane,** ▌ Tab. 1).

Blutung

Der Verlust von Blut aus dem Gefäßsystem kann über verschiedene Mechanismen erfolgen:

▶ **Rhexisblutung:** Verletzung von Blutgefäßen (z. B. Trauma)
▶ **Diapedeseblutung:** Blutaustritt aus geschädigten Kapillaren (z. B. infektiös)
▶ **hämorrhagische Diathese:** generalisierte, verstärkte Blutungsneigung mit/ohne Ursache.

Ursachen für eine hämorrhagische Diathese sind Funktionsstörungen bzw. Mangelzustände von Thrombozyten (Thrombopathien) oder Gerinnungsfaktoren (Koagulopathien). Auch Gefäßdefekte, z. B. im Rahmen einer Vaskulitis, können zu einer hämorrhagischen Diathese führen.

Organ	Morphologie
Niere	Mikrothromben, interstitielle Ödeme, Tubulusnekrosen, Rindenbereich blass, Mark hyperämisch (s. S. 80, ▌ Abb. 1)
Lunge	Interstitielles Ödem + Fibrinausschwitzung → hyaline Membranen (s. S. 128, ▌ Abb. 3), zusammengefallene, nicht belüftete Lungenabschnitte (Atelektasen), in Spätphase: Lungenfibrose
Herz	Schockendokarditis: Thrombozytenablagerungen an Klappenrändern
Magen/Darm	Ulzera, Blutungen, hämorrhagische Erosionen
Leber	Mikrothromben, Nekrosen (zentrolobulär)

▌ Tab. 1: Beispiele für Schockzeichen verschiedener Organe.

Thrombopathien/Thrombopenien entstehen häufig im Rahmen einer Autoimmunerkrankung, z. B. der idiopathischen thrombozytopenischen Purpura (ITP). Koagulopathien sind angeboren (z. B. Mangel an Gerinnungsfaktoren = Hämophilie A/B) oder erworben (z. B. Verbrauchskoagulopathie).

Bei der Diapedeseblutung entstehen meist kleine punktförmige Einblutungen, die man als Petechien bezeichnet. Sind diese generalisiert zu finden, spricht man von einer Purpura.

Folgen

Durch Gewebeeinblutung entsteht ein **Hämatom.** Dieses wird entsprechend einer Nekrose zunächst durch Makrophagen abgeräumt und dann durch

Granulationsgewebe narbig ersetzt. Blutungen führen ferner zu einer Blutarmut **(Anämie),** die sich bis zu einem hypovolämischen Schock ausprägen kann.

Blutungen im Bereich des Gehirns, wie sie gehäuft nach einem Schädel-Hirn-Trauma oder bei Hypertonikern vorkommen, führen zu einer lebensgefährlichen Verdrängung zerebraler Strukturen.

Bei Blutungen im oberen Verdauungstrakt (z. B. Ösophagusvarizenblutung) erscheint der Stuhlgang schwarz **(Teerstuhl),** da er Hämatinpigment enthält, das durch den Kontakt von Blut und Magensäure entsteht. Blutungen im unteren Verdauungstrakt (z. B. Hämorrhoiden) machen sich durch eine Beimengung von frischem rotem Blut im Stuhlgang bemerkbar.

Zusammenfassung

✖ Eine **arterielle Hypertonie** kann primär oder sekundär bedingt sein und entsteht durch einen erhöhten peripheren Gefäßwiderstand, verminderte Elastizität der Aorta oder aber vermehrte Volumenbelastung des Herzens.

✖ Folgen der arteriellen Hypertonie betreffen sowohl das Herz (Hypertrophie, Insuffizienz) als auch die Gefäße (hypertone Vaskulopathie).

✖ Die **pulmonale Hypertonie** entsteht vor allem bei Erkrankungen der Lunge und kann zum chronischen Cor pulmonale führen.

✖ Die **portale Hypertonie** entsteht durch Blutabflussstörungen aus dem portalen Gefäßsystem und führt zur Entstehung von Umgehungskreisläufen.

✖ Der **Schock** bezeichnet eine schwere akute Kreislaufinsuffizienz, die mit Zentralisation, einer disseminierten intravasalen Gerinnung sowie einer Verbrauchskoagulopathie einhergeht.

✖ **Blutungen** lassen sich in eine Rhexisblutung, eine Diapedeseblutung und eine hämorrhagische Diathese unterteilen.

Lokale Störungen I

Lokale Störungen des Kreislaufs führen zu **Ischämien** (Blutarmut) von Gewebe. Dies kann akut zu **Infarkten** (absolute Ischämie → Nekrosen) führen.

Arteriosklerose

Definition

Die Arteriosklerose ist ein chronischer, primär nicht-entzündlicher Prozess, der zu einem Wandumbau von Arterien führt. Die Gefäßwand wird dabei hart, dick und verliert damit ihre Dehnbarkeit. Zusätzlich kommt es zu einer Einengung des Gefäßlumens.

Bei der Arteriosklerose unterscheidet man zwischen der **Atherosklerose,** der **Arteriolosklerose** und der **Mönckeberg-Arteriosklerose,** wobei der Begriff der Arteriosklerose praktisch synonym mit dem Begriff der Atherosklerose (im Volksmund: „Arterienverkalkung") verwendet wird.

Der arteriosklerotische Befall großer Körpergefäße wird auch mit dem Begriff der **Makroangiopathie** bezeichnet. Eine **Mikroangiopathie** liegt bei arteriosklerotischen Veränderungen kleiner Körpergefäße vor.

Atherosklerose

Definition

Bei der Atherosklerose kommt es zu einem Umbau der Intima und der Media durch Einlagerungen von Fetten sowie Blutbestandteilen mit einer anschließenden Vermehrung von Kollagenfasern.

> Atherom = Fetteinlagerung in Gefäßwand.
> Sklerose = Vermehrung von Kollagenfasern.

Prädilektionsstellen der Atherosklerose sind die großen Körperarterien (Makroangiopathie), aber auch kleinere Organarterien von z. B. Herz, Gehirn und Nieren. Häufig sind Gefäßabzweigungen betroffen (Endothelschäden durch Scherkräfte des Blutstroms).

Ätiologie

Man unterscheidet primäre Risikofaktoren, also Risikofaktoren, die eine hohe Korrelation mit der Atheroskleroseentstehung aufweisen, und sekundäre Risikofaktoren, deren Korrelation geringer ist (❙ Tab. 1).

> Zur Erinnerung!
> Das LDL-Lipoprotein ist für den Transport von Cholesterin aus der Leber in die extrahepatischen Organe zuständig. HDL übernimmt indes die Aufgabe, das Cholesterin aus der Peripherie zurück zur Leber zu verfrachten. In der Leber wird das Cholesterin dann ausgeschieden.

Pathogenese

Der erste Schritt für die Entstehung einer Atheroskleose (❙ Abb. 1) ist eine **Endothelschädigung,** wie sie beispielsweise durch Rauchen, hohen Blutdruck o. Ä. ausgelöst wird. Die Endothelschäden führen zu Endotheldysfunktionen mit erhöhter Endothelpermeabilität. Das Endothel exprimiert auch vermehrt Adhäsionsmoleküle für Thrombozyten oder Monozyten. Dies alles führt nun zu einem erleichterten Durchdringen des LDL in den subendothelialen Anteil der Intima. Dort wird das LDL zunächst oxidiert und anschließend von eingewanderten Makrophagen aufgenommen. Thrombozyten, die an das Endothel andocken, sorgen mit Hilfe von Mediatoren für die Entstehung einer Entzündungsreaktion, sodass immer mehr Makrophagen in den subendothelialen Raum einwandern. Diese speichern die unverdaulichen Cholesterinester in Vakuolen. Aufgrund der vielen lipidreichen Vakuolen erscheinen die Makrophagen als sogenannte **Schaumzellen** (Lipophagen).

> HDL kann die Cholesterinester aus der Intima zur Leber hin abtransportieren, wirkt also gefäßprotektiv.

Lipophagen sezernieren proinflammatorische Entzündungsmediatoren, die Fibroblasten und Mediamyozyten zur Proliferation veranlassen. Diese führen zur Bildung von Kollagen (**fibröse Plaque).**

Schließlich wird das Cholesterin in den Lipophagen kristallin. Dies führt, ebenso wie die Antwort des Immunsystems über T-Killerzellen, zu einer Zerstörung der Lipophagen. Folge dieses Prozesses ist eine subendotheliale, flüssige Fettansammlung (**Atherom),** in die sich auch Kalksalze einlagern können. Das Atherom ist dabei von den Kollagenfasern kappenartig bedeckt (**atheromatöse/ atherosklerotische Plaque).** Man unterscheidet zwischen sogenannten stabilen und instabilen Plaques. Bei einer **stabilen Plaque** bilden die Kollagenfasern einen festen Abschluss über dem Atherom. Bei einer **instabilen Plaque** sind die Kollagenfasern nur sehr dünn über dem Atherom ausgebildet, sodass mechanische Belastungen schnell zu einer Plaqueruptur führen können.

Morphologie

Die Ansammlung von Schaumzellen erscheint makroskopisch in Form von subendothelialen gelblichen Punkten oder Streifen (**Fatty streaks).** Diese Ansammlungen sind potentiell reversibel. Die **fibröse Plaque** erscheint makroskopisch als Verdickung (Lumeneinengung) und Verhärtung der Gefäßwand. Mikroskopisch kann man neugebildetes Bindegewebe beobachten. Mit der fibrösen Plaque ist ein irreversibles Stadium der Arteriosklerose erreicht.

Eine **atheromatöse Plaque** ist histologisch von flüssigen Fettansammlungen mit kristallinem Cholesterin oder Salzeinlagerungen geprägt; ihr lagern Kollagenfasern kappenartig auf (❙ Abb. 2).

Primäre Risikofaktoren	Sekundäre Risikofaktoren
Dyslipoproteinämie, Hypercholesterinämie (hohes LDL, hohes Cholesterin)	Adipositas
Hypertonie	Stress
Diabetes mellitus	Ernährung
Rauchen	Inaktivität
Genetische Prädisposition (z. B. familiäre Hypercholesterinämie), Alter	Sonstige Faktoren: Hyperurikämie, hormonelle Faktoren

❙ Tab. 1: Primäre und sekundäre Risikofaktoren für die Atheroskleroseentstehung.

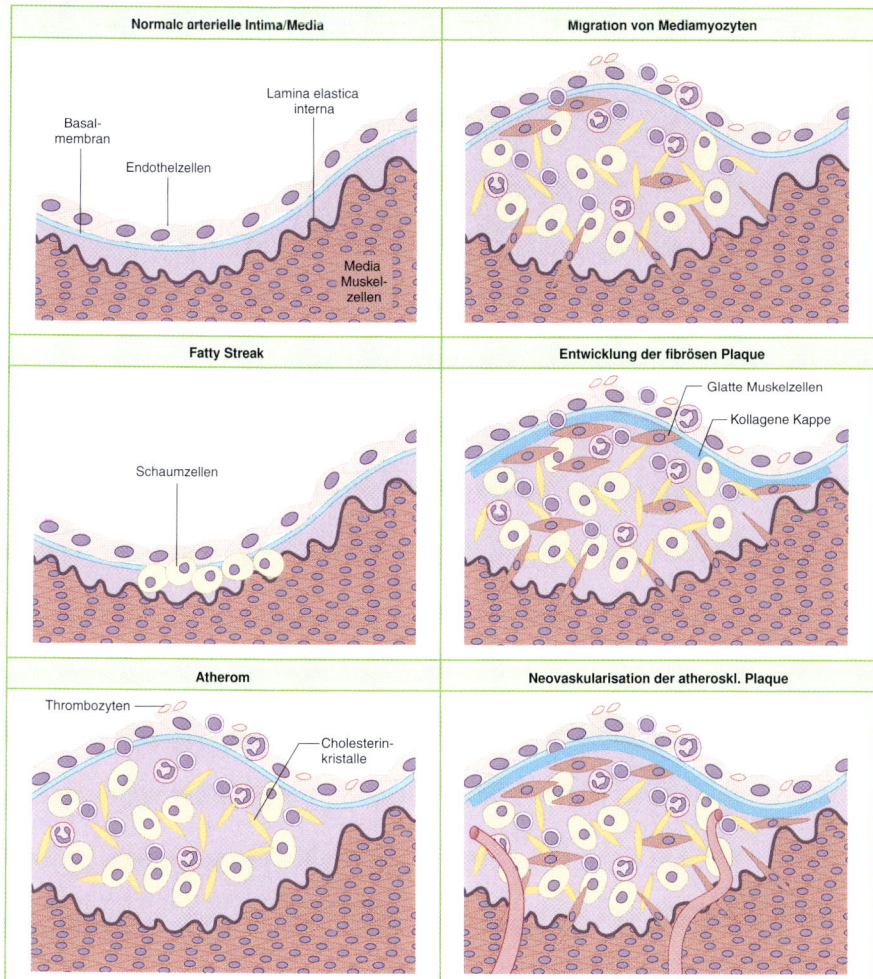

Abb. 1: Schematische Darstellung der Atherogenese (von oben nach unten, links nach rechts). [24]

Dieser Thrombus liegt im günstigsten Fall der Plaque auf, um nur zu einem teilweisen Verschluss des Gefäßes zu führen. Ungünstigerweise verschließt solch ein Thrombus ein ganzes Gefäß oder wird mit dem Blutstrom davongetragen und führt in einem kleineren Arterienabschnitt zu einem vollständigen Lumenverschluss **(Embolie)**. Eine weitere Komplikation der Atherosklerose ist eine durch Endothelschäden bzw. Entzündungsmediatoren hervorgerufene lokal gesteigerte Blutgerinnung. Auch die Entstehung von **Aneurysmen** wird durch die Atherosklerose begünstigt.

Klinische Beispiele

Die Atherosklerose an den Gefäßen der unteren Extremitäten führt zur peripheren arteriellen Verschlusskrankheit **(pAVK)**, welche sich zunächst in Form von starken Schmerzen bei längerem Gehen („Schaufensterkrankheit") bemerkbar macht und schließlich zu Nekrosen an Zehen, Fuß und Bein führt. Am Herzen führt die Atherosklerose zur koronaren Herzkrankheit **(KHK)**. Diese geht mit pektanginösen Beschwerden (belastungsabhängige Herzschmerzen) und einem stark erhöhten Infarktrisiko einher.

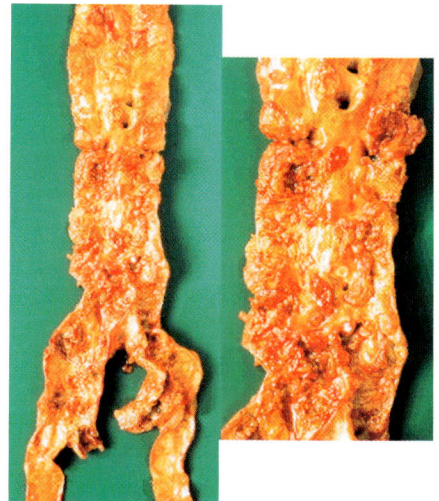

Abb. 2: Massiv arteriosklerotisch veränderte Aorta mit Verkalkungen, Ulzerationen und Thrombenauflagerungen. [1]

Folgen der Atherosklerose

Eine stabile Plaque führt zur **Lumeneinengung** eines Gefäßes und erzeugt damit einen Durchblutungsmangel der betroffenen Arterien/Organe.

Eine instabile atheromatöse Plaque kann jederzeit **rupturieren** (durch mechanische Einwirkungen). Begünstigt wird eine Ruptur durch den stattfindenden Entzündungsprozess, welcher zum einen schwere Endothelschäden **(arteriosklerotisches Ulkus)**, zum anderen einen Abbau der Kollagenkappe zur Folge haben kann. Eine Plaqueruptur führt zu einer durch den Plaqueinhalt hervorgerufenen Embolie (selten) und/oder zu einer Plaqueeinblutung, welche wiederum zu einer Thrombusentstehung führt.

Arteriolosklerose

Definition

Die Arteriolosklerose betrifft kleinere Organarterien (Mikroangiopathie), v. a. von Niere, Gehirn und Retina. Hierbei kommt es zu einem hyalinen Umbau zunächst nur der Intima, später aller Schichten der Gefäßwand. Die Arteriolosklerose wird auch als **Gefäßhyalinose** bezeichnet.

Ätiologie

Endothelschäden, wie sie beim arteriellen **Hypertonus** oder **Diabetes mellitus** vorkommen, führen typischerweise zur Sklerose der präkapillären Arterienabschnitte (Arteriolen).

Lokale Störungen II

Arteriosklerose

Arteriolosklerose

Pathogenese

Durch Endothelschädigung kommt es zum Austritt von Blutplasma in die Gefäßwand. Diese extravaskuläre Plasmaanreicherung verdrängt die Myozyten und führt zu fibrinoiden Myozytennekrosen sowie Myozyten-Apoptosen. Zurück bleibt hyalines Material, das zu einer konsekutiven Lumenverminderung der Gefäße führt.

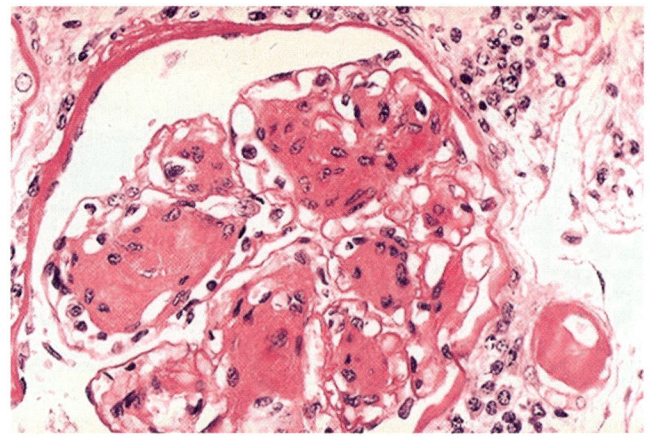

Morphologie

Histologisch imponiert zunächst eine verbreiterte, hyalin umgebaute Intima (Abb. 1). Später können auch die anderen Wandschichten hyalines Material aufweisen.

Folgen

Die Arteriolosklerose führt zu Durchblutungsdefiziten der betroffenen Organe. Sie erhöht das Risiko einer Gefäßruptur.

Mönckeberg-Arteriosklerose

Ätiologie und Pathogenese der Mönckeberg-Arteriosklerose sind noch ungeklärt. Es ist ausschließlich die Media von Arterien des muskulären Typs befallen.
Mikroskopisch findet man einen sklerotisch-hyalinen Umbau der Media, die als sogenannte Kalkspangen imponieren. Diese **Spangenbildung** kann auch knöchern umgewandelt sein.

> Das Gefäßlumen ist bei der Mönckeberg-Arteriosklerose normalerweise nicht eingeengt.

Aneurysmen

Aneurysmen sind Aussackungen der Gefäßwand von Arterien, die zu einer Vergrößerung des Gefäßlumens führen (Abb. 2). Aneurysmen findet sich am häufigsten in der Aorta, können aber praktisch jedes arterielle Gefäß des menschlichen Körpers betreffen. Hauptgefahr von Aneurysmen ist die Ruptur mit konsekutiver Massenblutung in die jeweiligen Gewebe bzw. Körperhöhlen.

> Bei Aneurysmen der Bauchaorta sollte man ab einem Durchmesser von 4,5 cm (Frauen) bis 5,5 cm (Männer) operieren, da mit steigendem Durchmesser die Gefahr einer Ruptur zunimmt.

Aneurysma verum

Bei einem **Aneurysma verum** (wahres Aneurysma) kommt es zur Aussackung der gesamten Gefäßwand. Sie beruht auf einer erworbenen oder angeborenen Instabilität der Media. Häufigste Ursachen für ein Aneurysma verum sind die Arteriosklerose/Atherosklerose, Entzündungen oder eine iatrogene Genese. Man findet das Aneurysma verum am häufigsten in der Aorta abdominalis unterhalb der Nierenarterienabgänge. Bei der angeborenen Mediaschwäche treten die Aneurysmen gehäuft in den Hirnarterien auf.

Aneurysma dissecans

Das **Aneurysma dissecans** (gespaltenes Aneurysma) entsteht durch einen Riss in der Intima. Hierdurch wird das Blut in die Gefäßwand eingespült. In der Gefäßwand gräbt sich das Blut einen neuen Weg, der zwischen Intima und Media, in der Media oder aber zwischen Media und Adventitia verlaufen kann. Das Blut kann dabei evtl. wieder Anschluss an das physiologische Gefäßlumen erlangen.

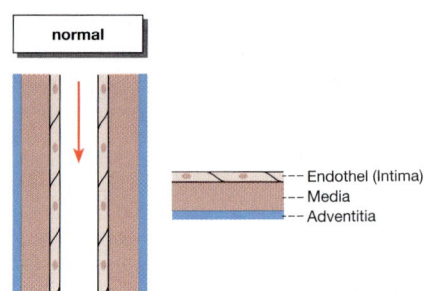

normal

Endothel (Intima)
Media
Adventitia

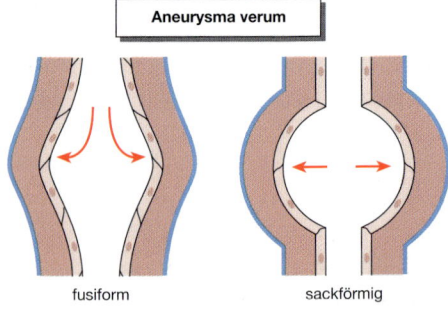

Aneurysma verum

fusiform   sackförmig

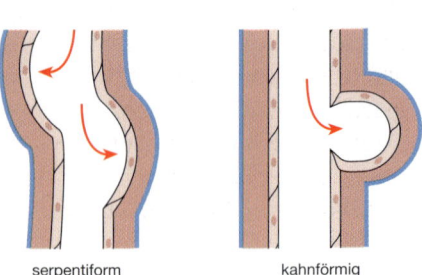

serpentiform   kahnförmig

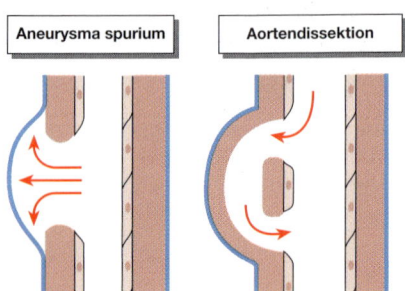

Aneurysma spurium   Aortendissektion

Abb. 2: Schematische Darstellung der Aneurysmenformen. [6]

Ein Aneurysma dissecans befindet sich meist in der Aorta ascendens und ist am häufigsten durch eine **idiopathische Medianekrose** (Medianekrose elastischer Gefäße, Ursache unbekannt) verursacht, kommt aber auch bei Atherosklerose vor.

Aneurysma spurium

Das **Aneurysma spurium** (falsches Aneurysma) entsteht nach Gefäßverletzungen. Hierbei kommt es zur Hämatomentstehung um das Gefäß. Schließlich wird das mit dem Blutgefäß in Verbindung stehende Hämatom organisiert, wobei es von einem Endothel ausgekleidet wird. Es wird somit ein Bestandteil des Gefäßes.

Arteriovenöses Aneurysma

Arteriovenöse Aneurysmen sind Verbindungen zwischen einem arteriellen und einem venösen Gefäß (Fistel). Sie entstehen auf dem Boden vorbestehender Anastomosen oder nach einem Entzündungsprozess zwischen den beiden betroffenen Gefäßen.

Thrombose

Definition
Die Thrombose ist der Vorgang der intravasalen, intravitalen Blutgerinnung. Dabei entsteht ein Thrombus: ein Blutgerinnsel, bestehend aus Thrombozyten und Fibrin. Man unterscheidet je nach Entstehung unterschiedliche Thrombusarten: **Gerinnungsthrombus, Abscheidungsthrombus, gemischter Thrombus** und **hyaliner Thrombus.**

Ätiologie
Die Thrombusentstehung durch eine gestörte Blutgerinnung kann durch verschiedene Faktoren oder durch Kombination mehrerer dieser Faktoren hervorgerufen werden.

Die drei Faktoren (Störung der Gefäßwand, Störung der Hämodynamik und Störung der Blutzusammensetzung) werden auch als Virchow-Trias zusammengefasst.

Störungen der Gefäßwand
Durch **Endothelschäden,** wie sie beispielsweise durch Arteriosklerose, Traumen, hohe mechanische Belastung oder Ischämien hervorgerufen werden, kommt es zum Fehlen von antithrombogenen Substanzen des Endothels und somit zu einer erhöhten Thrombenbildung.

Störungen der Hämodynamik (Blutströmung)
Die Störungen der Hämodynamik sind in ■ Tabelle 1 dargestellt.

Der Mechanismus des verlangsamten Blutstroms spielt vor allem für die venöse Thromboseentstehung eine große Rolle.

Störungen der Blutzusammensetzung
Die Störungen der Blutzusammensetzung sind in ■ Tabelle 2 dargestellt.

Antikonzeption und Schwangerschaft erhöhen das Thromboserisiko durch eine veränderte Blutzusammensetzung. Beim Rauchen kommt neben diesem Faktor noch die Endothelschädigung hinzu. Durch die Kombination von Rauchen und „Pille" potenziert sich das Thromboserisiko.

Gerinnungsthrombus

Der Gerinnungsthrombus oder auch **Stagnationsthrombus** entsteht bei Strömungsverlangsamung oder Stillstand des Blutes in einem Gefäß. Dies kann durch einen gefäßverschließenden Prozess (z. B. Tumorkompression) oder auch iatrogen (OP in Blutleere) hervorgerufen sein. Auch bei Wirbelbildung kann ein Gerinnungsthrombus entstehen.

Pathogenese
Durch das stagnierende Blut kommt es allmählich zu einem Sauerstoffmangel, sodass die betroffenen Blutzellen und Endothelzellen eine Hypoxidose entwickeln. Als Folge schütten Thrombozyten und Endothelzellen gerinnungsfördernde Substanzen aus. Diese führen dazu, dass Fibrin aktiviert wird, ausfällt und somit das stagnierte Blut gerinnt.

Störung	Ursache
Verlangsamung des Blutstroms	Gefäß: ▶ Kompression ▶ Lumenverlegung ▶ Vergrößerung (Varizen). Erhöhung Hämatokrit/Viskosität des Blutes
Wirbelbildung	An Gefäßaufzweigungen, Aneurysmen, Passagehindernissen
Beschleunigung des Blutstroms	Hypertonie: Thrombozyten werden an Gefäßwand gedrückt

■ Tab. 1: Störungen der Hämodynamik des Bluts.

Störung	Ursachen	Mechanismus
Erhöhte Zellzahl	Neoplasien, vermindertes Serum	Erhöhte Blutviskosität führt zu Strömungsverlangsamung
Vermehrte Thrombozytenanzahl	Neoplasien des hämatopoetischen Systems (z. B. Polycythaemia vera)	Vermehrte Thrombozytenaktivierung
Paraneoplastisches Syndrom	Metastasiertes Karzinom	Karzinom bildet vermehrt prokoagulatorische Substanzen
Postoperativ/nach Verletzungen		Mehr Gerinnungsfaktoren durch Gewebeschäden in Blut
Angeborene Störungen	Faktor-V-Leiden-Mutation APC-Resistenz Protein-C-Mangel Protein-S-Mangel AT-III-Mangel	Am Beispiel Faktor-V-Leiden-Mutation: Mutation des Gerinnungsfaktors V, der dann nicht mehr inaktiviert werden kann

■ Tab. 2: Störungen der Blutzusammensetzung.

Lokale Störungen III

Thrombose

Gerinnungsthrombus

Morphologie

Makroskopisch ist der Gerinnungsthrombus rot und brüchig (je älter, desto brüchiger). Er haftet nicht oder nur gering an der Gefäßwand.

Mikroskopisch sieht man ein lockeres, gleichmäßiges Fibrinnetzwerk mit einliegenden Erythrozyten und vereinzelten Leukozyten.

> Der Gerinnungsthrombus füllt im Gegensatz zum Abscheidungsthrombus das Gefäßlumen stets ganz aus. Durch Verfestigung des Thrombus (Fibrinretraktion) verkleinert sich der Thrombus und kann durch Bewegungen fortgeschwemmt werden (Emboliegefahr).

Abscheidungsthrombus

Ein Abscheidungsthrombus entsteht durch Thrombozytenaggregation an einem geschädigten Gefäßendothel.

Pathogenese

Im Verlauf des in ▌Abbildung 1 geschilderten Mechanismus erfahren die Thrombozyten morphologische sowie funktionell-biochemische Veränderungen. Diese werden unter dem Begriff der **viskösen Metamorphose** zusammengefasst. Diese thrombozytären Veränderungen werden u. a. durch von Endothelzellen freigesetztes Prostazyklin 2 (PGI_2) vermittelt.

> Das Thrombin spielt bei der Bildung des Abscheidungsthrombus die wichtigste Rolle. Es fördert die Thrombozytenaggregation sowie die Fibrinbildung.

Morphologie

Makroskopisch ist der Abscheidungsthrombus grauweiß bis graurot und haftet der Gefäßwand an. Er hat eine brüchige Konsistenz, die mit steigendem Alter des Thrombus zunimmt. Die Oberfläche ist rau und geriffelt. Mikroskopisch betrachtet, fällt der schichtweise Aufbau des Abscheidungsthrombus auf. Hierbei wechseln sich Thrombozytenaggregate (grauweißlich) mit von Blutzellen gefülltem Fibrinnetzwerk (rot-gräulich) ab. Der Abscheidungsthrombus wird deswegen auch als **geschichteter Thrombus** bezeichnet.

Gemischter Thrombus

Der gemischte Thrombus setzt sich aus Abscheidungsthrombus und anhängendem Gerinnungsthrombus zusammen. Man findet ihn vor allem in den großen Beinvenen.

Pathogenese

Durch einen Abscheidungsthrombus entsteht eine Blutstase in dem dahinterliegenden Gefäßbezirk. Diese führt schließlich zur Bildung eines Gerinnungsthrombus hinter dem Abscheidungsthrombus.

Hyaliner Thrombus

Ein hyaliner Thrombus entsteht im Rahmen einer Verbrauchskoagulopathie in der Endstrombahn.

Pathogenese

Durch Schock, Sepsis, Hämolysen, schwere Operationen o. Ä. kommt es zu einer intravasalen Gerinnungsaktivierung. Hierbei bilden sich hyaline Thromben in der Endstrombahn.

Morphologie

Betroffen sind Kapillaren und Venolen, aber auch Arteriolen. Mikroskopisch findet man Fibrin sowie zerfallene Thrombozyten. Auffällig ist die eosinrote Färbung.

> Blutgerinnsel, welche nach dem Tod entstanden sind, haben keine Wandhaftung, sind glatt und elastisch und lassen sich in Kruorgerinnsel (geronnenes Blut) und Speckhautgerinnsel (geronnenes Plasma) unterteilen.

Lokalisation von Thrombosen

Informationen gibt die ▌Tabelle 1.

> Mit rund 30% stellen die Thrombosen des venösen Systems die häufigsten Thromboselokalisationen dar. Die tiefen Venenthrombosen sind gefährlicher (Emboliequelle) als die oberflächlichen Venenthrombosen (bei Varizen, Thrombophlebitis).

Thrombosefolgen

Thrombusorganisation

Der Thrombus wird meist innerhalb eines Tages von angrenzendem Gefäß-

▌Abb. 1: Entstehung eines Abscheidungsthrombus. [12]

a) Durch Endothelschädigung kommt es zu vermehrter Ausschüttung des Von-Willebrand-Faktors (endotheliales Faktor-VIII-related Antigen), der zu einer Thrombozytenadhäsion führt.

b) Im Folgenden werden durch die Thrombozyten und das Endothel Substanzen freigesetzt.

c) Die freigesetzten Substanzen fördern die weitere Thrombozytenaggregation.

d) Auch die Bildung von Fibrin wird gefördert. Als Folge entsteht ein irreversibles Thrombozytenkonglomerat mit einem Netzwerk aus Fibrin. In diesem Fibrinnetzwerk sammeln sich nun andere Blutzellen wie Erythrozyten und Leukozyten. Schließlich lagern sich erneut Thrombozyten ab – der Prozess beginnt von Neuem.

	Arteriell	Venös	Kardial
Häufigste Lokalisation	Koronarien, Aorta, Beckenarterien	Tiefe Wadenvenen, Beckenvenen	Linkes Herz
Häufigste Thrombusart	Abscheidungsthrombus über arteriosklerotisch verändertem Gefäßbezirk	Gerinnungsthromben bei z. B. Rechtsherzinsuffizienz oder Immobilität	Abscheidungsthromben nach Endokardschäden durch Infarkt o. Ä., Störung der Hämodynamik in Vorhöfen

❚ Tab. 1: Übersicht über die Lokalisation von Thromben.

endothel überwuchert und schließlich von Enzymen abgebaut sowie von kapillarreichem Granulationsgewebe innerhalb von 5–10 Tagen rekanalisiert. Eine Rekanalisation kann auch ausbleiben. Das Gefäß bleibt dann verschlossen.

> Der Thrombus kann, bevor eine Organisation stattfindet, mit dem Blutstrom fortgerissen werden. In diesem Fall kommt es zu einer Thrombembolie.

Nach 4–6 Wochen hat sich eine **Narbe** gebildet, die das Gefäßlumen entweder verschließt oder aber netzförmig ausspannt **(Strickleiterphänomen)**.
Bei der **puriformen Erweichung** wird der Thrombus, ausgehend von der Entzündungsreaktion der Gefäßwand, mittels Proteasen und Granulozyten aufgelöst.
Unterliegt ein Thrombus keiner Organisation, so kommt es zu dessen Verkalkung. Hierdurch entstehen **Phlebolithen** (Venensteine), welche sogar verknöchern können.
Beim **postthrombotischen Syndrom** sind nach der Thrombusorganisation Venenklappen mit vernarbt. Dies führt zu einem venösen Rückstau, zu Ödembildung und schließlich zur Ödemsklerose. Die Haut sowie das umliegende Gewebe können nicht mehr ausreichend ernährt werden, und es kommt zur Hautatrophie bis hin zu Ulzerationen (Ulcera cruris venosum).

Embolie

Definition
Eine Embolie ist definiert als Verschleppung von Material (Thrombus, Luft, Fett etc.) aus weitlumigen Gefäßen in englumigere Gefäßabschnitte, wo es dann zur Verlegung des Lumens mit konsekutivem Durchblutungsstopp kommt (❚ Tab. 2).

> Die Thrombembolie ist die häufigste Embolieform.

Die Organisation von embolischen Thromben erfolgt entsprechend der oben geschilderten Thrombusorganisation.

Lungenarterienembolie

Bei der Lungenarterienembolie unterscheidet man verschiedene Schweregrade. Am wenigsten gravierend sind Embolien, welche die peripheren Arterien der Lunge verschließen (Schweregrad I). Die klinische Symptomatik und die Lebensbedrohlichkeit der Situation nehmen zu, wenn Segmentarterien verschlossen werden (Schweregrad II), ein Hauptast der A. pulmonalis verschlossen wird (Schweregrad III) oder wenn im schlimmsten Fall beide Hauptäste bzw. der Pulmonalarterienstamm verschlossen sind (Schweregrad IV).

Embolieform	Entstehung	Auswirkung
Venöse Thrombembolie	Am häufigsten Thromben aus Beckenvenen oder tiefen Beinvenen	Lungenarterienembolie
Arterielle Thrombembolie	Linkes Herz (80% d. F.); in Körperarterien auf atherosklerotischen Plaques	Verschluss der Hirnarterien (→ Hirninfarkt), Verschluss von Extremitätenarterien
Fettembolie	Meist traumatisch (Knochenbruch)	Lungenarterienembolie
Luftembolie	Schädel-Hirn-Trauma; iatrogen	Meist Lungenarterienembolie
Fruchtwasserembolie	Übertritt von Fruchtwasser in mütterlichen Kreislauf bei: Kaiserschnitt, starken Wehen	Meist Lungenarterienembolie

❚ Tab. 2: Beispiele verschiedener Embolieformen.

Zusammenfassung

✖ Die **Arteriosklerose** beschreibt einen Gefäßwandumbau mit Einengung des Gefäßlumens.

✖ Bei der **Atherosklerose** kommt es zur Fetteinlagerung und Sklerose der Gefäßwand.

✖ Die **Arteriolosklerose** bezeichnet die Gefäßhyalinose von Arteriolen.

✖ **Aneurysmen** sind Gefäßlumenerweiterungen, die durch schwächende Einflüsse auf die Gefäßwand entstehen.

✖ Die **Virchow-Trias** beschreibt die zur Entstehung der Thrombose beitragenden Störungen.

✖ Der **Abscheidungsthrombus** entsteht nach Endothelschädigung und ist am häufigsten im arteriellen Blutsystem zu finden.

✖ Der **Gerinnungsthrombus** ist meist in Venen anzutreffen und entsteht durch Blutstase.

✖ In der Folge einer Thrombose kommt es entweder zur **Thrombusorganisation** und **Narbenbildung** oder aber zu **Thrombembolien** bzw. **Phlebolithen.**

✖ **Embolien** führen zu Gefäßverschlüssen und damit z. B. zur gefürchteten Lungenembolie.

Fehlbildungen und frühe Hirnschädigung

Fehlbildungen

Die häufigsten Fehlbildungen sind Verschlussstörungen des Neuralrohrs (Dysrhaphie).

Dysrhaphien

Ätiologie

Auslöser für Dysrhaphien können sowohl genetischen als auch exogenen Ursprungs sein.

Morphologie

Defekte durch Verschlussstörungen sind entweder am kranialen oder aber am kaudalen Ende des Neuralrohrs zu finden. Am kranialen Ende führen sie zu den typischen Bildern der Anenzephalie bzw. der Kranioschisis. Bei einer **Kranioschisis** besteht ein inkompletter Verschluss der Schädeldecke, wobei durch den Spalt Anteile von Hirnhäuten (Meningozele), Gehirn (Meningoenzephalozele) oder sogar Gehirn samt Liquorräumen (Enzephalozystozele) hervortreten können. Die **Anenzephalie** ist geprägt durch ein fehlendes Großhirn bei angelegtem Mittel- und Kleinhirn. Die Schädelkalotte fehlt (█ Abb. 1). Die betroffenen Kinder können lebend geboren werden, wobei ihre Lebenserwartung dann nur zwischen Tagen und Wochen liegt.
Verschlussstörungen (█ Abb. 2) im kaudalen Anteil des Neuralrohrs führen typischerweise zum Bild der **Spina bifida**. Hierbei ist das knöcherne Gerüst der Rückenwirbel nur unvollständig verschlossen. Geht diese Verschlussstörung mit einem Hervortreten von Rückenmarkshäuten und Rückenmark einher, so spricht man von einer Spina bifida cystica (z.B. Meningozele, Meningomyelozele, █ Abb. 3). Treten keine Rückenmarksstrukturen hervor, wird die Verschlussstörung als Spina bifida occulta bezeichnet. Eine Spina bifida kann sowohl asymptomatisch bleiben als auch zu motorischen und sensorischen Ausfallerscheinungen der unteren Extremitäten sowie zu einer Blasenschwäche führen.

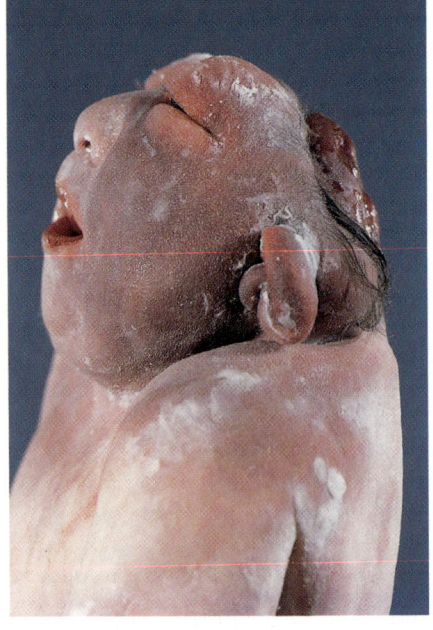

█ Abb. 1: Anenzephalie bei einem totgeborenen Fetus. [27]

Am häufigsten tritt eine Spina bifida occulta im LWS-Bereich auf, wobei sie häufig mit einer vermehrten Behaarung (Hypertrichose), Geschwulsten (z.B. Lipom) oder Einsenkungen einhergeht.

Lissenzephalie

Definition und Pathogenese

Mit dem Begriff der Lissenzephalie fasst man diverse Fehlbildungen zusammen, die durch sogenannte **Migrationsstörungen** entstehen. Bei Migrationsstörungen kommt es zu einer fehlerhaften Verteilung von periventrikulären Neuronen in oberflächlichen Schichten des Gehirns. Folge dieser Migrationsstörungen sind fehlerhafte Oberflächenbeschaffenheiten des Großhirns.

Morphologie

Man spricht von **Agyrie,** wenn die Gehirnwindungen fehlen, von **Pachygyrie,** wenn die Windungen verbreitert plump vorliegen, von **Mikrogyrie** bei kleinen Windungen und von **Polygyrie,** wenn vermehrt Windungen vorliegen (█ Abb. 4).
Während die Agyrie zu einem raschen Tod des Kinds führt, verursachen Pachy-, Mikro- und Polygyrie eine mentale Retardierung und teils massive neurologische Defizite.

Andere Fehlbildungen

Bei der **Mikroenzephalie** besteht ein vermindertes Hirnwachstum. Dieses geht mit einem verminderten Kopfumfang (Mikrozephalie) einher. Bei der Makrozephalie besteht hingegen ein vergrößerter Kopfumfang.
Bei der **Holoprosenzephalie** liegt ein nicht geteiltes Vorderhirn vor. Im Rahmen von Fehlbildungen kann es auch

---

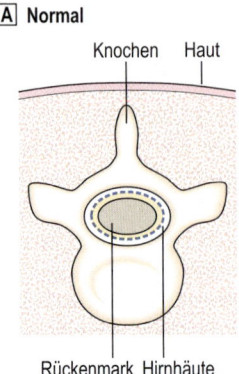

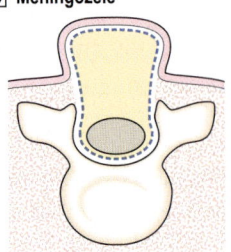
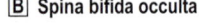
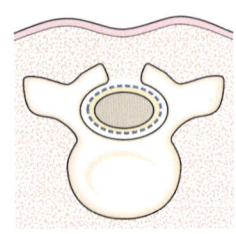
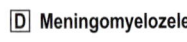
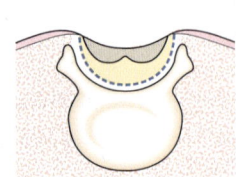

A Normal   Knochen   Haut

Rückenmark   Hirnhäute

B Spina bifida occulta

C Meningozele

D Meningomyelozele

█ Abb. 2: Übersicht über die verschiedenen kaudalen Verschlussstörungen des Neuralrohrs. [28]
A) Normale Anatomie.
B) Spina bifida occulta, unvollständiger Verschluss der knöchernen Strukturen.
C) Meningozele, Hirnhautsack von Haut bedeckt.
D) Meningomyelozele, Spinalkanal liegt frei an Körperoberfläche.

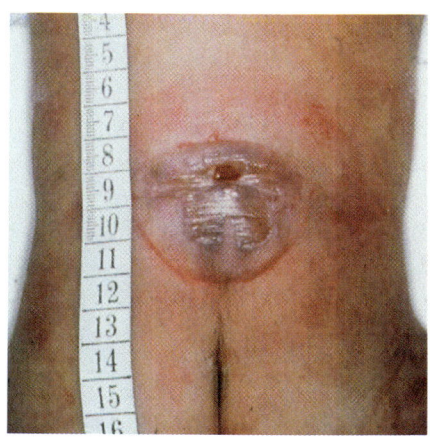

zum Fehlen (Aplasie/Agenesie) von Strukturen von Gehirn oder Rückenmark kommen.

> Fehlbildungen/Hirnschädigungen können auch durch seltene angeborene Enzym- oder Mitochondriendefekte hervorgerufen werden.

Intrauterine/perinatale Hirnschädigungen

Hypoxie

Schädigungen, die infolge intrauteriner oder perinataler Hypoxien entstehen, sind u. a. die Porenzephalie, die Ulegyrie, die lobäre Sklerose, die Hydranenzephalie sowie die infantile Zerebralsklerose. Oft kommt es in diesem Zusammenhang auch zu Einblutungen, welche vor allem subependymal zu finden sind.

Morphologie

Bei prä- bzw. perinatalen Hypoxien kommt es zu einer Kolliquationsnekrose im kindlichen Gehirn. Der entstehende Defekt wird zwar vollständig abgeräumt, aber meist nur unvollständig organisiert. Bei der **Porenzephalie** kommt es so zur Bildung eines Hohlraums im kindlichen Gehirn, während bei der **Ulegyrie** eine Narbe im Rindebereich zu finden ist, welche zu Einziehungen der betroffenen Hirnregion führt. Dieser Effekt lässt sich bei der **lobären Sklerose** bei einem ganzen Hirnlappen beobachten.
Bei der **Hydranenzephalie** sind beide Großhirnhemisphären von einer Nekrose betroffen. Der Begriff der **infantilen**

Abb. 3: Meningomyelozele bei einem Neugeborenen in der makroskopischen Ansicht. [11]

Zerebralsklerose (Little-Syndrom) fasst die prä-/perinatalen Hirnschädigungen zusammen. Meist kommt es hierbei zu Mischbildern von Porenzephalie, Ulegyrie und Narbenbildungen in den Stammganglien (Status mamoratus). Hirnschädigungen infolge einer Hypoxie führen entweder zum Tod der betrof-

fenen Kinder oder zu einer massiv reduzierten Lebenserwartung mit erheblich eingeschränkter mentaler Funktionalität.

Kernikterus

Aufgrund der unreifen Leber ist die Bilirubinausscheidung intrauterin bzw. bei Neugeborenen sehr eingeschränkt. Bei erhöhtem Bilirubinanfall (erhöhter Hämoglobinumsatz in den ersten Lebenstagen) kommt es daher schnell zu einem Ikterus. Überschreitet das Bilirubin dabei die kritische Marke von 20 mg/dl im Blut, kommt es zur Ablagerung des Bilirubins in den Stammganglien und Hirnnervenkernen (**Kernikterus,** s. S. 54 ▮ Abb. 1). Dies kann zu diffusen Nekrosen im Pallidum führen (Status dysmyelinisatus).

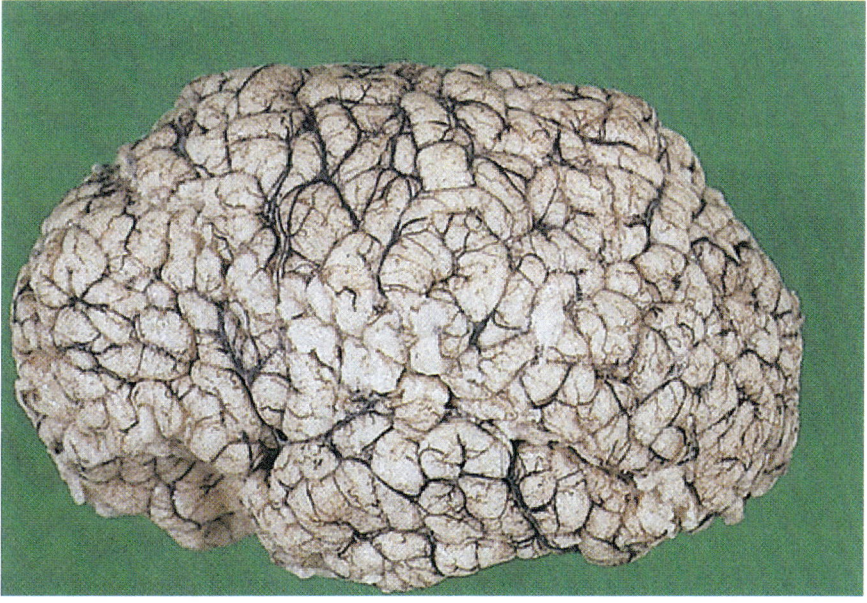

Abb. 4: Polymikrogyrie. Das Großhirn weist vermehrte und verkleinerte Windungen auf. [29]

Zusammenfassung

✖ Die häufigste Fehlbildung des ZNS sind die **Dysrhaphien. Lissenzephalien** und andere Fehlbildungen sind dagegen eher selten anzutreffen.

✖ Eine prä-/perinatale **Hypoxie** kann zu diversen Schädigungen am Hirnparenchym führen. Die **infantile Zerebralsklerose** bildet dabei ein Mischbild aus prä-/perinatalen Hirnschädigungen.

✖ Beim **Kernikterus** kommt es zu Bilirubinablagerungen in Stammganglien und Hirnnervenkernen, wodurch diese geschädigt werden.

Hypoxie und Blutungen

Hypoxie

Ätiologie/Pathogenese

Gefäßstenosen, Thrombembolien oder ein genereller Herz-Kreislauf-Stillstand resultieren in einer konsekutiven Sauerstoffmangelversorgung (Ischämie) der Gehirnzellen. Die häufigste Quelle der Thrombembolien ist der linke Herzvorhof bei chronischem Flimmern.

> Neben dem häufigen ischämischen Hirninfarkt gibt es einen selteneren hämorrhagischen Hirninfarkt, bei dem es durch Venenverschlüsse zu Einblutungen in das Hirnparenchym kommt.

Je nach Ort der Unterbrechung der Blutzufuhr unterscheidet man zwischen Territorialinfarkten (Verschluss von Abgängen der A. cerebri media/anterior/posterior), Endstrominfarkten und Grenzzoneninfarkten.

Formen

Nicht jede Hypoxie führt zu einer Schädigung bzw. zu einem Absterben von Hirnzellen. So führen kurzzeitige, schnell vorübergehende oder aber inkomplette Hypoxien meist nur zu temporären Funktionsausfällen, die sich in Störungen der Motorik, der Sensorik und des Bewusstseins äußern. Solche **transistorisch ischämischen Attacken** (TIA) hinterlassen keine Schäden an den Hirnzellen und sind somit vollkommen reversibel. Da sie durch Gefäßstenosen oder Mikroembolien hervorgerufen werden, können sie Vorbote für einen ischämischen Hirninfarkt sein.

> Von der reversiblen TIA unterscheidet man das reversible Stadium PRIND (prolongiertes ischämisches neurologisches Defizit). Dabei dauert eine TIA max. 24 h an, während man bei einer Dauer über 24 h von einem PRIND spricht.

Grundsätzlich bilden sich erste, reversible Zellschäden nach einer Ischämiezeit von 3–5 min. Bei einer Ischämie ab ca. 6–10 min entstehen irreparable Zellschäden. In diesem Fall kommt es zunächst zu einer Schädigung und zu einem Untergang von Nervenzellen. Setzt die Durchblutung dann wieder ein, so ist nur eine **unvollständige Parenchymnekrose** vorhanden.
Bleibt das Wiedereinsetzen der Durchblutung weiter aus, so gehen auch Glia- und Gefäßzellen unter, und man spricht von einer **vollständigen Parenchymnekrose.** Solch eine vollständige Parenchymnekrose ist morphologischer Korrelat eines **Infarkts** (Schlaganfall).

Morphologie

Etwa 20 min nach Einsetzen der Ischämie sind erste minimale morphologische Zellveränderungen fassbar, die als **Tigrolyse** bezeichnet werden. Hierbei kommt es zum einen zu einer Homogenisierung des Zellkerns, sodass der Nukleolus nicht mehr klar abgrenzbar ist. Zum anderen kann man eine Verdrängung des RER an die Zellmembran beobachten. Die Veränderungen der Tigrolyse sind prinzipiell reversibel.

Etwa 30 min nach Beginn der Hypoxie schrumpfen die Zellkerne, und das RER zerfällt, was sich in einer Eosinophilie des Zytoplasmas äußert. Man spricht hierbei von einer **eosinophilen Nervenzellnekrose.** Diese morphologische Veränderung ist irreversibel und führt zum Untergang der Nervenzellen (▮ Abb. 1).
Der eosinophilen Zellnekrose folgt die **unvollständige Parenchymnekrose,** bei welcher man speziell in hypoxieempfindlichen Arealen Nervenzellnekrosen findet, während die Gliazellen noch erhalten sind. Die Nekrosen werden von einem Begleitödem flankiert.

> Hypoxieempfindlichkeit von Neuronen (von viel nach wenig empfindlich):
> Neurone des Hippokampus > Neurone subkortikaler Hirnkerne > kortikale Neurone.

Bei der **vollständigen Parenchymnekrose** sind sowohl die Nervenzellen als auch die Gliazellen zerstört. Es entsteht eine Kolliquationsnekrose, die sich etwa 1 h nach Beginn der Ischämie morphologisch bemerkbar macht. Das matschig-flüssige Gebiet der Kolliquationsnekrose (s. S. 47), in dem auch einige Granulozyten zu finden sind und das von einem Ödem umgeben ist, wird nach ca. 2–3 Tagen von Makrophagen angesteuert. Die Makrophagen beginnen, das Material zu resorbieren, wobei sie sich durch das lipidhaltige Material der Myelinscheiden zu Lipidmakrophagen wandeln. Um das Gebiet zu säubern, benötigen die Makrophagen bis zu 4 Wochen.
Während die Makrophagen das Gebiet reinigen, kommt es zur Organisation des geschädigten Gebiets durch Kapillar- und Granulationsgewebe. Der Prozess der Infarktorganisation dauert bis zu 8 Wochen. Durch die glia- und bindegewebige Anfüllung des Defekts entsteht eine Narbe. Wird dabei das Infarktareal nur randständig organisiert, kann es zur Bildung einer Pseudozyste kommen.

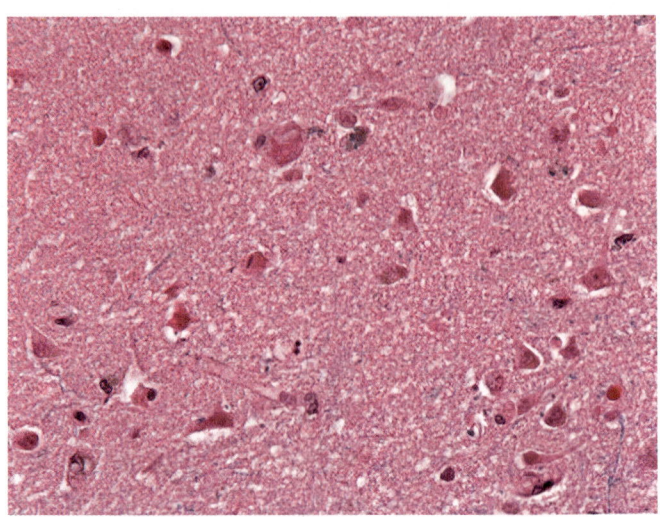

▮ Abb. 1: Frischer Hirninfarkt mit eosinophiler Nervenzellnekrose. Die Neuronen weisen eine erhöhte Eosinophilie auf und sind geschrumpft. [23]

Rhexisblutung	Diapedeseblutung
Schädel-Hirn-Trauma (SHT)	SHT: Contusio cerebri
Erhöhter Hirndruck	Tumorerkrankungen
Blutungen bei Gefäßwandveränderungen:	Hämorrhagischer Infarkt
▶ Hypertone Massenblutung	Gerinnungsstörungen
▶ Aneurysmablutungen.	Meningitis, Enzephalitis

▌ Tab. 1: Beispiele für Rhexis- und Diapedeseblutungen im ZNS.

Folgen

> Selektive Schäden von Nervenzellen haben eine Gliose zur Folge, Schäden von Nerven-. Glia- und Gefäßendothelzellen ziehen eine Kolliquationsnekrose nach sich.

Unvollständige Parenchymnekrosen führen zu einem Funktionsausfall der betroffenen Hirnregionen. Die untergegangenen Nervenzellen werden von Gliazellen abgeräumt und der freiwerdende Raum durch Vermehrung der Astrogliazellen ausgefüllt **(Gliose).** Auch vollständige Parenchymnekrosen führen zu Ausfällen der betroffen Hirnareale. Zurück bleibt Narbenmaterial im Sinne einer Gliose bzw. Sklerose. Klinische Folgen einer irreversiblen zerebralen Ischämie können sein:

▶ **apallisches Syndrom:** Ischämie der Großhirns, Hirnstamm intakt (kognitive Fähigkeiten verloren, vegetative Funktionen intakt)
▶ **Hirntod:** bei Ischämie des gesamten Hirns oder Ischämie lebenswichtiger Hirnstammareale
▶ **Ausfälle:** funktioneller Ausfall des ischämischen Areals (z. B. Lähmungen, Persönlichkeitsveränderungen, Visusverlust etc.).

Blutungen

Blutungen im ZNS (▌ Tab. 1) beruhen auf einer Verletzung von Blutgefäßen (Rhexisblutung) oder einer Schädigung von Kapillaren (Diapedeseblutung). Diapedeseblutungen zeigen charakteristisch punkt- bis ringförmige perikapilläre Einblutungen. Bei der disseminierten intravasalen Gerinnung kann das gesamte Hirnparenchym von solchen Einblutungen betroffen sein.
Hypertone Massenblutungen entwickeln sich auf dem Boden einer Mikro-

angiopathie im Rahmen einer hypertonen Vaskulopathie. Hierbei kann es durch eine Blutdruckspitze zur Zerreißung der geschädigten Gefäßwand kommen. Angeborene oder erworbene Aneurysmen der Hirngefäße können über diesen Mechanismus ebenfalls zu Massenblutungen führen.
Epiduralblutungen entstehen häufig durch ein Schädel-Hirn-Trauma. Hierbei kommt es zur Zerreißung einer Meningealarterie oder ihrer Äste (am häufigsten A. meningea media).
Blutungen im Subduralraum **(Subduralblutung)** entwickeln sich nach einem Schädel-Hirn-Trauma. Verantwortlich für solch eine Blutung ist der Riss von Brückenvenen, welche die venösen Sinus untereinander verbinden. Ein Sub-

duralhämatom kann akut nach einem Trauma auftreten oder sich chronisch, vornehmlich bei älteren Menschen, aus noch zum größten Teil ungeklärten Ursachen bzw. einem Bagatelltrauma entwickeln.
Subarachnoidalblutungen entstehen bei der Zerreißung von Hirnbasisgefäßen im Rahmen von Schädel-Hirn-Traumen oder Aneurysmarupturen (▌ Abb. 2).

> Edpiduralblutung: Hämatom zwischen Schädelknochen und Dura mater. Subduralblutung: Hämatom zwischen Dura mater und Arachnoidea. Subarachnoidalblutung: Hämatom zwischen Arachnoidea und Pia mater.

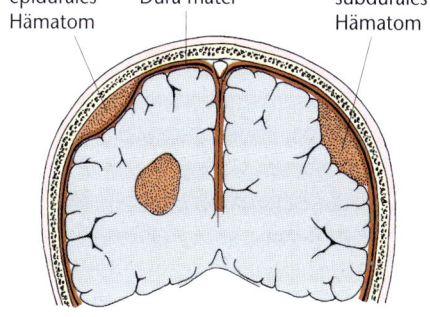

epidurales Hämatom   Dura mater   subdurales Hämatom

▌ Abb. 2: Schematische Darstellung intrakranieller Hämatome. [30]

Zusammenfassung

✖ Die **Ischämie** von Hirngewebe entsteht meist auf dem Boden von Gefäßstenosen oder thrombembolischen Ereignissen.

✖ Die **Tigrolyse,** die **eosinophile Nervenzellnekrose** sowie die unvollständige bzw. die vollständige **Parenchymnekrose** sind morphologische Korrelate einer zerebralen Ischämie.

✖ **Blutungen** im ZNS sind meist Rhexis- oder Diapedeseblutungen.

✖ **Epidural-, Subdural-** und **Subarachnoidalblutungen** entstehen häufig nach einem Schädel-Hirn-Trauma.

Pathologie des Hirndrucks

Definition

Der intrakranielle Druck ist definiert als die Summe der Drücke, die Hirngewebe, Gefäße, Liquor etc. auf das Innere der Schädelknochen ausüben. Der Hirndruck unterliegt physiologischen Schwankungen und beträgt normalerweise etwa 15–20 mmHg.

Zu pathologische Steigerungen des Hirndrucks kommt es im Rahmen von intrakraniellen Volumenzunahmen, z. B. Flüssigkeitseinlagerungen in das Hirngewebe, Hirnblutungen oder Tumoren.

Folgen

Bei intrakraniellen Drucksteigerungen kommt es zunächst zu Massenverschiebungen in kleinere Reserveräume. Diese Reserveräume sind der Subarachnoidalraum, die Ventrikelräume sowie die basalen Liquorräume. Hierdurch kommt es zu einer Abflachung der Gyri und Sulci auf der Hirnoberfläche. Die Liquorräume werden komprimiert.

Bei einseitiger Druckzunahme kommt es zudem zur Verschiebung von Strukturen (Ventrikel, Stammganglien etc.) über die Mittellinie auf die Gegenseite. Sind alle intrakraniellen Reserveräume aufgebraucht, weicht die Gehirnmasse in natürliche Freiräume aus (**transtentorielle Massenverschiebungen,** ❚ Abb. 1). Anteile des Temporallappens werden dabei beispielsweise durch den Tentoriumspalt in die hintere Schädelgrube verdrängt. Das Kleinhirn weicht über das Foramen occipitale in den Wirbelkanal aus (infratentorielle Massenverschiebung, **Kleinhirndruckkonus**). Die betroffenen Hirnstrukturen klemmen dabei meist andere Hirnstrukturen ab oder werden selbst abgeklemmt **(Herniation).** Der Kleinhirndruckkonus führt beispielsweise zur Abklemmung der Medulla oblongata und somit zum Tod des Patienten.

Klinik

Symptome des erhöhten Hirndrucks sind heftiges Erbrechen und Übelkeit sowie spastische Lähmungen, Sehstörungen, starke Kopfschmerzen und Bewusstseinsverlust. Kreislauf- und Atemstillstand führen rasch zum Tod.

Hirnödem

Definition

Ein Hirnödem ist definiert als eine Flüssigkeitsvermehrung im Hirngewebe, die zu einer intrakraniellen Drucksteigerung führen kann.

Ätiologie und Pathogenese

Hirnödeme können auf verschiedenen Wegen entstehen. Einer dieser Wege ist das **vasogene Hirnödem.** Hierbei kommt es durch Gefäßschädigung zu einem Flüssigkeitsübertritt in das Hirngewebe. Diese Flüssigkeit wird teilweise von Astrozyten aufgenommen, die in der Folge massiv anschwellen können. Das vasogene Hirnödem entsteht als Folge einer gestörten Blut-Hirn-Schranke im Rahmen von Tumoren, Infektionen, Blutungen, Ischämien oder Traumen.

Zelluläre Hirnödeme entstehen auf dem Boden eines gestörten zellulären Energiestoffwechsels. Dies führt zu einem unkontrollierten Flüssigkeitseinstrom vor allem in die Astrozyten, welche anschwellen, während dadurch im extrazellulären Raum ein Volumenmangel entsteht. Diese Form der intrazellulären Hirnödeme entsteht bei Ischämien, Infektionen oder Intoxikationen. Ein osmotisches Hirnödem (Osmolarität des Serums↓) entsteht praktisch wie das zelluläre Hirnödem, z. B. bei einer Hyponatriämie.

Zu einem hydrostatischen Hirnödem (Kapillardruck übersteigt Hirndruck) kann es im Rahmen einer arteriellen Hypertonie kommen. Das Ödem findet sich dann perivaskulär.

Ist die Zirkulation innerhalb der Liquorräume gestört (Hydrozephalus s. u.), kommt es zur Entstehung eines **interstitiellen Hirnödems,** d. h., die Flüssigkeit sammelt sich vor allem im Interstitium an.

> Beim vasogenen Ödem befindet sich die Flüssigkeitsanreicherung mehrheitlich extrazellulär in der weißen Substanz, beim zellulären Ödem mehrheitlich intrazellulär in der grauen Substanz (aber auch in der weißen).

Man unterscheidet zusätzlich zwischen einem perifokalen (auf einen Punkt konzentriert) und einem generalisierten Hirnödem (befällt alle Abschnitte). Ein Hirnödem kann bei Wegfall der verursachenden Komponente wieder vollständig rückgebildet werden. Im schlimmsten Fall bleibt es jedoch bestehen und führt zu Hirndrucksteigerungen.

Morphologie

Makroskopisch imponiert ein geschwollenes Gehirn, dessen Gyri und Sulci abgeflacht sind (❚ Abb. 2). Mikroskopisch sind die Astrozyten meist stark angeschwollen. Aufgrund der verminderten Durchblutung durch den erhöhten Hirndruck kommt es zum Untergang von Myelinscheiden. Im schlimmsten Fall können Nekrosen von Nerven- und Gliazellen auftreten (Ödemnekrosen).

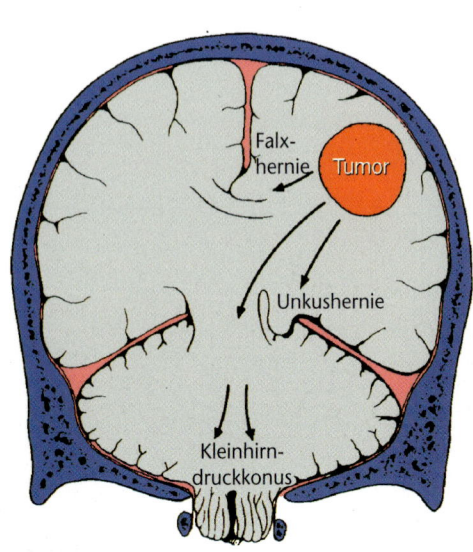

❚ Abb. 1: Intrakranielle Massenverschiebungen am Beispiel eines Tumors in der rechten Großhirnhälfte. Mittellinienverschiebung nach links mit Einklemmung des Gyrus cinguli unter die Falx (Falxhernie), Herniation des medialen Temporallappens über den Rand des Tentoriums in die hintere Schädelgrube (Unkushernie) und Einklemmung von Kleinhirn und Hirnstamm ins Foramen occipitale magnum (Kleinhirndruckkonus). [6]

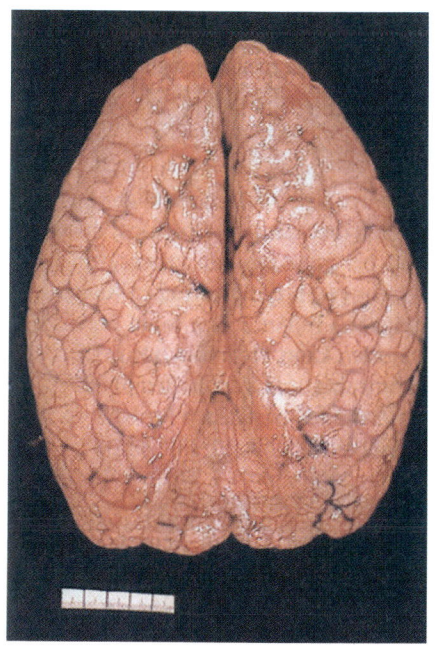

■ Abb. 2: Makroskopische Aufsicht eines ödematösen Gehirns. Die Windungen sind abgeflacht, die Furchen verstrichen. [29]

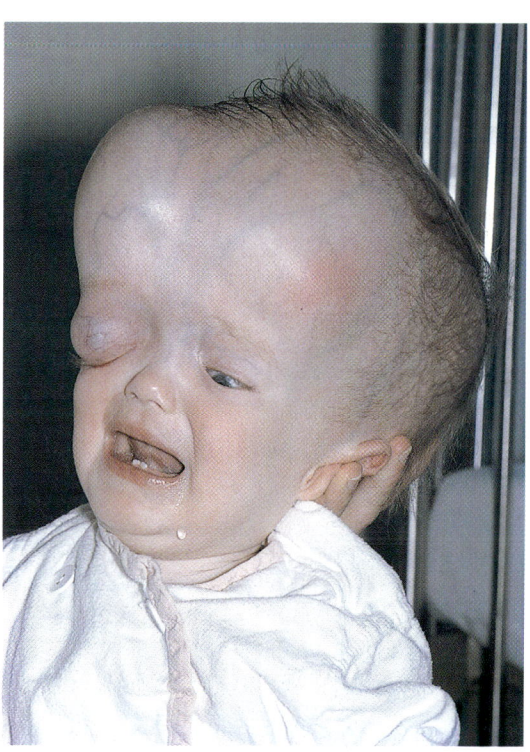

■ Abb. 3: Angeborener, unbehandelter Hydrozephalus bei einem acht Monate alten Säugling, Der Kopf ist extrem vergrößert („Wasserkopf"). [27]

Hydrozephalus

Definition
Ein Hydrozephalus ist definiert als Erweiterung der Liquorräume. Ist dabei das Ventrikelsystem dilatiert, liegt ein **Hydrocephalus internus** vor. Bei Erweiterung des Subarachnoidalraums besteht ein **Hydrocephalus externus.**

Ätiologie/Pathogenese

> Ein Hydrozepahlus entsteht bei Störung der Liquorzirkulation.

Besteht ein Verschluss (Obstruktion, Okklusion) der die Liquorräume verbindenden Hohlgänge (z. B. Aquädukt, IV. Ventrikel) durch Tumoren, Verwachsungen nach Meningitis, Blutungen oder angeborene Malformationen, liegt ein nicht kommunizierender Hydrozephalus **(Verschlusshydrozephalus)** vor.

Bei einem kommunizierenden Hydrozephalus ist keine Obstruktion innerhalb des Ventrikelsystems auffindbar. Diese Form eines Hydrozephalus ist z. B. Folge einer vermehrten Liquorproduktion bzw. einer verminderten Liquorresorption (Normaldruckhydrozephalus).
Ein degenerativer Hirnsubstanzverlust kann zu einer konsekutiven Erweiterung der Liquorräume führen und somit als Hydrozephalus erscheinen (falscher Hydrozephalus, Hydrocephalus e vacuo). Der Hydrocephalus externus ist am häufigsten durch solche Hirnparenchymatrophien bedingt.
Ein Hydrozephalus führt zusammen mit dem begleitenden interstitiellen Hirnödem zu einer intrakraniellen Drucksteigerung.

Morphologie
Makroskopisch beobachtet man eine Erweiterung des Ventrikelsystems. Das begleitende Ödem führt zu einer Flüssigkeitsansammlung im interstitiellen Raum. Klinisch machen sich die Zeichen eines erhöhten Hirndrucks bemerkbar.

> Bei nicht geschlossenen Schädelnähten (Kindern) dehnen sich die Schädelknochen mit aus, was den typischen „Wasserkopf" zur Folge hat (■ Abb. 3).

Zusammenfassung
✖ Steigerungen des **Hirndrucks** führen zunächst zur Ausfüllung von intrakraniellen Reserveräumen, ehe sie zu **Massenverschiebungen** und **Herniationen** führen.

✖ **Hirnödeme** können u. a. vaskulärer, zellulärer und hydrozephaler Genese sein und führen zur Steigerung des Hirndrucks.

✖ Bei einem **Hydrozephalus** sind die Liquorräume aufgrund von Liquorzirkulationsstörungen erweitert.

Infektiös-entzündliche Erkrankungen

Infektiös-entzündliche Erkrankungen des ZNS entstehen meist auf hämatogenem Weg aus einem anderweitig lokalisierten Entzündungsherd. Infektionen können aber auch nach einem Trauma, nach Operationen oder bei Fortleitung von Entzündungen der näheren Umgebung entstehen.

Aufgrund der unzureichenden immunologischen Abwehrlage im ZNS stellt eine Infektion in diesem Bereich eine Bedrohung für das Leben des betroffenen Patienten dar.

Enzephalitis

Bei der Enzephalitis handelt es sich um eine Infektion des Hirnparenchyms, die mit einer begleitenden Entzündungsreaktion einhergeht. Eine Enzephalitis kann die graue Hirnsubstanz (z. B. Polioenzephalitis), die weiße Hirnsubstanz **(Leukoenzephalitis)** oder beide Substanzen befallen **(Panenzephalitis).**

> Besteht neben einer Enzephalitis auch eine Meningitis, so spricht man von einer Meningoenzephalitis.

Formen
Eine Enzephalitis ist zumeist viral verursacht, kann aber auch von Bakterien, Pilzen, Protozoen, Amöben oder Würmern hervorgerufen sein.

Virale Enzephalitis
Die **Herpes-simplex-Enzephalitis** wird durch das Herpesvirus Typ I ausgelöst. Diese Form der Enzephalitis führt in der Regel zur Infektion der grauen Hirnsubstanz. Die Viren gelangen dabei über Anteile des N. trigeminus in temporobasale Anteile des Gehirns, von wo sie sich weiter ausbreiten können. Morphologisch lassen sich Nekrosen des Hirnparenchyms und lokale Einblutungen feststellen. Teilweise finden sich auch Einschluss-körper (eosinophile Cowdry-A-Körper) in Neuronen. Die Nekrosen werden typischerweise resorbiert, sodass im Spätstadium zystische Aussparungen im Hirnparenchym zurückbleiben.

Polioviren führen zu einer Entzündung der grauen Hirnsubstanz **(Polioenze-** **phalitis).** Dabei befallen die Viren vor allem motorische Kerne des Hirnstamms. In der akuten Phase der Infektion kommt es zum Untergang von Neuronen, die dann von Mikrogliazellen phagozytiert werden (Neuronophagie). Begleitet wird dieser Prozess von einem granulo- und lymphozytären Infiltrat.

Weitere virale Enzephalitiden, die vor allem die graue Hirnsubstanz betreffen, sind das Masernvirus oder CMV. Histologisches Korrelat der Tollwut (Rabiesvirus) ist ebenfalls eine Enzephalitis der grauen Substanz. Das JC-Virus führt hingegen zu einer Enzephalitis in der weißen Substanz (progressiv multifokale Leukenzephalopathie).

HIV-Enzephalitis
Im Rahmen einer HIV-Enzephalopathie kommt es durch neurotoxische HI-Virus-Produkte zu einer Enzephalitis. Diese ist durch disseminierte Entzündungsherde mit mehrkernigen Riesenzellen und Nekrosen gekennzeichnet.

Bakterielle Enzephalitis
Die **metastatisch-eitrige Herdenzephalitis** entsteht meist auf dem Boden einer Endokarditis durch hämatogene Streuung von pyogenen Bakterien. Histologisch ist die graue Substanz von perivaskulären Mikroabszessen betroffen, in denen sich die Erreger nachweisen lassen.

Bei der **Frühsommermeningoenzephalitis** (FSME) führen von Zecken übertragene Borrelien zu einem Befall von Hirnhäuten und grauer Substanz des Hirnparenchyms. Histologisch lassen sich Ansammlungen von T- und B-Zellen sowie Plasmazellen und Makrophagen in den Hirnhäuten und perivaskulär feststellen.

Weitere bakterielle Erreger einer Enzephalitis können Tuberkuloseerreger oder der Erreger der Syphilis, Treponema pallidum, sein.

Hirnabszess
Ein Hirnabszess entsteht infolge eines offenen Schädel-Hirn-Traumas bzw. durch hämatogene oder lokale Verschleppung von E. coli, Staphylokokken oder Streptokokken. Die Erreger führen zu einem Untergang von Hirnparenchym.

Die Einschmelzung wird randständig von Granulationsgewebe organisiert. Die entstehende Abszessmembran umschließt den eitrigen Inhalt und kapselt ihn ab.

Postinfektiöse Enzephalitis
Diese Form der Enzephalitis kann Jahre nach einer Virusinfektion (Masern, Röteln) auftreten oder nach Impfung gegen Masern, Windpocken, Röteln oder Pocken entstehen. Vermutlich beruht diese Form der Enzephalitis auf der Bildung von Kreuzantikörpern zwischen Viren und Myelinscheiden des ZNS. Befallen ist zumeist die weiße Hirnsubstanz, was sich histologisch durch entzündliche Infiltrate um die venösen Gefäße bemerkbar macht.

Folgen

> Sowohl bei einer Enzephalitis als auch bei einer Meningitis kommt es immer zur Entstehung eines Begleitödems, welches zu einer Steigerung des Hirndrucks mit den entsprechenden Symptomen führen kann.

Das Bild einer Enzephalitis ist geprägt von neuropsychologischen Veränderungen, Eintrübung, Herdsymptomen sowie Allgemeinsymptomen einer Entzündung. Folgen einer Enzephalitis können bleibende neurologische Ausfälle sein. Bei schwerem Verlauf droht dem Patienten der Tod.

Durch eine begleitende Vaskulitis kann es zur Thrombenbildung und somit zu einer erhöhten Gefahr für ischämische Infarkte kommen.

Meningitis

Bei einer Meningitis handelt es sich um eine Entzündung der Hirnhäute bzw. der Rückenmarkshäute. Von einer Leptomeningitis spricht man bei Befall der weichen Hirnhäute (Arachnoidea und Pia mater), von einer Pachymeningitis bei Befall der harten Hirnhaut (Dura mater).

Formen

Eitrige Meningitis

Die eitrige Meningitis wird durch Eitererreger hervorgerufen.

▶ bei Neugeborenen: E. coli, B-Streptokokken

▶ bei Kindern: Haemophilus influenzae Typ B

▶ bei Erwachsenen: Pneumo-, Meningokokken.

Befallen sind die **Leptomeningen,** was sich histologisch durch eine eitrig-granulozytäre Infiltration mit Verdickung der weichen Hirnhäute bemerkbar macht. Betroffen sind meist die Hirnhäute über dem Großhirn (Haubenmeningitis). Bei der eitrigen Meningitis kommt es zu einem akuten Einsetzen von Krankheitssymptomen:

▶ Meningismus (Kopfschmerzen, Fieber, Nackensteife)

▶ Übelkeit/Erbrechen

▶ Symptome des erhöhten Hirndrucks. Der Liquor erscheint dabei trübe.

> Da der Liquor unmittelbar die Hirnhäute umgibt, ist seine Zusammensetzung bei einer Meningitis (zelluläre Bestandteile, Protein-, Zucker- und Elektrolytgehalt) verändert.

Eine **Pachymeningitis** wird meist durch pyogene Staphylokokken hervorgerufen. Sie entsteht durch Weiterleitung einer regionalen Entzündung. Die Erreger sind entweder epidural oder aber subdural zu finden. Eine Pachymeningitis zeigt sich mikro- und makroskopisch als Empyem.

Lymphozytäre Meningitis

Die lymphozytäre Meningitis entsteht bei viralem Befall der Hirnhäute. Verantwortliche Viren sind hierbei Herpesviren, Enteroviren aber auch Grippeviren. Das histologische Bild ist von einer lymphozytären, nicht-eitrigen Infiltration der Hirnhäute geprägt. Der Liquor ist klar.

Andere Meningitiden

Bei der **tuberkulösen Meningitis** kommt es durch den Befall der weichen Hirnhäute mit Tuberkuloseerregern zur Ausbildung von verkäsenden Granulomen. Hierbei sind speziell die Hirnhäute der basalen Hirnanteile betroffen, und es kommt zur Ausbildung von Fibrinklumpen im Liquor.

Die durch **Treponema pallidum** ausgelöste Meningitis befällt ebenfalls basale Hirnhäute, wobei es zur Ausbildung einer granulomatösen, lymphozytären Entzündung kommt. Solch eine Infektion findet sich im Spätstadium der Syphilis.

Folgen

Im günstigsten Fall und bei schneller antibiotischer Therapie kann eine Meningitis folgenlos abheilen. Durch eine Meningitis kann es allerdings auch zu begleitenden Vaskulitiden und somit Thromboseentstehungen kommen. Des Weiteren kann eine Meningitis auf die Ventrikel übergreifen (Ependymitis), und die Leptomeningen können nach abgeklungener Infektion fibrotisch organisiert werden.

Myelitis

Als Myelitis bezeichnet man den infektiös-entzündlichen Befall des Rückenmarks. Prominentestes Beispiel ist hierbei die Poliomyelitis. Dabei befallen die Polioviren vor allem Neuronen des motorischen Systems in den Vorderhörnern des Rückenmarks. Die Pathohistologie entspricht dabei weitestgehend den Veränderungen einer Polioenzephalitis.

Ergebnis der Poliomyelitis ist ein Untergang von Vorderhornneuronen mit einer Atrophie der dazugehörigen Muskulatur.

Multiple Sklerose

Bei der multiplen Sklerose (MS) handelt es sich um eine entzündliche Erkrankung des ZNS. Ursächlich wird ein autoimmuner Hintergrund nach einer Virusinfektion diskutiert. Bei der MS kommt es zur Reaktion von T-Lymphozyten gegen die Myelinscheiden des ZNS. Es resultiert also eine Entmarkung, die durch eine Vermehrung von Gliagewebe gedeckt wird. Makroskopisch fallen in der weißen Substanz von Rückenmark, Kleinhirn und Hirnstamm sogenannte Entmarkungsherde durch ihre rötlich-lockere Beschaffenheit auf. Mikroskopisch imponiert in diesen Arealen das gräulich erscheinende vermehrte Gliagewebe.

Prion-Enzephalopathie

Bei den Prion-Enzephalopathien (z. B. BSE, Creutzfeldt-Jakob-Erkrankung) kommt es durch ein pathologisches Prion-Protein zum Untergang von Neuronen und Ganglienzellen. Zusätzlich finden sich Amyloidplaques (Ablagerungen des Prion-Proteins) im Hirnparenchym.

> ### Zusammenfassung
>
> ✖ **Infektionen** des ZNS entstehen meist auf dem Boden einer hämatogenen Streuung von Erregern.
>
> ✖ Die häufigste Ursache für eine **Enzephalitis** sind virale Erreger, dabei vor allem Herpesviren, aber auch das Polio- oder Masernvirus.
>
> ✖ Für eine eitrige **Meningitis** können je nach Patientenalter unterschiedliche Bakterien verantwortlich sein.
>
> ✖ Virale Meningitiden imponieren als lymphozytäre Meningitis.
>
> ✖ Bei der **MS** findet sich eine T-Zell-Reaktion gegen Myelinscheiden des ZNS.

Spezielle Störungen des ZNS

Schädel-Hirn-Trauma (SHT)

Definition
Man unterscheidet geschlossenes (Liquorraum ist nicht eröffnet, die Dura mater ist intakt) und offenes SHT (Liquorraum eröffnet, Ruptur der Dura mater).

Ätiologie/Pathogenese
Das geschlossene SHT entsteht bei stumpfer Gewalteinwirkung, z. B. im Rahmen eines Verkehrsunfalls oder eines Sturzes, und stellt in diesem Zusammenhang eine häufige Todesursache dar. Das offene SHT entsteht bei Zertrümmerung des Schädels oder bei Einwirkung eines Geschosses/Messers auf den Schädel.

Commotio und Contusio
Die **Commotio** (Erschütterung) und die **Contusio** (Prellung) cerebri sind geschlossene SHT.
Während es sich bei der Commotio cerebri lediglich um eine funktionelle Störung ohne fassbares morphologisches Korrelat handelt, sind bei einer Contusio cerebri neben den funktionellen Ausfällen auch morphologisch sogenannte Rindenprellungsherde nachweisbar.

> Funktionelle Beeinträchtigungen bei Commotio und Contusio: Bewusstlosigkeit, retrograde Amnesie, evtl. vegetative Auswirkungen wie Erbrechen; bei Contusio: evtl. Herdsymptome.

Fällt man beispielsweise auf den Hinterkopf, so stößt das Hirn okzipital/temporal an die Schädelkalotte, wobei an dieser Stelle ein **Prellungsherd** (Coup) entsteht. Gegenüber diesem Prellungsherd, in unserem Fall also frontal am Gehirn, entsteht durch den entstandenen Sog ebenfalls ein Prellungsherd (Contrecoup), der meist größer als der primäre Coup ausfällt.
Histologisch erscheinen in solchen Prellungsherden zerstörte Nerven- und Gliazellen sowie zerrissene Blutgefäße, was sich in Rindeneinblutungen äußert. In schweren Fällen können diese morphologischen Korrelate bis in die Markregionen nachweisbar sein. Die beschriebenen Schäden führen schließlich zu

einer Nekrose des betroffenen Areals, das dann abgeräumt und durch Glia-Narbengewebe ersetzt wird.

Diffuses SHT
Bei diesem Trauma handelt es sich ebenfalls um ein geschlossenes SHT. Man beobachtet diese Verletzung oft im Zusammenhang mit Autounfällen. Durch die bei einem Zusammenstoß einwirkenden Scher-, Beschleunigungs- und Bremskräfte kommt es zu einer diffusen Schädigung von Axonen. Dies führt mikroskopisch zu kleinen Einblutungen in Marklager und Hirnstamm sowie zu eosinophilen „Kugeln", welche durch die Zerreißung von Axonen entstehen.

Folgen

> Ein SHT geht immer mit einem begleitenden Ödem und damit mit einer Steigerung des Hirndrucks einher.

Das SHT kann den Tod zur Folge haben oder zu schweren mentalen Defiziten führen. Bei einem leichten SHT können auch keine oder nur minimale neurologische Ausfälle bestehen. Direkte Folge eines diffusen SHT ist eine schwere Bewusstlosigkeit, die bis zum Koma hin ausgeprägt sein kann.
Neben den kleineren Einblutungen kann es auch zu Rupturen von Gefäßen und somit zu einem Epiduralhämatom oder einem Subduralhämatom kommen. Durch die Eröffnung der Liquorräume beim offenen SHT ist die Gefahr einer Meningitis (Frühmeningitis – kurz nach SHT, Spätmeningitis – Jahre nach SHT), sowie eines Hirnabszesses (Frühabszess/Spätabszess) erhöht.

Hirntumoren

Wie in jedem anderen Gewebe können auch von den Zellen des Hirnparenchyms Tumoren ausgehen. Bei Kindern stellen die Hirntumoren nach den Leukämien sogar die zweithäufigste Tumorerkrankung dar.
Primäre Hirntumoren können von Nervenzellen, Gliazellen, peripheren Schwann-Zellen und den Zellen der Hirn- bzw. Rückenmarkshäute ausge-

hen. Des Weiteren sind Metastasen und Lymphome (**sekundäre Hirntumoren**) relativ häufig im ZNS zu sehen. Die Klassifikation der Hirntumoren erfolgt nach dem WHO-Grading (▮ Tab. 1).
Im Falle der astrozytären Tumoren lässt sich anhand des WHO-Grads eine Aussage bezüglich der mittleren Überlebenszeit nach OP treffen. Diese beträgt für WHO-I-Tumoren mehr als zehn Jahre, für WHO-II-Tumoren etwa 3 – 5 Jahre, bei WHO III 1 – 3 Jahre und bei WHO IV weniger als 1 Jahr.
Weitere Tumoren des ZNS können aus dem Plexus choroideus, aus der Pinealisdrüse, der Hypophyse oder aus embryonalen Neuroblasten hervorgehen. Die letzte Gruppe bezeichnet man auch als PNET (primitive neuroektodermale Tumoren), z. B. das Medulloblastom im Kleinhirn.

> Hirntumoren weisen ein altersabhängiges Auftreten auf (▮ Tab. 1).

Morphologisch weisen die Tumorzellen Merkmale ihres Ursprungsgewebes mit einem mehr oder minder ausgeprägten Differenzierungsverlust auf.

Metabolische Störungen

Als metabolische Störungen werden Erkrankungen bezeichnet, bei denen eine Störung von Stoffwechselvorgängen vorliegt. Solche Störungen können angeboren (**Enzymopathien, Mitochondriopathien**) oder erworben sein. Erworbene Stoffwechselstörungen entstehen beispielsweise bei einer schweren Leber- oder Niereninsuffizienz (hepatogene/nephrogene **Enzephalopathie**), Vitamin-B_{12}-Mangel (**funikuläre Myelose**) oder toxisch bei vermehrter Exposition gegenüber Alkohol (**Wernicke-Enzephalopathie**) bzw. anderen Giften.
Die morphologische Erscheinung solcher metabolischer Störungen zeigt untergegangene Neurone und Gliazellen sowie Glianarbenbildung, Abbau der Myelinscheiden von Axonen (Entmarkung) oder zystische Formationen im Hirnparenchym.

Tab. 1: WHO-Klassifikation für Hirntumoren.
Lila = häufige Tumoren des Kindesalters,
Grün = häufige Tumoren des Erwachsenenalters.

	WHO I	WHO II	WHO III	WHO IV
Dignität	Benigne	Niedrig maligne	Hoch maligne	Hoch maligne
Differenzierung	Gut	Mittel	Schlecht	Sehr schlecht
Ursprung				
Nervenzellen	Gangliozytom			Medulloblastom
Gliazellen	Pilozytisches Astrozytom	Diffuses Astrozytom	Anaplastisches Astrozytom	Glioblastom (Abb. 1)
		Oligodendrogliom	Anaplastisches Oligodendrogliom	
		Ependymom	Anaplastisches Ependymom	
Meningeale Zellen	Meningeom (Abb. 2)	Atypisches Meningeom	Anaplastisches Meningeom	
Schwann-Zellen	Neurinom (Schwannom)			

Metabolische Störungen führen u. a. zu schweren neurologischen Retardierungen, zu Krampfanfällen sowie zu Bewusstseinsstörungen.

Neurodegenerative Erkrankungen

Neurodegenerative Erkrankungen führen zu einem langsamen Untergang von Nervenzellen. Diese Erkrankungen beginnen meist im späten Erwachsenenalter. Ihnen liegt eine genetische Prädisposition zugrunde.
Man unterscheidet bei den neurodegenerativen Erkrankungen zwischen einer Systemdegeneration, einer diffusen Degeneration und einer Multisystemdegeneration. **Systemdegenerationen** bezeichnen den langsamen Funktionsverlust eines neurologischen Systems (z. B. Motorik). Beispiel hierfür ist der **Morbus Parkinson,** bei dem es histologisch zu einer Degeneration dopaminerger Neuronen der Substantia nigra sowie zur Ablagerung von sogenannten Lewy-Körpern hauptsächlich in Neuronen der Substantia nigra und Hirnstammkernen kommt. Hierdurch kommt es u. a. zu den Symptomen Tremor, Rigor und Akinese. Auch neuropsychologische und vegetative Symptome treten schließlich auf.
Der **Morbus Alzheimer** stellt eine **diffuse Degeneration** dar, welche vor allem die Hirnrinde befällt. Mikroskopisch fällt ein Morbus Alzheimer durch die Trias Amyloidplaques, Alzheimer-

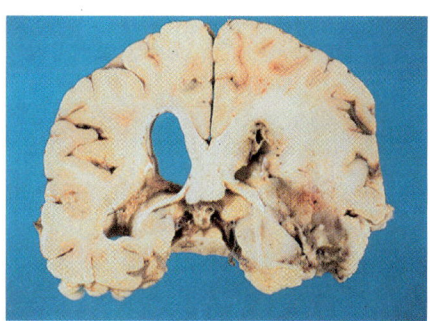

Abb. 1: Makroskopie eines Glioblastoms in der linken Hirnhemisphäre. Man erkennt eindeutig eine Raumforderung bei verstrichenen Liquorräumen. In dieser Raumforderung lassen sich Nekrosen (gelb), Einblutungen (rot) und zellreiche Areale (weiß) erkennen (bunte Schnittfläche). Mikroskopisch betrachtet, würden sich die entdifferenzierten Tumorzellen palisadenartig um die Nekroseareale anordnen, bei erhöhter Kapillarproliferation. [1]

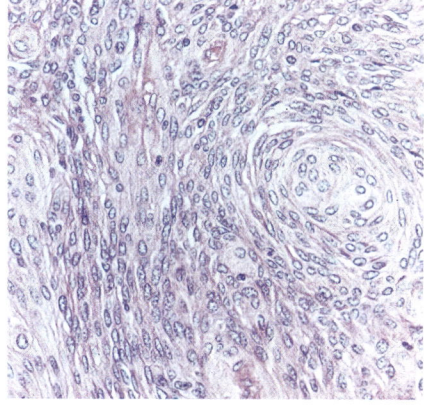

Abb. 2: Meningeom mit der typischen Zwiebelschalenformation der spindelförmigen Tumorzellen. [2]

Fibrillen sowie die Amyloidangiopathie auf. Die Plaques und die Amyloidangiopathie entstehen durch die vermehrte Produktion und Ablagerung eines Amyloidproteins. Die Alzheimer-Fibrillen

sind histologisches Korrelat eines gestörten Zytoskeletts. Bei M. Alzheimer kommt es zu einer Demenz.
Bei einer **Multisystematrophie** sind mehrere neuronale Systeme von einer Degeneration betroffen.

Zusammenfassung

✖ Geschlossene Schädel-Hirn-Traumen sind die **Commotio**, die **Contusio** und der **diffuse Axonschaden.**

✖ Offene **Schädel-Hirn-Traumen** gehen mit einem erhöhten Risiko für Entzündungen im ZNS-Bereich einher.

✖ **Hirntumoren** sind vor allem bei Kindern häufig und lassen sich nach einem WHO-Grading einteilen.

✖ **Metabolische** und **neurodegenerative Erkrankungen** führen zu morphologisch fassbaren Veränderungen im Hirnparenchym.

Fallbeispiele

C Fallbeispiele

Fall 1

Sie müssen eine Obduktion durchführen. Hierbei stoßen Sie auf eine makroskopisch-pathologische Veränderung. Sie fertigen hierzu ein Präparat an und betrachten es sich unter dem Mikroskop (▌ Abb. 1).

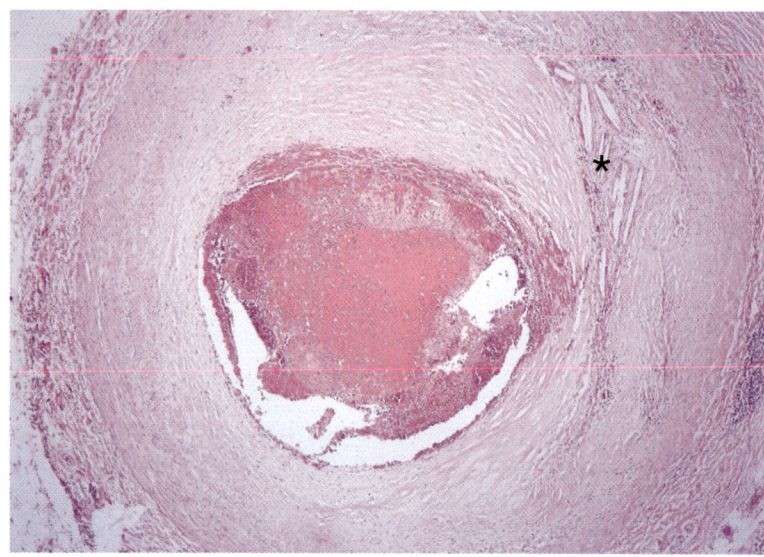

▌ Abb. 1: Das Präparat zeigt einen Gefäßquerschnitt. Es wurde im Rahmen einer Obduktion gewonnen. [26]

Fragen

Frage 1: Die vorliegende ▌ Abbildung 1 zeigt den Querschnitt durch ein Gefäß. Führt dieses Gefäß sauerstoffreiches oder -armes Blut?

Frage 2: Können Sie Veränderungen innerhalb der Gefäßwand ausmachen? Wenn ja, welche? Benennen Sie die mit „*" gekennzeichnete Struktur.

Frage 3: Falls Sie Veränderungen in der Gefäßwand entdecken konnten: Sind Ihnen prädisponierende Faktoren für solche Veränderungen bekannt? Wenn ja, welche?

Frage 4: Im Lumen des Gefäßes befindet sich Material. Was könnte das sein?

Frage 5: Wie ist das lumenausfüllende Material entstanden? Beschreiben Sie die Vorgänge!

Frage 6: Welche morphologischen Merkmale würde das intraluminäre Material bei höherer Vergrößerung aufweisen?

Frage 7: Welche Folge hat die in den oberen Punkten festgestellte pathologische Veränderung?

Antworten

Antwort 1: Die Morphologie deutet auf ein arterielles Gefäß hin. Diese Aussage lässt sich aufgrund der Dicke und der deutlichen Erkennbarkeit der einzelnen Wandschichten (Intima, Media, Adventitia) treffen. Es handelt sich um ein Präparat einer Koronararterie. Das hier gezeigte Gefäß würde somit sauerstoffreiches Blut transportieren.

Antwort 2: Man findet arteriosklerotische Veränderungen in der Gefäßwand. Die gesamte Intima weist eine fibröse Verdickung auf. Zusätzlich beobachtet man auf 2 Uhr eine Einlagerung von Cholesterinkristallen („*").

Antwort 3: **Primäre Risikofaktoren:** Dyslipoproteinämie, Hypercholesterinämie, Hypertonie, Diabetes mellitus, Rauchen, genetische Disposition, Alter

Sekundäre Risikofaktoren: Adipositas, Stress, Ernährung, Inaktivität, sonstige Faktoren wie Hyperurikämie und hormonelle Faktoren

Antwort 4: Es ist ein Thrombus, der sich aus Thrombozyten, Fibrin und Erythrozyten zusammensetzt. Diese einzelnen Bestandteile sind wegen der geringen Vergrößerung leider nur unzureichend erkennbar.

Antwort 5: Dieser Thrombus ist ein Abscheidungsthrombus. Er ist auf dem Boden einer arteriosklerotischen Gefäßveränderung durch Endothelläsionen (-dysfunktionen) entstanden. Durch die Endothelschädigung kommt es zu einer vermehrten Freisetzung des Von-Willebrand-Faktors. Dieser Faktor fördert die Adhäsion von Thrombozyten. Thrombozyten und Endothel setzen Substanzen frei, welche die weitere Thrombozytenaggregation sowie die Bildung von Fibrin fördern. Es entsteht ein irreversibles Thrombozytenkonglomerat mit einem Netzwerk aus Fibrin. In diesem Fibrinnetzwerk sammeln sich nun andere Blutzellen wie Erythrozyten und Leukozyten. Hierdurch wird wiederum die Thrombozytenadhäsion und -aggregation gefördert, der Thrombus wächst. Der entstandene Thrombus liegt adhärent an der Gefäßwand.

Antwort 6: Abscheidungsthromben imponieren mikroskopisch typischerweise als sogenannte geschichtete Thromben. Hier wechseln sich weiße Schichten (Thrombozytenaggregate) mit roten Schichten (Fibrinnetzwerke mit Blutzelleinlagerungen) ab.

Antwort 7: Aus dem beinahe vollständigen Verschluss des Gefäßlumens resultiert eine Minderdurchblutung des nachfolgenden Gewebes. In diesem Fall führte der Thrombus zu einem schweren Herzinfarkt und zum Tod des Patienten.

Bei einer Obduktion finden Sie rasch den zum Tode führenden Befund: eine ausgedehnte Hirnblutung. Zusätzlich fällt Ihnen makroskopisch eine Veränderung an einem anderen der Organe auf. Bei der Betrachtung unter dem Mikroskop erscheint diese Veränderung folgendermaßen (▌ Abb. 2):

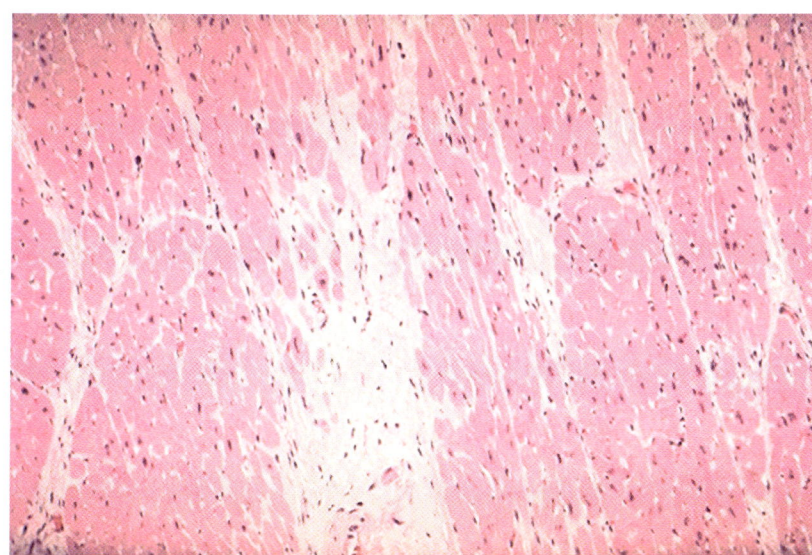

▌ Abb. 2: Das Präparat wurde bei einer Obduktion als Nebenbefund gewonnen. [26]

Fragen

Frage 1: Stellen Sie die Organdiagnose zu ▌ Abbildung 2.

Frage 2: Zwischen den Zellen findet sich ein abgeblasster Bereich. Dieser Bereich imponierte makroskopisch als weißlich-glänzendes Areal. Worum handelt es sich hier? Ist dieser Befund physiologisch?

Frage 3: Wie entsteht der in Frage 2 erhobene Befund? Handelt es sich hierbei um einen frischen oder um einen älteren Befund (Begründung)?

Frage 4: Was ist die wahrscheinlichste Ursache für die initiale Entstehung des Befunds? Beschreiben Sie den genauen Mechanismus!

Frage 5: Beschreiben Sie den Vorgang einer Reperfusion Injury!

Frage 6: Was fällt Ihnen an dem Gewebe auf, welches den abgeblassten Bereich umgibt?

Antworten

Antwort 1: Auf dem Bild ist Muskulatur zu erkennen. Die Muskelzellen haben nur jeweils einen Kern, die Myofibrillen erscheinen plump. Dies ist also ein Präparat aus der Herzmuskulatur.

Antwort 2: Der abgeblasste Bereich besteht aus einem zellarmen, kollagenfaserreichen fibrotischen Gewebe.
Der Befund ist keinesfalls physiologisch! Es finden sich im physiologischen Zustand keine fibrotischen Gewebe im Herzmuskel.

Antwort 3: Die Fibrose in der Herzmuskulatur ist am wahrscheinlichsten Folge eines Herzinfarkts. Nach Hypoxie kam es zu einer Nekrose von Herzmuskelgewebe. Diese wurde durch phagozytierende Zellen abgeräumt und vorübergehend durch Granulationsgewebe ersetzt, welches schließlich fibrotisches Narbengewebe zurückließ. Der Ersatz des geschädigten Myokards durch fibrotisches Narbengewebe ist ca. 2 Monate nach stattgehabtem Infarkt abgeschlossen.
Es handelt sich daher um einen alten Befund, d.h., der Herzinfarkt muss sich vor mindestens 2 Monaten ereignet haben. Bei einem frischen Befund würden zudem frische Muskelzellnekrosen bzw. ein Entzündungszellinfiltrat (Granulationsgewebe) vorliegen.

Antwort 4: Ein Herzinfarkt entsteht durch zumeist arteriosklerotisch bedingte verminderte Durchblutung (Ischämie). Durch dieses Defizit gelangt zu wenig Sauerstoff zu den Herzmuskelzellen. Hierdurch versagt die aerobe Gewinnung von ATP. Dieses fehlt nun für wichtige zelluläre Stoffwechselprozesse und Transportfunktionen. Es reichern sich u.a. Natrium und Kalzium in der Zelle an, während es zu einem Verlust von Kalium kommt. So entstehende Schäden in der Zelle werden durch die einsetzende anaerobe ATP-Gewinnung und den damit verbundenen Abfall des intrazellulären pH-Werts noch verschlimmert. Schäden an der Zellmembran und die Freisetzung lysosomaler Enzyme haben schließlich den Tod der Zelle zur Folge.

Antwort 5: Reperfusion Injury: Entstehung von Zellschäden nach längerer Ischämiezeit durch Wiedereinsetzen der Durchblutung. Schädigendes Agens sind hierbei freie (Sauerstoff-)Radikale. Reperfusion Injury spielt beim Myokardinfarkt eine wichtige Rolle, da hierdurch Infarktareale bei Wiedereinsetzen der Durchblutung noch vergrößert werden.

Antwort 6: Die perifibrotischen Herzmuskelzellen erscheinen verdickt. Dies ist auf eine kompensatorische Hypertrophie zurückzuführen, da die Herzmuskelzellen einer vermehrten Arbeitsbeanspruchung standhalten müssen.

Fall 3

Sie erhalten ein Biopsat, welches im Rahmen einer Krebsvorsorge endoskopisch gewonnen wurde. Leider hat der Untersucher weder die Art der endoskopischen Untersuchung noch den untersuchten Körperabschnitt auf dem Anforderungszettel angegeben. Nach Zubereitung des Präparats betrachten Sie es sich unter dem Mikroskop (▌Abb. 1).

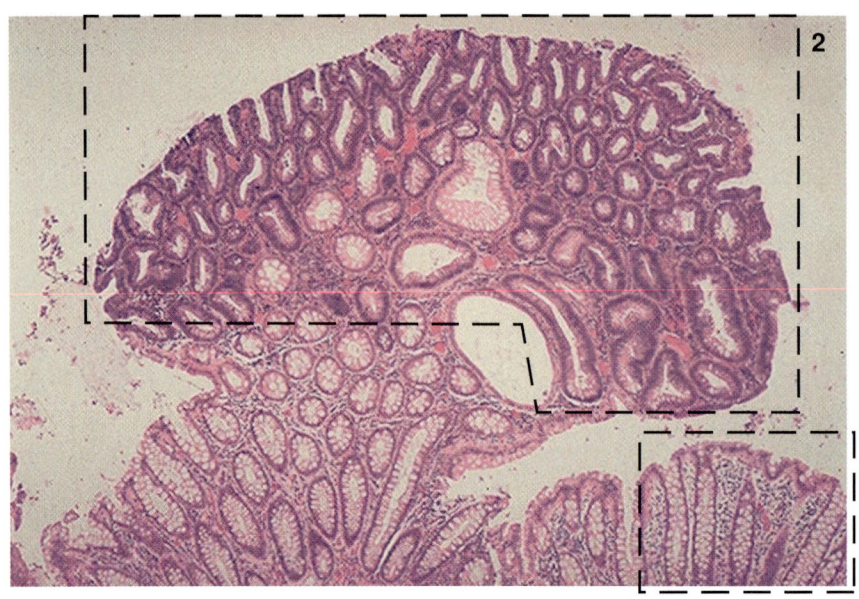

▌ Abb. 1: Das Präparat stammt aus einer endoskopischen Untersuchung im Rahmen der Krebsvorsorge. [26]

Fragen

Frage 1: Stellen Sie die Organdiagnose zu ▌Abbildung 1 (Tipp: „1"). Welche endoskopische Untersuchung wurde demnach durchgeführt?

Frage 2: Beschreiben Sie die mit „2" gekennzeichnete Struktur. Welche Unterschiede finden Sie gegenüber der mit „1" gekennzeichneten Struktur?

Frage 3: Worum handelt es sich bei der Struktur „2"?

Frage 4: Welche weiteren möglichen „Wuchsformen" der mit „2" markierten Struktur kennen Sie?

Frage 5: Welches Risiko bergen Strukturen ähnlich der Struktur „2" in sich, und wie sieht es mit Struktur „2" speziell auf diesem Bild aus?

Frage 6: Kennen Sie genetische Defekte, bei denen es zu einem vermehrten Auftreten von Strukturen „2" kommt?

Frage 7: Welches sind die wichtigsten Differentialdiagnosen zur Struktur „2"?

Antworten

Antwort 1: Das Präparat zeigt einen Ausschnitt aus dem Dickdarm. Dieser Schluss lässt sich aus den becherzellreichen Krypten sowie der abwehrzellreichen Lamina propria ziehen. Kerckring-Falten und Foveolae sind nicht zu erkennen (Kennzeichen von Dünndarm und Magen).
Das Präparat stammt folglich aus einer koloskopischen Untersuchung.

Antwort 2: Die mit „2" gekennzeichnete Struktur weist zusammengedrängte Drüsenformationen auf. Deren Epithel ist hyper- sowie dysplastisch (polychromatisch, abweichend vom normalen Dickdarm-Drüsenepithel: Becherzellen fehlen).
Die gestielte Basis der Struktur weist noch normale Kolonschleimhaut auf.

Antwort 3: Die Struktur ist ein gestieltes tubuläres Adenom (dysplastischer Polyp) des Kolons.

Antwort 4: Makroskopisch unterscheidet man gestielte von breit- oder schmalbasigen Adenomen. Mikroskopisch gibt es eine tubuläre, villöse und tubulovillöse Wachstumsform.

Antwort 5: Kolonadenome können maligne entarten (Adenom-Karzinom-Sequenz) und sind häufigster Ausgangspunkt für ein kolorektales Karzinom. Der dysplastische Polyp auf der Abbildung weist noch eine relativ gute Differenzierung auf, vor allem, weil der Stiel noch physiologische Kolonschleimhaut besitzt. Eine maligne Entartung ist nichtsdestoweniger möglich.

Antwort 6: FAP (familiäre adenomatöse Polyposis; betroffen ist das APC-Gen), HNPCC (Lynch-Syndrom/hereditäres, nichtpolypöses Kolonkarzinom-Syndrom; betroffen sind hierbei DNA-Mismatch-Reparaturgene).

Anwort 7: Als wichtige Differentialdiagnosen kommen Adenome mit hochgradiger Dysplasie und Adenokarzinome des Kolons in Betracht. Bei diesen Differentialdiagnosen wären im histologischen Bild allerdings vermehrt Zellatypien bzw. beim Adenokarzinom evtl. bereits ein invasives Wachstum mit Durchbrechung der Basalmembran zu beobachten.

Das folgende Präparat wird Ihnen aus einer allgemeininternistischen Klinik zugesandt. Leider fehlt eine Beschriftung über Quelle des Präparats. Laut Anforderungsschreiben stammt das Präparat von einem Patienten osteuropäischer Herkunft. Gerade als Sie den Transportbehälter öffnen wollen, entdecken Sie einen kleinen rötlichen Aufkleber mit der Aufschrift „infektiös". Sie bereiten also das Präparat unter allen Maßnahmen des Fremd- und Eigenschutzes zu (Handschuhe, Mundschutz, Spezialkittel) und betrachten es sich schließlich unter dem Mikroskop (▌ Abb. 2).

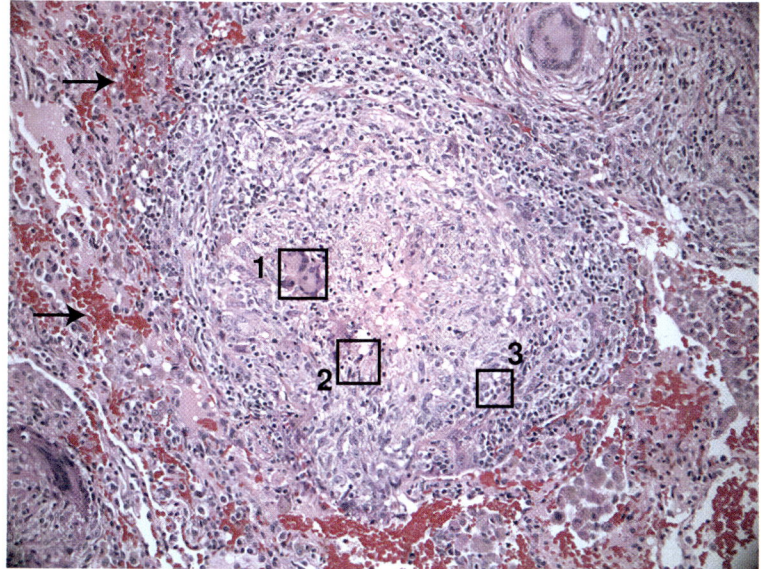

▌ Abb. 2: Das Präparat stammt von einem Schwarzarbeiter aus Russland. [24]

Fragen

Frage 1:	Stellen Sie die Organdiagnose zu ▌ Abbildung 2 (Tipp: rechter unterer Bildrand).
Frage 2:	Wie nennt man die auf dem Bild dargestellte Struktur?
Frage 3:	Beschreiben Sie die Struktur genauer!
Frage 4:	Außerhalb der Struktur findet man einige tiefrote Areale (→). Um was handelt es sich hierbei?
Frage 5:	In einem anderen Präparat desselben Patienten entdecken Sie eine weitere, gleichartige Struktur, die zusätzlich eine zentrale Nekrose aufweist. Für welche Erkrankung sind diese Strukturen typisch?
Frage 6:	Wie entstehen solche Strukturen?
Frage 7:	Wie könnte man den eigentlichen „Verursacher" dieser Struktur am ehesten nachweisen?

Antworten

Antwort 1: Auf diesem Bild ist die Organdiagnose schwierig. Mit viel Phantasie entdeckt man rechts unten im Bild die histologische Struktur von Alveolen (teilweise mit Erythrozyten angefüllt). Das heißt, es handelt sich um ein Lungenpräparat.

Antwort 2: Bei der beobachteten Struktur spricht man auch von einem Granulom (Knötchen).

Antwort 3: Man beobachtet Entzündungszellen, die am Rande des Granuloms zu einem Randwall organisiert sind. In diesem Randwall lassen sich vor allem Langerhans-Riesenzellen (1), wallartig angeordnete Epitheloidzellen (2) und Lymphozyten (3) unterscheiden. Eine zentrale Nekrosezone lässt sich auf diesem histologischen Bild nicht klar erkennen.

Antwort 4: Bei den tiefroten Arealen handelt es sich um Ansammlungen von Erythrozyten in Blutgefäßen. Diese Hyperämie spricht für eine Entzündung.

Antwort 5: Dieses Granulom wird auch als Tuberkulosegranulom bezeichnet, ist also pathognomonisch für eine Infektion mit dem Mycobacterium tuberculosis.

Antwort 6: Makrophagen nehmen den Erreger auf, gehen zugrunde und schädigen dadurch das Lungenparenchym (Nekrose). Andere Makrophagen wandeln sich zu Epitheloidzellen um oder verschmelzen zu Riesenzellen. Makrophagen, Epitheloidzellen und Riesenzellen bilden zusammen mit T-Lymphozyten einen entzündlichen Randwall um die verkäsende Nekrosezone.

Antwort 7: Mykobakterien lassen sich mit normalen färberischen Methoden nicht anfärben. Mittels der Ziehl-Neelsen-Färbung gelingt dies doch, sodass man evtl. im histologischen Präparat die säurefesten Stäbchen erkennen könnte.

Fall 5

Ein Bekannter von Ihnen, welcher als Urologe arbeitet, bittet Sie, ein Biopsat zu begutachten. Auf dem Anforderungsschein wird das Biopsat als vom Hoden stammend beschrieben. Es bestehe hierbei der Verdacht auf eine bösartige Gewebevermehrung im Hoden. Nach gründlicher Zubereitung des Präparats können Sie es sich schließlich betrachten (Abb. 1).

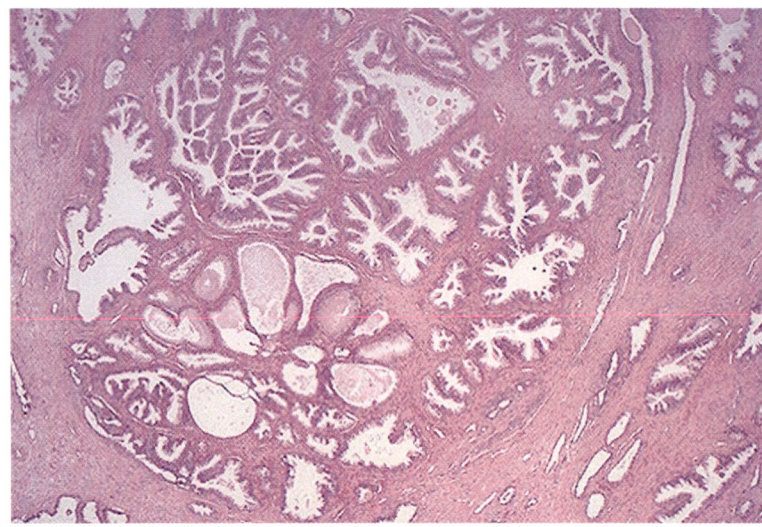

 Abb. 1: Dieses Präparat stammt von einem 71-jährigen, männlichen Patienten aus der Praxis eines Urologen. [26]

Fragen

Frage 1: Welche Aussage kann man über die Art des Gewebes treffen? Beschreiben Sie Ihre Beobachtungen zu Abbildung 1.

Frage 2: Stellen Sie anhand des vorliegenden Präparats eine Organdiagnose! Was halten Sie von den Angaben des Anforderungsscheins?

Frage 3: Beschreiben Sie die Ihrer Meinung nach pathologischen Veränderungen auf diesem Bild.

Frage 4: Bei stärkerer Vergrößerung erscheinen die Epithelzellen und die Stromazellen vermehrt. Die Epithelien sind zweireihig. Myoepithelien lassen sich durchwegs abgrenzen. Zellatypien sind nicht zu beobachten. Treffen Sie mit diesem Befund und Ihren zuvor erhobenen Beobachtungen eine Verdachtsdiagnose!

Frage 5: Was ist der wahrscheinlichste Mechanismus zur Entstehung eines solchen Krankheitsbilds?

Frage 6: Die hyperplastischen Knoten bei der nodulären benignen Prostatahyperplasie sind am häufigsten in der Innenzone der Prostata zu finden. Welche Klinik würden Sie bei einer solchen Erkrankung erwarten?

Antworten

Antwort 1: Es handelt sich hierbei um Drüsengewebe. Die Drüsenformationen sind in diesem Fall in einem großen Knoten angeordnet, welcher von Stroma umgeben ist. Zwischen den einzelnen Drüsenverbänden findet sich ebenfalls Stroma.
Die Drüsen am rechten Bildrand erscheinen kleiner als diejenigen in der Bildmitte. Aufgrund der geringen Vergrößerung ist leider keine Aussage über die Art und die Schichtung des Drüsenepithels möglich.

Antwort 2: Bei dem Präparat handelt es sich um einen histologischen Schnitt aus einer Prostata. Die sichtbaren Drüsen sind mit ihrer Faltung und ihrem schlauchförmigen Verlauf typisch für Prostatagewebe.
Leider muss es eine Verwechselung bezüglich des Präparats bzw. eine Fehlpunktion bei Gewinnung des Biopsats gegeben haben. Hodengewebe ist im histologischen Schnitt durch die langen gewundenen, schlauchförmigen Samenkanälchen, deren Wand aus Keimzellen und Sertoli-Zellen aufgebaut ist, charakterisiert. Zwischen den Samenkanälchen erscheint dabei das interstitielle Gewebe aus Bindegewebe, Fibroblasten, Muskelzellen und den testosteronproduzierenden Leydig-Zellen.

Antwort 3: Die Drüsenformationen erscheinen vergrößert und sind durch eine vermehrte Faltung charakterisiert. Das dazwischenliegende Stroma scheint vermehrt.

Antwort 4: In dem Präparat sieht man eine knotig erscheinende Hyperplasie von Drüsenepithel und Stroma im Prostatagewebe. Demnach handelt es sich hier um eine noduläre benigne Prostatahyperplasie.

Antwort 5: Man vermutet als Verursacher einer BPH (benigne Prostatahyperplasie) eine Östrogen-Testosteron-Imbalance. Bei vor der Geschlechtsreife kastrierten Männern entwickelt sich keine BPH. Daher spielt wahrscheinlich speziell das Testosteron eine große Rolle in der Pathogenese.

Antwort 6: Vorherrschende Klinik bei der Prostatahyperplasie sind Harnentleerungsstörungen, da die hyperplastischen Knoten auf die Harnröhre drücken und diese verschließen. Betroffene Männer klagen über erschwertes, häufiges Wasserlassen mit nur wenig Harnentleerung (Pollakisurie) und Nachträufeln von Urin.

Bei Ihrer mündlichen Pathologie-Prüfung überreicht Ihnen der Ihnen überaus wohlgesinnte Professor einen Objektträger und verlangt die Beurteilung des Präparats. Als Sie in Ihrer verzweifelten Not wissen wollen, ob er Ihnen nicht wenigstens einen kleinen Tipp geben könnte, meint er nur: „Na ja, da hat man halt von außen ins Organ gestochen und das, was Sie sehen, rausgeholt." Dadurch sind Sie zwar auch nicht schlauer als zuvor, wagen sich aber trotzdem an die Aufgabe und werfen Ihren Blick durchs Okular (∎ Abb. 2).

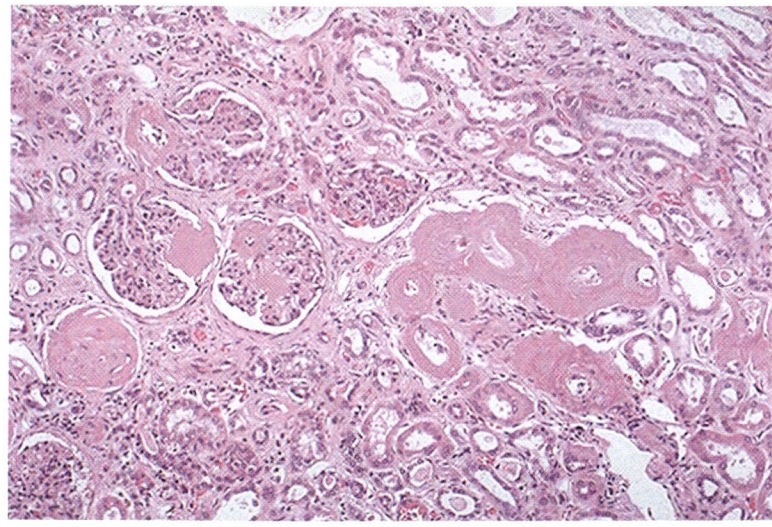

∎ Abb. 2: Diese Pärparat wurde bei einer perkutanen Organpunktion gewonnen. [26]

Fragen

Nachdem Sie sich nun einige Minuten das Präparat betrachtet haben, stellt der Professor, welchen Sie mittlerweile nur noch bedingt leiden können, seine Fragen:

Frage 1: Aus welchem Organ ist der angefertigte histologische Schnitt (∎ Abb. 2)?
Frage 2: Welche pathologischen Veränderungen fallen Ihnen auf?
Frage 3: Sie färben das Präparat nochmals mit Kongorotfarbstoff an. Dabei nehmen die stark eosinophilen Bezirke eine rote Farbe an, bei Polarisation erscheinen sie apfelgrün. Welche Aussage lässt sich aufgrund dieser Beobachtung treffen?
Frage 4: Welche Formen dieser eosinophilen Ablagerungen kennen Sie? Was ist das (bio)chemische Korrelat dieser Ablagerungen?
Frage 5: Im Rahmen welcher Erkrankungen kann es zu diesen Veränderungen kommen?
Frage 6: Welche Organe sind am häufigsten von diesen Ablagerungen betroffen?
Frage 7: Welche Folgen/Klinik hat die pathologische Veränderung?

Antworten

Antwort 1: Das Präparat stammt aus der Niere. Neben den typischen Strukturen der Glomeruli ist auch das Tubulusgangsystem immer wieder angeschnitten.
Antwort 2: Innerhalb mancher Glomeruli findet sich stark eosinophil angefärbtes Material (Hyalin). Dieses Material findet sich auch zirkulär um kleinere Nierenarterien, deren Wand verdickt ist.
Antwort 3: Da die Kongorotfärbung Amyloid spezifisch nachweist, handelt es sich demnach bei den hyalinen Ablagerungen um Amyloid. Amyloid lagert sich bevorzugt entlang Basalmembranen, um Gefäße und in kollagenreichem Gewebe ab.
Antwort 4: AL-Amyloid, AA-Amyloid, ATTR-(AP-)Amyloid, Aβ(AS)-Amyloid, Aβ₂(AB)-AE-Amyloid. Häufigste Amyloidformen sind das AL- und das AA-Amyloid.
Bei Amyloid handelt es sich (bio)chemisch gesehen um Proteinansammlungen, deren Hauptbestandteile Proteinfibrillen (β-Fibrillen) sind, welche in einer schwer auflösbaren β-Faltblatt-Struktur angeordnet sind.
Antwort 5: Die Ablagerung von Amyloid in Geweben kann primärer (idiopathisch) oder sekundärer Genese sein. Tumoren, Entzündungen oder erbliche Erkrankungen stellen die häufigsten Grunderkrankungen für eine sekundäre Genese der Amyloidose dar. Häufig findet sich eine Amyloidose systemisch (d.h., es sind mehrere Organe durch die Ablagerungen betroffen), seltener nur lokal in einem Organ.
Die genaue Ursache in diesem Fall lässt sich anhand des histologischen Bilds leider nicht treffen.
Antwort 6: Am häufigsten von Amyloidablagerungen betroffen sind Herz, Zunge, Nieren, Leber, Milz und der Darm.
Antwort 7: Amyloidosen führen zu Dysfunktionen des betroffenen Organs. Im Fall dieser betroffenen Niere ist eine konsekutive Niereninsuffizienz sehr wahrscheinlich.

Anhang

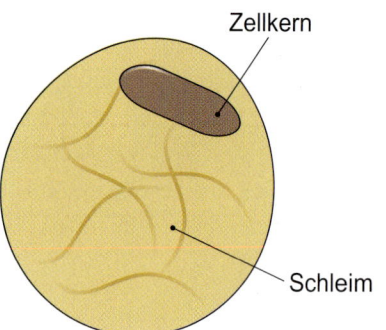

Zellkern

Schleim

Foveola

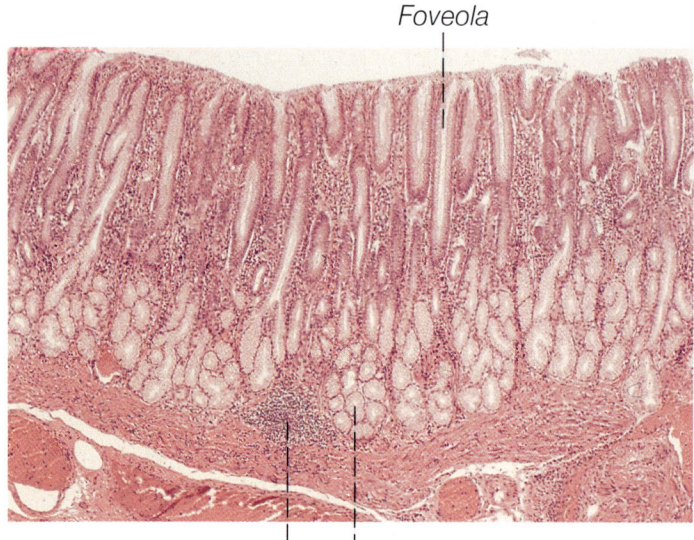

Lymphfollikel *Drüsen*

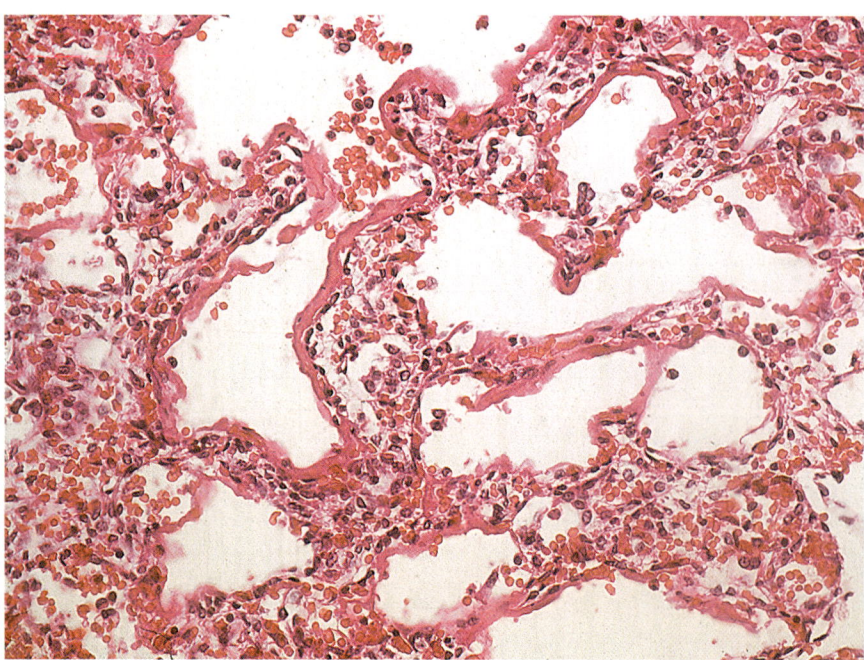

Quellenverzeichnis

[1] Mediscript-CD Hammerexamen 03/2001–08/2006.

[2] Bühling, K. J., Lepenies, J., Witt K.: Intensivkurs: Allgemeine und spezielle Pathologie. Elsevier Urban & Fischer, 3. Auflage 2004.

[3] Baumhoer, Steinbrück, Götz: Kurzlehrbuch Histologie. Urban & Fischer Verlag, 2.Auflage 2003.

[4] Jung, E., Moll, I.: Duale Reihe Dermatologie. Thieme Verlag, 6. Auflage 2005.

[5] Welsch, U.: Sobotta Lehrbuch Histologie. Elsevier Urban & Fischer, 2. Auflage 2006.

[6] Böcker, W., Denk, H., Heitz, P.: Repetitorium Pathologie. Elsevier Urban & Fischer Verlag, 1. Auflage 2004.

[7] Golenhofen, K.: Basislehrbuch Physiologie. Elsevier Urban & Fischer Verlag, 3. Auflage 2004.

[8] Welsch, U.: Sobotta Atlas Histologie. Elsevier Urban & Fischer Verlag, 7. Auflage 2005.

[9] Löffler, G., Petrides, P.E.: Biochemie & Pathobiochemie. Springer Verlag, 7. Auflage 2002.

[10] Moore, K. L., Vidhya, T., Persaud, N.: Embryologie. Elsevier Urban & Fischer Verlag, 5. Auflage 2007.

[11] Mayatepek, E.: Pädiatrie. Elsevier Urban & Fischer Verlag, 1. Auflage 2007.

[12] Böcker, W., Denk, H., Heitz, Ph.: Pathologie. Elsevier Urban & Fischer, 3. Auflage 2004.

[13] Roessner, A., Pfeifer, U., Müller-Hermelink, H.: Grundmann Allgemeine Pathologie. Elsevier Urban & Fischer, 10. Auflage 2004.

[14] Buja, L., Krueger, G.: Netter's Illustrated Human Pathology. Icon Learning Systems. 1. Auflage 2005.

[15] Curran, R.C., Crocker, J.: Atlas der Histopathologie. Springer Verlag, 5. Auflage 2000.

[16] Rubin E., Farber, J.L.: Pathology. Lippincott – Raven Verlag, 3. Auflage 1999.

[17] Rassner, G.: Dermatologie Lehrbuch und Atlas. Elsevier Urban & Fischer, 8. Auflage 2007.

[18] Kumar, V., Abbas, A., Fausto, N., Mitchell, R.: Robbins Basic Pathology. Saunders, 8. Auflage 2007.

[19] Berchtold, R., Keller R., Bruch, H.-P., Trentz, O: Repetitorium Chirurgie. Elsevier Urban & Fischer Verlag, 1. Auflage 2006.

[20] Kanski, J. J., Bowling, B.: In Focus Augenheilkunde. Elsevier Urban & Fischer Verlag, 1. Auflage 2006.

[21] Mims, C., Dockrell, H. M., Goering, R. V., Roitt, I., Wakelin, D., Zuckerman, M.: Medizinische Mikrobiologie Infektiologie mit Virologie, Immunologie. Elsevier Urban & Fischer, 2. Auflage 2006.

[22] Pfreundschuh, M., Schölmerich, J.: Pathophysiologie, Pathobiochemie. Elsevier Urban & Fischer Verlag, 2. Auflage 2004.

[23] Kumar, V., Abbas, A., Fausto, N.: Robbins and Cotran. Pathologic Basis of Disease. Saunders, 7. Auflage 2004.

[24] King, T.: Elsevier's Integrated Pathology. Mosby, 1. Auflage 2007.

[25] Bevölkerungsbezogenes Krebsregister Bayern (Hrsg.). Bericht des Bevölkerungsbezogenen Krebsregisters Bayern für das Jahr 2006. Erlangen, 2007.

[26] Klatt, E: Robbins and Cotran. Atlas of Pathology. Saunders, 1. Auflage 2006.

[27] Cooke, R. A., Stewart, B.: Colour Atlas of Anatomical Pathology. Churchill Livingstone Verlag, 3. Auflage 2004.

[28] Underwood, J. C. E.: General and Systematic Pathology. Churchill Livingstone Verlag, 4. Auflage 2004.

[29] Masuhr, K. F., Neumann, M.: Duale Reihe Neurologie. Thieme-Verlag, 5. Auflage 2004.

[29] Souza-Offtermatt, G., Staubach, K.-H., Sterk, P., Udolph, A.: Intensivkurs Chirurgie. Elsevier Urban & Fischer Verlag, 1. Auflage 2004.

Register

Register

Register

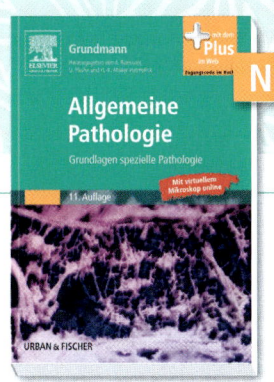
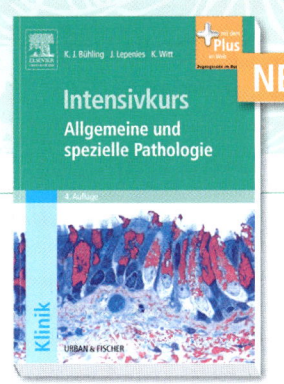
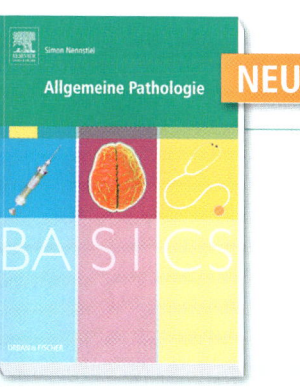
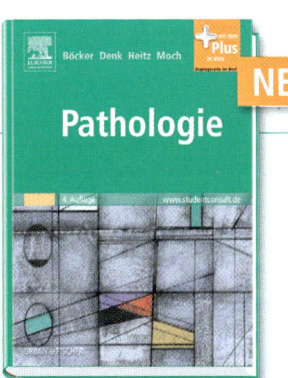
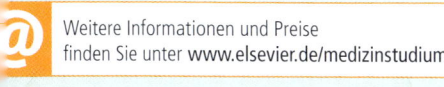